展讀文化出版集團
flywings.com.tw

展讀文化出版集團
flywings.com.tw

展讀文化出版集團
flywings.com.tw

名醫家珍系列②

國醫黃兌楣臨床經驗秘本

壽身小補家藏

黃兌楣 手輯

文興出版事業

【出版序】

本書為清朝名醫黃兌楣（號兌楣山人）畢生行醫之經驗錄，內容對於習醫者極具啓發性，全書共分八卷。卷一載有改正內景圖、骨度、臟腑、陰陽、望聞問切要訣等，計二十三篇，尤其對內景圖解有獨特見解，並附十五幅圖以資說明。卷二則論脈，闡述三部九候、診脈方法、常脈與病脈差別等。卷三談傷寒瘟疫，論述傷寒治法六要、汗之六要五忌、瘟疫四大忌及四須知、痢疾四忌等。卷四論治內傷勞損、血證、脫肛、痔、陽痿、腳氣、咳嗽、呃逆、嘔吐、噎膈等病症，計五十六篇。卷五專談婦科病症，包含經、崩、帶、產等。卷六論小兒常見疾病，並介紹診斷小兒疾病法，尤重於望診。卷七談麻疹，為一敘述詳盡的專論。卷八列舉本書中所用方劑四百三十二首，分述其方名、主治、藥物組成、製法、服法等。

全書內容取材廣泛，綱目清晰，除了作者臨床經驗外，其立論亦精詳，列舉方劑亦具實用性，為一部難得的綜合性中醫臨床用書，此次本公司刊印本為清道光十三年之手抄本，乃現存最早之版本，得之不易，喜悅之餘，便將其列入〈名醫家珍系列〉中發行，以饗中醫同好。

發行人
洪心容
丙戌年

自序

醫書汗牛充棟無法不備其傳之而可久者軒岐諸名家外代有數人而已然軒岐之書其辭艱深其旨微眇初學者既苦其難嘗者反驚為畏途馳騖於斷港絕潢即不免於望洋向若而廢依之士藉醫覓食者往往摭拾湯頭脈訣或泥古方或逞臆見從脈從證膠固鮮通而醫之遺累不少岐伯云上工救病於萌芽下工救其已成救其敗昔之所謂下工今皆可謂上工矣余少多病癖嗜醫學幕遊南北間遇有善本雖竊奇窮奧窘不知典質購覓家居則於七事之外稍得閒暇輒手不釋卷研思深究或達旦不寐或中夜獨興馳會諸書參考衆説乃悦然於軒岐經旨與夫脈證從違數十年來屢試致效嘗見重於公卿大夫罔弗兢兢業業無稍孟浪每診一病必察其致病之由有病不應脈者即思其病脈不應病者即思其脈藥不應病者即思其藥讀書不厭百回治病不憚三思無論病之輕重人之老幼男女富貴貧賤余實可以指天誓日不敢稍存異心積望厚報也是以其名益噪其境益貧蓋聊以寄吾所好云爾今老將至矣家庭子姪輩無一知醫特將生平所領會比集成一書於引經處或加註釋於

議論變或採前人之言或抒一己之見於立方變或於身所經驗而附錄之或用古之陳方而加減之言脈則陰陽之形象畢具之病則表裏寒熱之施治悉詳分門別類便於稽查而其辭務為淺近其旨不厭浩繁俾子弟初學者喜其明晰曉暢易於入手庶免斷港絕潢之虞又無望洋向若之驚也余人微學淺徒屬記問並不敢為壽世計更何敢望付梓非秘也愧鄙也緣處家中偶尔抱病恐為庸俗所誤子姪輩當業儒之暇覓我是書名壽身云小補也故名之曰壽身小補家藏云

是書輯於道光戊子藏於癸巳寒暄六易

三易其稿始親手錄正今由豎丞吾弟署出其校閱即時許可命書手抄錄成冊存於署中以備不虞余名欣然從之書成後將余之前序親手重錄聊為子姪輩見賞從此萬里归去伏願長陛疊晉後起映彪逸祝老幼男女身其康強此為備而不用也

道光十三年癸巳秋九月下浣

瓮榻山儂書於晉之古陶

安廨时年五十有三

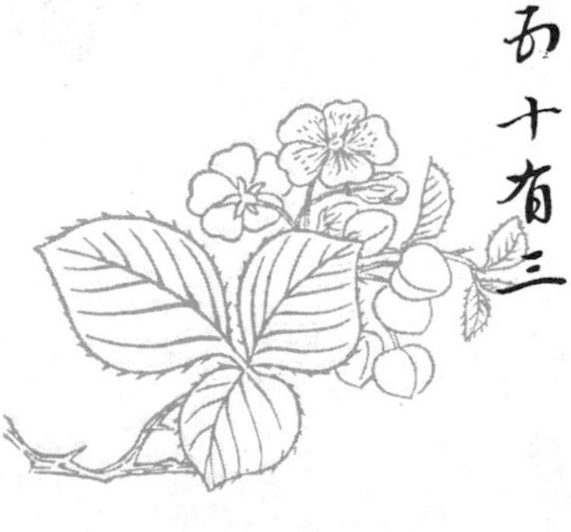

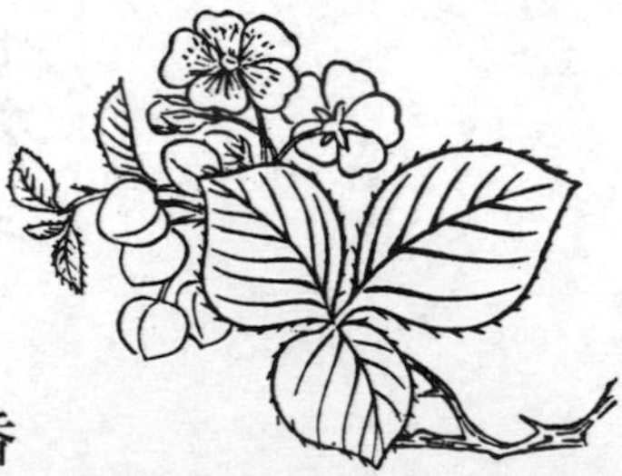

壽身小補家藏目錄

充眉手輯

五卷

六巻

七巻

八卷

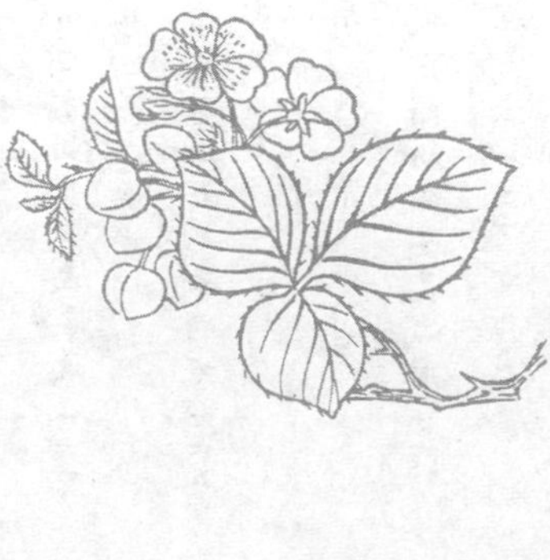

改正內景之圖

心系七節七節之傍中有小心以腎系十四椎下由下而上亦七節脊骨共二十一節（自大椎至尻骨上）

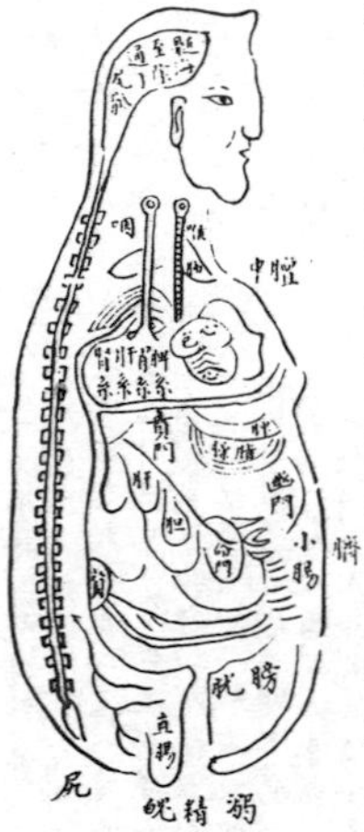

衝任皆起於胞中而上行於背裏即子宮也為男子藏精之所惟女子於此受孕因名為胞舊圖有精道循脊背過肛門且無子宮命門之象皆誤也今改正之

三焦者決瀆之官水道出焉是經少血多氣

亥時氣血注於三焦

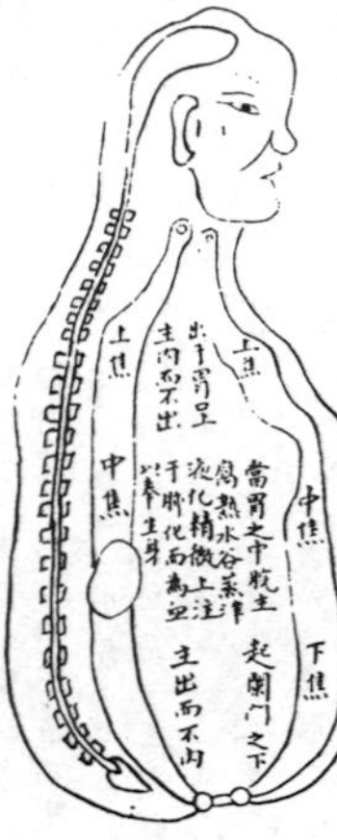

中藏經曰

三焦者人之三元之氣也主升降出入揔領五藏六府營衛經絡內外左右上下之氣三焦通則內外左右上下皆通其于周身灌體和內調外營左養右導上宣下號曰中清之府莫大于此也形色最赤總護諸陽非無狀而空有名者也

正面骨度部位圖

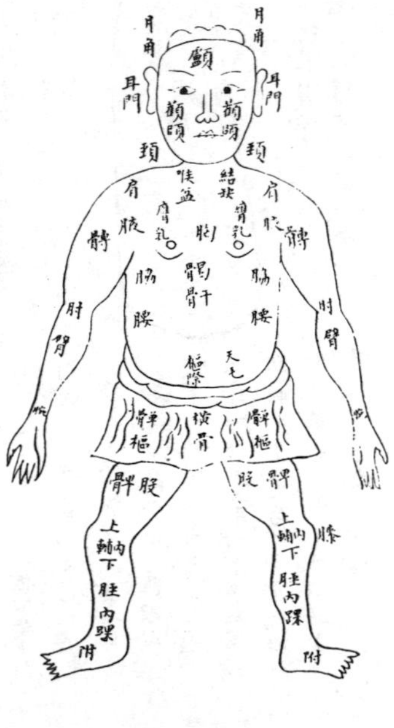

伏人骨度部位圖

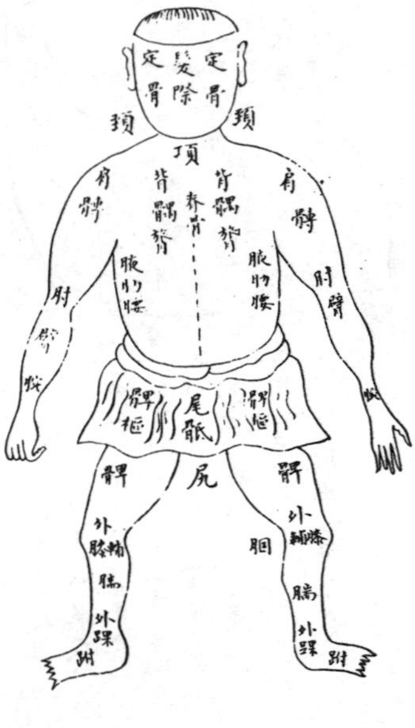

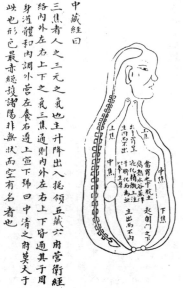

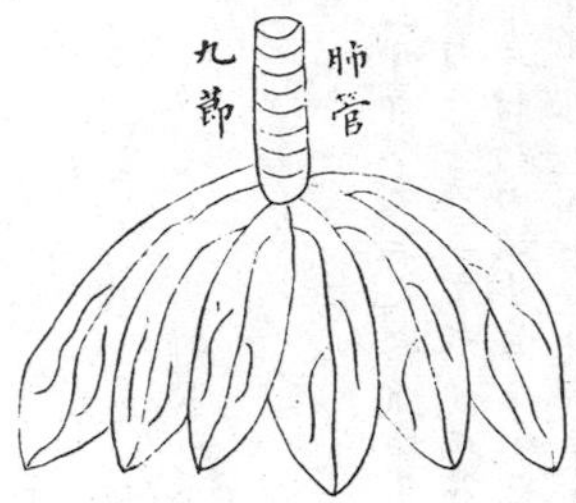

肺者市也百脈朝會之所也凡飲食入胃不敢自專地道卑而上行朝於肺肺乃天道下濟而光明也

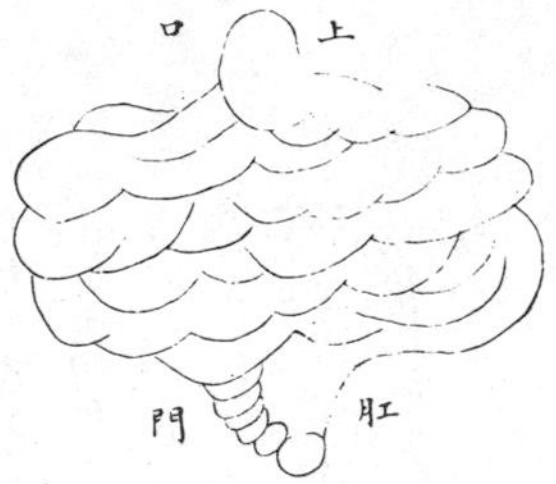

大腸上口即小腸下口

肺者相傅之官治節出焉為生氣之源其形四垂附著於脊之第三椎中有二十四空行列分布以行諸藏之氣為藏之長為生氣之源為心之蓋 是經多氣少血其合皮也其榮毛也開竅於鼻 難經曰肺重三觔三兩六葉兩耳凡八葉主藏魄 肺葉白瑩謂華蓋以覆諸藏虛如蜂窠下無透竅吸之則滿呼之則虛一呼一吸消息自然司清濁之運化為人身之橐籥

寅時氣血注于肺

大腸為傳道之官變易出焉上受胃家之糟粕下輸於廣腸舊谷出而新谷可進故字從月從易又暢也通暢水谷之道也 迴腸當臍左迴十六曲大四寸徑一寸半長二丈一尺受谷一斗水七升半 廣腸傅脊以受迴腸乃出滓穢之路大八寸徑二寸寸之大半長二尺八寸受谷九升三合八分合之一 是經多氣多血 難經曰大腸二斤十二兩肛門重十二兩 按迴腸者以其迴疊也廣腸即迴腸之更大者直腸又廣腸之末節也下連肛門是為谷道後陰一名魄門總皆大腸也

卯時氣血注大腸

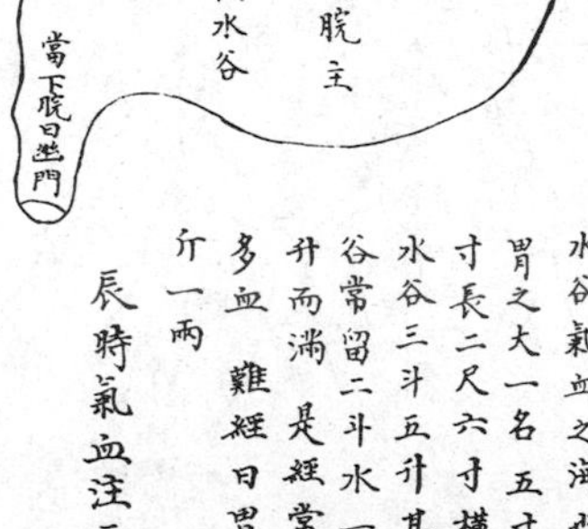

胃之上口名曰賁門飲食之精氣從此上輸于脾肺宣播于諸脈

胃者彙也另為都市五味彙聚何所不容萬物歸土之義也

胃之下口即小腸之上口名曰幽門

胃者倉庫之官五味出焉水谷氣血之海也 胃之大一名五寸徑二寸長二尺六寸橫屈受水谷三斗五升其中之谷常留二斗水一斗五升而滿 是經常多氣多血 難經曰胃重二斤一兩

辰時氣血注于胃

篇刺法論曰脾為諫議之官知周出焉

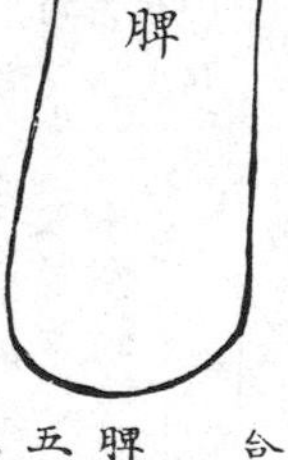

脾者卑也在胃之下裨助胃氣以化谷也脾胃屬土俱從田字胃居中正田字亦中脾處于右胃亦偏右

脾者倉廩之官五味出焉形如刀鐮与胃同膜而附其上之左俞當十一椎下聞声則動動則磨胃而主運化其合肉也其榮脣也開竅于口 是經多氣少血 難經曰脾重二觔三兩廣扁三寸長五寸有散膏半觔主裹血溫五藏主藏意与智 滑氏曰掩乎太倉 華元化曰脾主消磨五谷養于四傍

巳時氣血注于脾

包絡者護衛心主不使濁氣干之正猶君主有宮城也

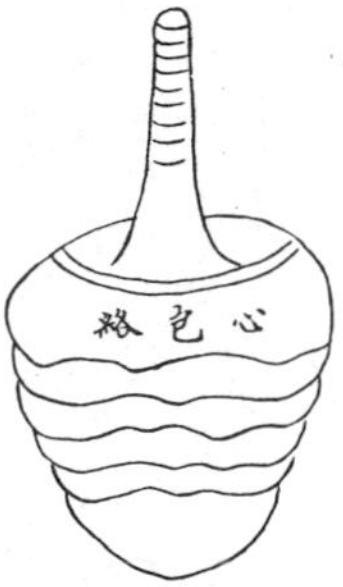

心包絡一經難經言其無形滑伯仁曰心包絡一名手心主以藏象校之在心下橫膜之上竪膜之下其與橫膜相粘而黃脂裹者心也脂膜之外有細筋膜如絲與心肺相連者心包也此說為是言無形者非　又按靈蘭秘典論十二官獨少心包一官而多膻中者臣使之官喜樂出焉一段今考心包藏居膈上經始胸中正值膻中之所位居相火代君行事實臣使也此一官即心包無疑矣

戌時氣血注心包

心者惺也言心氣旺則惺惺而運其神明也

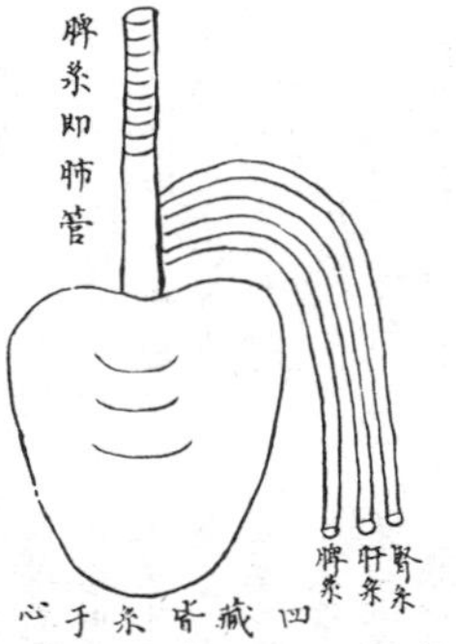

危言曰心深也言深居高拱相火代之行事也

心者君主之官神明出焉心居肺管之下膈膜之上附着脊之第五椎　是經常少血多氣其合脉也其榮色也開竅于舌　難經曰心重十二兩中有七孔三毛盛精汁三合主藏神　心象尖圓形如蓮蕊其中有竅多寡不同以導引天真之氣下無透竅上通乎舌其四系以通四藏心外有赤黃裹脂是為心包絡心下有膈膜與脊脇周廻相着遮蔽濁氣使不得上薰心肺也

午時氣血注於心

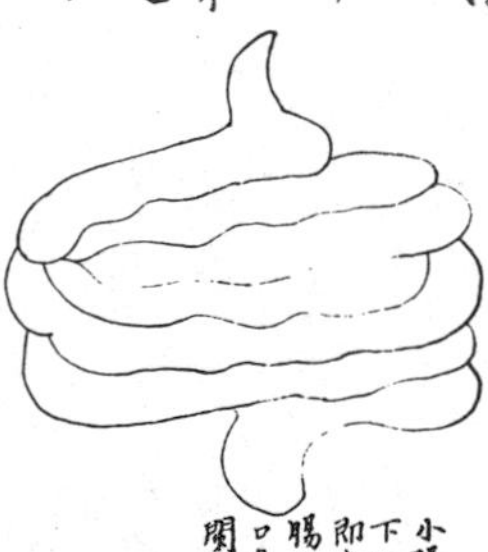

小腸受盛之官化物出焉後附于脊前附于臍上左廻疊積十六曲大二寸半徑八分分之少半長三丈二尺受谷二斗四升水六升三合之大半　小腸上口在臍上二寸近脊水谷由此而入復下一寸外附於臍為水分穴當小腸下口至是而泌別清濁水液滲入膀胱滓穢流入大腸　是經多血少氣　難經曰重二觔十四兩

未時氣血注小腸

下聯前陰溺之所出

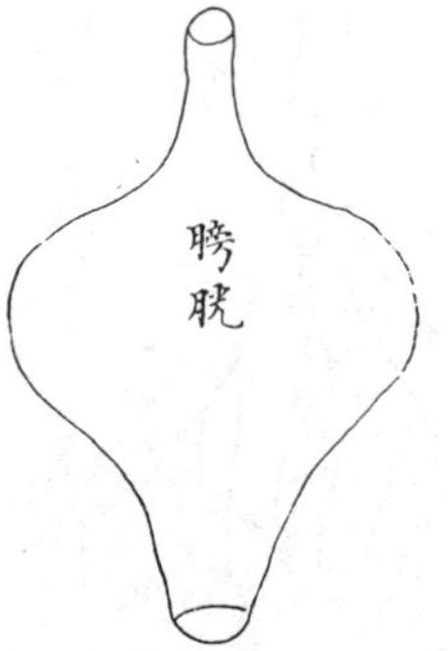

膀胱者州都之官津液藏焉氣化則能出矣○旁光者當十九椎居腎之下大腸之前有下口無上口當臍上一寸水分穴處為小腸下口乃旁光上際水液由此別廻腸隨氣泌滲而入其出其入皆由氣化入氣不化則水歸大腸而為泄瀉出氣不化則閉塞下竅而為癃腫後世諸書有言其上口無下口有言上下諸有口者皆非　是經多血少氣　難經曰膀胱重九兩二銖縱廣九寸盛溺九升九合口廣二寸半

申時氣血注膀胱

甲乙經曰腎者引也能引氣通于骨髓危言曰腎者神也妙萬物而言也

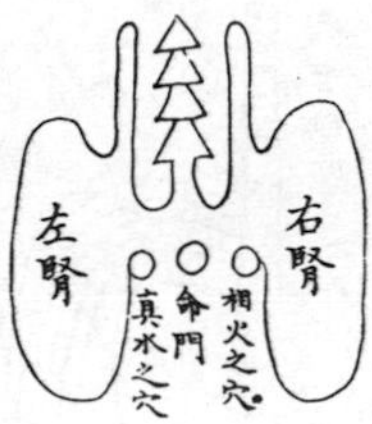

命處于中兩腎左右開闔正如門中棖闑故曰命門一陽處二陰之間所以成坎也靜而闔涵養乎一陰之真水動而開鼓舞乎龍雷之相火

腎者作強之官伎巧出焉　腎附于脊之十四椎下是經常少血多氣其合骨也其榮髮也開竅于二陰　難經曰腎有兩枚重一斤二兩藏精与志華元化曰腎者精神之舍性命之根　腎有兩枚形如豇豆相並而曲附于脊之兩旁相去各一寸五分外有黃脂包裹各有帶二條上條系于心下條趨脊下大骨在脊骨之端如半手許中有兩穴是腎經帶過處上行脊髓至腦中連于髓海

酉時氣血注於腎

凡十一藏皆取決于胆也

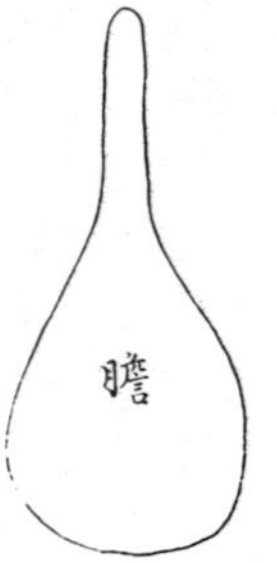

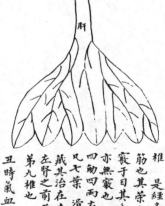

膽者中正之官決斷出焉　難經曰膽在肝之短葉間重三兩三銖長三寸盛精汁三合水色金精無出入竅不同六腑傳化而為清淨之府受水之氣与坎同位悲則淚出者水得火煎陰必從陽也　是經多血少氣　華元化曰胆者中清之府号曰將軍主藏而不瀉

子時氣血注於膽

肝者干也其性多動而少靜好干犯他藏者也

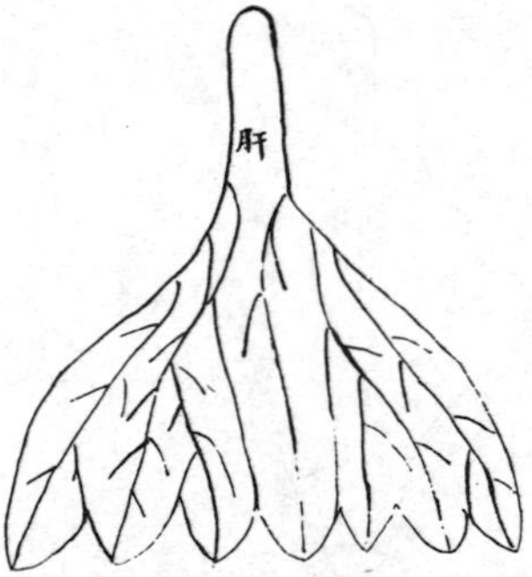

肝者將軍之官謀慮出焉　肝居膈下並胃着脊之九椎　是經多血少氣其合筋也其榮爪也主藏魂開竅于目其系上絡心肺下亦無竅也　難經曰肝重四觔四兩左三葉右四葉凡七葉　滑氏曰肝之為藏其治在左其藏在左脇左腎之前並着胃着脊之第九椎也

丑時氣血注于肝

允楣手輯

十二經脈論

人身經脈十二手三陰三陽足三陰三陽　陰脈止於手者故心曰手少陰止於小指肺曰手太陰止於食指包絡包任者即心之舍也亦屬一臟故有六臟之說曰手厥陰止於無名指此手之三陰從臟走手所以謂之手三陰　陰脈起於足者故腎曰足少陰起於足小指脾曰足太陰起於足大指肝曰足厥陰起於足大指三毛此足之三陰從足走腹所以謂之足三陰少陰者初陰也太陰者至陰也兩陰交盡曰厥陰陽脈起於手者三焦三焦者人之三元之氣也主升降出入統領五藏六腑營衛經絡內外左右上下之氣三焦通則內外上下左右皆通病不受矣曰手少陽起於無名指小腸曰手太陽起於小指大腸曰手陽明起於食指此手之三陽從手走頭所以謂之手三陽　陽脈止於足者胆曰足少陽止於足大指三毛膀胱曰足太陽止於足小指胃曰足陽明止於足大指此足之三陽從頭走足所以謂之足三陽少陽者初陽也太陽者盛陽也兩陽合前曰陽明蓋心肝脾肺腎包絡胆胃大腸小腸膀胱三焦係以名有形之臟腑也手足三陰三陽係以名無形之六氣也陰陽之氣晝夜流行與天地同度故人生於寅而氣始於寅由胃之中脘上注於肺卯時注於大腸辰時注胃巳時注脾午時注心未注小腸申注膀胱酉注腎戌注包絡亥注三焦子注胆丑注肝寅復注肺所謂肺朝百脈也

十二經脈起止詳說

肺脈起於胃脘其支者出食指交於大腸脈由藏走手係陰行陽大腸脈起於食指其支者挾鼻孔交於胃脈由手走頭係陽行陽胃脈起於鼻其支者出足大指交於脾由頭走足係陽行陰脾脈起於足大指其支者注心中交於心脈由足走腹係陰行陰心脈起於心中其支者出小指端交於小腸脈由藏走手係陰行陽小腸脈起於小指其支者入目內眥交於膀胱脈由手走頭係陽行陽膀胱脈起於目內眥其支者出足小指之端交於腎脈由頭走足係陽行陰腎脈起於足小指其支者注胸中交於包絡脈由足走腹係陰行陰包絡脈起於胸中其支者出無名指交於三焦脈由藏走手係陰行陽三焦脈起於無名指其支者入目銳眥交於胆脈由手走頭係陽行陽胆脈起於目銳眥其支者循足大指出三毛交於肝脈由頭走足係陽行陰肝脈起於足大指三毛其支者貫膈注肺交於肺脈由足走腹係陰行陰循環無端內外貫串運行不已治病不明乎此如瞽者入他人之室全不知其門戶矣

五臟	肝心脾肺腎	五方	東南中西北
五行生	木火土金水	五聲	呼笑歌哭呻
五行剋	木土水火金	五志	怒喜思憂恐
五音	角徵宮商羽	五色	青赤黃白黑
五味	酸苦甘辛鹹	五陽陰干	甲丙戊庚壬 乙丁己辛癸

五臟主屬總論

心屬火 火生於南南方丙丁火也（丁屬陰火臟屬陰故丁火屬心丙屬陽火腑屬陽故丙火屬小腸）心與小腸相表裏（表屬腑裏屬臟）心生血心主舌在色為赤在音為徵在聲為笑在味為苦在志為喜開竅於舌

喜過度則傷心

肝屬木 木生於東東方甲乙木也（乙屬陰木臟屬陰故乙木屬肝甲屬陽木腑屬陽故甲木屬胆）肝與胆相表裏肝藏血肝主筋在色為蒼（青也）在音為角在聲為呼在味為酸在志為怒開竅於目怒過度則傷肝

脾屬土 土生於中央中央戊己土也（己屬陰土己土屬脾戊屬陽土戊土屬胃）脾與胃相表裏脾統血脾主肉在色為黃在音為宮在聲為歌在味為甘在志為思開竅於口思過度則傷脾

肺屬金 金生於西西方庚辛金也（辛屬陰金辛金屬肺庚屬陽金庚金屬大腸）肺與大腸相表裏肺司氣肺主皮毛在色為白在音為商在聲為哭在味為辛在志為憂開竅於鼻憂過度則傷肺

腎屬水 水生於北北方壬癸水也（癸屬陰水癸水屬腎壬屬陽水壬水屬膀胱）腎與膀胱相表裏腎主骨腎生髓在色為黑在音為羽在聲為呻在味為鹹在志為恐開竅於耳恐過度或負重太過房勞太過俱傷腎

臟腑相應

心合小腸應脈肝合胆應筋脾合胃應肉肺合大腸應皮腎合三焦膀胱應腠理毫毛腠者三焦通會元真之處為血氣所注蓋以有形中之無形也理者皮膚臟府之文理蓋以無形中之有形也

五臟系脊

肝系於脊之第九推曰肝俞居於脇中　心系於脊之第五推曰心俞居於肺下　脾系於脊之第十一推曰脾俞與胃同居腹中　肺系於脊之第三推曰肺俞居於胸中　兩腎系於脊之十四推曰腎俞居於背脊之兩旁

說明營衛

營者陰中之氣也其精氣之循於經者即營氣以營乎內衛者陽中之氣也其浮氣之不循於經者即衛氣以衛乎外營衛二氣皆胃中穀氣所生也蓋以定位之體而言之曰氣血以流行之用而言之曰營衛也一體一用營衛氣血四字須玩索之治病之表裏虛實陰陽內外之法思過半矣

經脈臟腑相連起止撮要

心脈止於手小指小腸脈起於手小指　肝脈起於足大指三毛胆脉止於足大指三毛　脾脉起於足大指胃脉止於足大指　肺脉止於食指大腸脉起於食指　腎脉起於足小指膀胱脈止於足小指　三焦脈起於無名指包絡脈止於無名指

臟腑合分論

臟腑之在胸腹脇裏之內各有次舍異名而同處一域之中其氣各異所謂臟者心肝脾肺腎包絡是也六者為陰陰氣主內故沉以候臟腑者胆胃大腸小腸膀胱三焦是也六者為陽陽氣主外故浮以候腑十二經脈者外絡形身內連臟腑而肺胃為臟腑之總系者也肺管剛空臟之象也喉主天氣主出而不納人之聲音從此而出胃管柔空腑之系也咽主地氣主納而不出人之飲食從此而入是以咽喉為臟腑之門户主開闔而司出納者肺胃也肺屬金其色白其惡寒其為大氣之主其開竅於鼻司呼吸吸則入呼則出如呼之氣短吸之氣長其病在呼呼出屬心與肺此上焦有病也如呼之氣長吸之氣短其病在吸吸入屬腎與肝此下焦有病也呼吸均氣短是脾胃之氣阻塞中焦陰陽不得升降也故曰上焦之氣心肺主之如天之氣宜下降也下焦之氣肝腎主之如地之氣宜上升也中焦之氣脾胃主之宜升宜降清陽升而濁陰降則諸病不生矣夫百病生於氣也怒則氣上喜則氣緩悲則氣消恐則氣下寒則氣收熱則氣泄驚則氣亂勞則氣耗思則氣結九氣不同生病各異怒則氣逆甚至嘔血及飧泄故氣上矣喜則氣和志達營衛通利故氣緩矣悲則心系急肺布葉舉而上焦不通營衛不散熱氣在中故氣消矣恐則精却却則上焦閉閉則氣還還則下焦脹故氣不行矣寒則腠理閉氣不行故氣收矣熱則腠理開營衛通汗大泄故氣泄矣驚則心無所倚神無所歸慮無所定故氣亂矣勞則喘且汗出內外皆越故氣耗矣思則心有所存神有所歸正氣留而不行故氣結矣有云知醫不識氣治病從何據宜細玩之

肺者氣之本魄之處也故曰肺藏魄而肺為相傳之官受朝百脈故制節出焉為心之華蓋夫營氣者真氣積於胸中真氣者即胎中靈先之氣所謂先天稟賦之氣也出於喉嚨以貫心脈心主包絡而行呼吸一呼一吸為一息晝夜一萬三千五百息為一周此氣之行於脈中循環轉運者也衛氣者宗氣積於胸中宗氣者係出胎飲食水穀之所化所謂後天之氣也出於肺循喉嚨而行呼吸呼出而周身之毛竅皆闔吸入而周身之毛竅皆開此氣之行於脈外而司開闔者也手少陽三焦之氣通會於周身之腠理足太陽膀胱之氣總六經而統營衛與肺同主皮毛者也總而言之太陽之氣少陽之氣營氣衛氣宗氣大氣皆胃中後天水穀之氣本腎中先天真氣之一氣者也然而肺為腎之母肺屬金腎屬水金生水故腎乃肺之子也肺氣必得納於腎母不離子之意故曰肺者大氣之主也

心者為五臟六腑之主如人君之象故曰心為君主之官不敢搖動而神明出焉其惡熱開竅於耳舌者是以心和則

舌知味夜卧聞聲而心知也夜卧之時五官皆不用事惟耳能聽目為心使不能遠而耳則能與外物交接於不見蓋善從心生悪從氣生善悪之念皆生於所感感於善則心靜感於悪則心動動則為火火淫於上則肺受傷（心火尅肺金也）火淫於下則肝木失藏（肝係藏血血宜靜而肝屬木木能生火再一心火淫於肝而肝木之火更旺矣）夫心高居清宮本不受邪所病者皆由於喜怒哀樂之不和也心正則五臟六腑皆正心不正則五臟六腑皆危所以謂心者五臟六腑之主也

包絡者心臟之宰輔也代君行令為使臣之官喜樂出焉包繞綿絡其心故名包絡下連肝胆脾腎三焦上連心肺居於膻（音誕）膻中者即包絡之宮城也凡外邪干犯止及包絡不能犯心犯心則死人之心血無多其血不能動一動則死用心過度心血日見減少不能復生所謂用藥生心血者不過能保守已虧之血非能再生心血每每聰明太過者多夭以心血多虧庸人碌碌者多壽以心中不甚用則血無從虧所以多壽然膻中為君主之外藩包絡為君主之內藩內外夾輔君主故曰包絡者心臟之宰輔也包絡之下有膈膜與脊脇周迴相著遮蔽濁氣即所謂膻中也

以為包絡即膻中者非

肝者風木之臟也肝乃將軍之官運籌揆度故謀慮出焉在則發生寒則摧萎溫和發散則木條達寒萎抑鬱則木卷曲故曰肝者風木之臟也

膽者附於肝與三焦同氣者也胆為中正之官生陽上升無所偏倚識量惟胆故決斷出焉凡十一臟皆取決於胆四肢之氣少陽主春其氣半出地外半在地中人身亦如之居於兩界之際地所謂半表半裏者何以陽胆氣行於人身之側屬相火近後則寒（或與足太陽寒水之氣同行）近前則熱（或與手陽明大腸燥金之氣同行）上犯包絡則心煩而悸下歸厥陰則痛引胸脇故其為病陰陽錯雜寒熱混淆其脈息往來無定其寒熱亦往來無定其人亦盛衰無定治病之法亦惟有升天為風在地為木在人為肝居於脇中其系從膻中之左透膈而下其悪風其本陰其標熱其體木其用火其開竅於目其應令於東位居震巽有風雷之象經曰雷氣通於心風氣通於肝風動木萌雷起火發陽和布化生物之道宜然所以萬物生於春而肝在人必得有生發之氣是以謀慮過度怒氣過度則肝必傷肝臟血肝血既傷肝火即旺木盛則生風火王則水虧男子則有咯血下血咳血噎膈反胃失明等症女子則有癥瘕痞塊骨蒸蓐勞等症是以肝無補法亦無瀉法惟和之之法是治肝之正理或下滋腎水上補心血雨潤風和則木得其養夫夫木者溫

清降濁使上焦得通津液得下故曰胆者附於肝與三焦同氣者也

左右兩腎者蟄藏水火者也左腎行陰屬陰水右腎行陽屬陽水而命門居兩腎之中非右為命也腎藏精男女媾精鼓氣鼓力所以為作強之官造化生人所以伎巧出焉故曰腎藏智其屬水水中之陽氣為火其色赤其恶燥上開竅於耳舌下開竅於二陰夫臟司水火竅開上下惟腎為然水虧則火炎於上火虧則水溜於下溢陰降火所以補心肝也所謂補者瀉之之儀補陽行水所以補脾胃也所謂瀉者補之之義水盛火虧則補火以配水如釜底添薪不可妄瀉水其火盛水虧則補水以助火如釜中注水不可瀉火總而言之腎無瀉法左虛則補左右虛則補右補左固不宜多用辛熱之劑多字宜体會即補右亦更不宜純用辛熱之劑純字更宜体會補陰必稍求陽稍字宜活看補陽必重求陰重字宜重看又腎水泛為痰痰味而鹹者是也亦屬腎陰不足不必治痰專宜補腎總之腎為水臟主司出納肺之氣下通於腎腎納肺氣蒸動水之真陽而為火即腎中之火如龍雷之火人之作用全在此火出溫三焦分布上中下隨行變化此三焦所以為相火而兩腎實相火之原也然而兩腎之火藏於水如坎卦一陽陷於二陰之中如火之蓄於爐如虫之藏於蟄故曰兩腎者蟄臟水火者也

胃者五臟六腑之海也位居中州官司倉廩而五味出焉胃管與肺管前後同途而異居胃管主納飲食肺管主出入呼吸而肺管之上有蓋名會厭穴似皮似膜發聲則開嚥食則閉胃上口名上脘即賁音焚門胃下口名下脘即幽門胃之中即中脘三焦之氣皆出於胃胃中有熱〻輕則上逆作嘔而脈必大下唇必紅紫而乾宜清熱潤燥熱重則胃中有燥糞或妄言詈罵不避親疎甚則棄衣而走登高而呼宜下之瀉熱胃中有寒或氣疼如刺唇青面白小便多喜飲熱喜手按口乾不渴宜辛熱以溫之胃中有停滯或吞酸或呃噫不舒或悶脹反飽宜消導以蕩之胃氣不和卧必不安宜和胃以調之如不受食而強食之亦能消化此胃有病而脾無病宜補心火以生胃土五臟六腑惟胃易於受邪故胃病居多經曰安穀則昌絕穀則亡胃氣一敗百藥難施而臟腑皆無主持故曰胃者五臟六腑之海者也

脾者為胃行其津液者也胃主納脾主運同受水穀之精故脾與胃以膜相連同居腹中其屬土其色黃其惡溫其喜文釆音樂聞聲則動動則磨胃飲食乃化運行水穀之精氣上歸於肺通調水道下輸膀胱經曰諸濕腫脹皆屬於脾濕之為病有受於天氣之雨露者有受於地氣之泥水

潮氣者有受於飲食酒漿生冷者有受於人事汗衣臥地濕浴不乾者所因各異，皆由脾氣之虛清之利之所以治脾之濕熱也燥之溫之所以治脾中之寒溫也升之散之所以治脾中之濕氣流注也夫脾主四肢如四肢麻木（麻屬氣虛木屬血虛）其病在脾脾主濕濕則生痰脾屬土宜補命門之火以生土如喜食而食之不能運化是胃無病而脾有病亦宜補命門以生脾土也脾主肌肉如瘦而黃是以黃病在脾脾統血血不華色脾虛不能攝血血則妄行或而黃或下血或痰中帶血或手足木而不能運動所謂足受血而能行掌受血而能握此脾元虛也如此等証又宜與腎同補不宜補火蓋腎為先天脾為後天補先天即所以救後天也且脾與胃為表裏胃病宜兼補脾，脾病更宜助胃蓋脾陰土胃屬陽土無陰則陽無以生無陽則陰無以化治脾不助胃則胃不能行其津液四肢不得稟水穀氣而筋骨肌肉皆無氣以生則四肢不為我用也故曰脾者為胃行其津液者也

小腸者心氣下降之道路也為受盛（音成）之官化物出焉居於小腹胃之下口乃小腸之上口於此受盛糟粕而傳入大腸大腸主津小腸主液大腸小腸皆受胃之陽氣行津液於上焦灌皮毛充腠理若飲食不節胃氣不充大腸小腸無所稟氣故津液涸竭而病生焉小腸液竭則耳聾目黃頰腫肘臂諸痛作矣調胃所以治小腸也小腸為丙火心為丁火心與小腸相表裏心熱瀉小腸如釜底抽薪之義也故曰小腸者心氣下降之道路也

大腸者肺氣下降之道路也與肺相為表裏為傳道之官食化而變糞故變化出焉大腸前當臍左小腸之下口乃大腸之上口名曰闌門於此分別清濁其水液滲入膀胱而為小便其滓穢流入大腸而為大便由大腸之末為廣腸其盡處為肛門又名魄門大便之所由出也如肺傷於上而胃即病於中則腸枯於下於是出入之機樞不行而當痛目黃口乾鼽衄（即出鼻血）喉痺耳鳴諸證作矣調肺胃即所以治大腸也人身上下有七門唇為飛門齒為戶門會厭為吸門胃為賁門太倉下口為幽門大小腸之交會為闌門下極為魄門難經謂之七衝門其氣皆從下而衝上天地之氣能升然後能降陽不升則濁陰不降經所謂地氣上為雲天氣下為雨故曰大腸者肺氣下降之道路也

三焦者一氣之流行也為決瀆之官水道出焉與足少陽胆經同司相火（所謂君火寄於心相火寄於肝是也）蓋三焦屬於兩腎之中居命門之下與膀胱相對其氣生於腎陰從下而上通會周身三焦通利和平則百病不生其上焦出胃之上口主宣

五穀之氣味充潤周身若霧露之溉故曰上焦如霧中焦亦并在胃中出上焦之後主泌津液化精微上注於肺本心神化赤而為血故曰中焦如漚下焦在胃之下口走廻腸注膀胱主分清濁為大小便以行決瀆故曰下焦如瀆如上焦有病不治水溢高原心肺之氣與肝腎不相交接則心肺之氣不能下降而通調水道必致水泛為痰而痰或辛或鹹者是也中焦不治水停中脘中焦與胃相并胃與脾又相為表裏或中焦之氣虛必心中驚懼而吐黃痰氣滯必噫氣吞酸而飽悶氣寒必隱〻作疼喜飲熱惡冷又喜重按氣熱必變生冷小便必短黃澁痛卧必不安食而易饑頭面汗出或頭重或眼乾口渴或齒衄舌糜等症下焦不治水蓄膀胱下焦之氣虛小便必清長而多氣熱必小便短少而黃又或用心過度亦黃虛火實火在尺脉之大小分之大則實小則虛氣實滯則沙淋等症氣虛滯則房勞過重亦當以尺脉之或沉數或沉緩辨之生氣通天論云其生五其氣三數犯此者則邪氣傷人此壽命之本也凡人之生各具五行即五臓故其生五通貫三才即三焦以三焦之氣犯此五行者如木有風邪病在肝火有熱邪病在心土有濕邪病在脾金有燥邪病在肺水有寒邪病在腎邪氣傷人壽命不保此生五氣三乃人身壽命之本也上焦宜降心肺主之下焦宜升肝腎主之中焦宜升清降濁脾胃主之上焦也中焦也下焦也一氣也其根源皆出於先天之腎氣與後天之氣上中下同歸故曰三焦者一氣之流行者也

膀胱者上應肺金下應三焦外應腠理毫毛者也為州都之官津液藏焉氣化則能出矣位居胞中故膀胱者猶之州都之官其位卑濟泌別汁循下焦而參入故津液藏焉得陽熱之氣而津液始達於皮膚故曰氣化則能出矣居於小腹之下與小腸脂膜相連外主膚表内主小便有下口而無上口其滲入之竅與周身之毛竅同開閉故受寒受熱皆從旁光入三焦熱盛則竅塞當瀉熱以行水即經所云無陰則陽無以化膀胱虛則便數當補陽以滋陰即經所云無陽則陰無以生開發肺竅清瀉肺熱使能通調水道皆所以治膀胱也治上者清其源也治下者決其流也肺氣不治則三焦之氣不行不得決瀆而出膀胱之氣無由而化譬如滴水之器上竅閉則下竅自然堵塞上竅開則下竅自通其滲入之義從此可想而知故曰膀胱者上應肺金下應三焦外應腠理毫毛者也

天真撮要論

上古之人其知道者法於陰陽和於術數飲食有節起居有常不妄作勞故能形與神俱而盡終其天年度百歲乃去今時之人不然也以酒為漿以妄為常醉以入房以欲竭其精以耗散其真不知持滿不時御神務快其心逆於生樂起居無節故半百而衰也又曰女子七歲腎氣盛齒更髮生人之生子必從女生故先論女子起於七歲者逢單屬陽為奇逢偶屬陰為偶女子屬偶〻得奇數陰中有陽也故女子七歲腎氣始盛髮者血之餘齒者骨之餘腎氣盛故曰齒更而髮長二七而天癸至任脉通任字平聲太衝脉盛月事以時下故有子天癸者男精女血天一所生之癸水也二七而天癸至則任脉通任脉通則太衝脉盛空骨論云任脉起於中極之下上關元是任脉合少陰腎脉也陰陽離合論云太衝之地名曰少陰是太衝脉亦合少陰腎脉也故任脉通太衝脉盛則少陰癸水之月事以時下月事按時腎氣調勻陰陽配合故有子言生子自二七時男女均從此始也三七腎

氣平勻故真牙生而長極平勻者無太過無不及也齒根尖深者名牙牙之最後生者名真牙言二七腎氣始盛至三七而充足也四七筋骨堅髮長極身體盛壯筋骨肝腎之所主也堅固足也肝腎固足故髮長極身體壯盛也言四七內堅固外充滿無以復加也五七陽明脈衰面始焦髮始墮陽明之脈行於面衰則面始焦陽明多血多氣衰則血氣不充溢於毛竅故髮始墮言四七血氣盛極至五七而漸漸始衰也六七三陽脈衰於上面皆焦髮始白三陽太陽陽明少陽也三陽之脈皆起於面故脈衰於上始則面始焦者至此則皆焦矣始則髮始墮者至此則始白矣言五七陽明脈衰至六七而三陽之脈皆衰也七七任脈虛太衝脈衰少天癸竭地道不通故形壞而無子也二七而天癸至則任脈通太衝脈盛至七七而任脈虛太衝脈衰少是以天癸竭天癸之水行於地中水濁則地道不通故有形之經脈敗壞而無子也此女子天數有常期而材力有定數也丈夫八歲腎氣實髮長齒更男子起於八歲者男子屬陽陽屬奇八歲屬陰陰屬偶奇得偶數陽中有陰也腎氣實者言八歲以前腎氣尚虛至此始實也腎主骨其榮髮故髮長而齒更也二八腎氣盛天癸至精氣溢寫陰陽和故能有子寫瀉同○二八腎氣盛者言八歲方實至二八而始盛也腎氣盛故天癸至天癸至則精氣滿溢而外寫男女媾精故陰陽和而有子言男子二八始能生子也三八腎氣平勻筋骨勁強故真牙生而長極腎氣平滿均調則精氣運行故筋骨勁強筋骨勁強故真牙生而長極言男子三八而腎氣冲和能制節更多子也四八筋骨隆盛肌肉滿壯三八筋骨強勁至四八則有餘而隆盛矣筋骨隆盛於內則肌內亦滿壯於外男子腎氣充實至四八而內外有餘當此之時更宜節制五八腎氣衰髮墮齒槁腎氣八歲始實四八盛極至五八而始衰腎氣實則髮長齒更腎氣虛則髮墮齒槁者自然之理也六八陽氣衰竭於上面焦髮鬢頒白五八衰在下之腎氣至六八則在上之陽氣亦衰竭矣盖陽氣盛則其顏色光華毛髮長今陽氣衰竭於上故面焦而髮鬢亦頒白也七八肝氣衰筋不能動天癸竭精少腎臟衰形體皆竭肝氣衰者腎水不能生肝木也肝主筋肝衰則血不榮筋故筋不能動肝衰則天癸亦竭男子天癸精也天癸竭則精少精少則腎衰腎氣不但衰無形之氣而有形之形體亦衰矣八八則齒髮去五八腎氣始衰則髮墮齒槁至八八則齒髮離形體而去矣此男子天數有常期而材力有定數是生於水而亦絕於水也

凡年老而能生子者惟男子有之女子不在其中其男子必氣脈常道腎氣有餘故老而有子也故岐伯曰夫道者能知老而全形身年雖壽能生子也形有尽道無窮人能存心學道守身忍性不敢妄為天之常數不得限之故身年雖壽亦令人能生子也

陰陽水火真假括要

陰陽者有名無形本於太極乃上天下地之道也陰根於陽陽根於陰陰陽互相變化物極謂之變物生謂之化而萬物生焉人知氣血為陰陽而不知火為陽氣之根無陰則陽無以生水為陰氣之根無陽則陰無以化如日為火之精故氣隨之月為水之精故潮隨之也人身五臟六腑其所以能運行不息者以無形之相火行陽二十五度以無形之腎水行陰二十五度而其根則原於先天太極之真指人在胎中未生而言此所以為真也真者指胎中感受父精母血而成形一點靈光之真氣也一屬有形指人從胎中生下而言便為後天而非真矣後天之氣即人生下後乳食五穀精液之所化然生發吾身者即真陽之氣也形以精成精生於氣故立吾身者即真陰之精也是形雖屬陰而氣則從陽陽求則生陽去則死所以人死後形骸藏腑俱在所去者陽氣耳陽全陰固陽脫陰敗人之未生此氣根於父母謂之先天元氣人之既生此氣蘊於吾身謂之後天元氣但氣之初生真陰甚微及至既盛精血乃

旺然必真陰足而後精血化是真陰在精血之先精血在真陰之後也夫陰陽者虛名也水火者實體也寒熱者天之淫氣也水火者人之元氣也淫氣湊邪可以寒熱藥攻之此言自外之內病為六淫所浸也元氣致病即以水火之真調之此言自內之外病即七情所感也故善補陰者必於陽中求陰火中求水善補陽者必於陰中求陽水中助火有等人以心腎為水火是全不知講究耳但人有偏陰偏陽大陽之人雖隆冬不著孯衣苦寒之藥恬不為怪大陰之人雖酷暑而身不離綿辛熱之劑視為兒戲此兩等人各稟陰陽之一偏也於是受病以藥救其偏故以寒治熱以熱治寒宜補不足而配有餘勿削有餘而忘不足此良工之準繩也又有一等以苦寒之藥頻進而積熱彌熾辛熱一投而沉寒倍滋此即陽極似陰即假陰證內有蘊熱也陰極似陽即假陽證內有沉寒也治之者不辨其陰陽水火虛實真偽生死反掌間矣

陰陽應象括要

應象者以天地之陰陽與人身之陰陽皆有形象之可應也

經曰治病必求於本如陰陽反作病之逆從必求於本之所在而治之陽生陰長長讀上聲陽殺陰藏即春生夏長秋收冬藏之義陽化氣陰成形陰陽者變化之父母陽化為氣陰變成形寒極生熱ゝ極生寒寒氣生濁熱氣生清清氣在下則生飧泄濁氣在上則生䐜脹此陰陽反作病之逆從也治病必求於本者故寒極生熱是熱之本於寒也熱極生寒是寒之本於熱也寒氣為陰故生濁熱氣為陽故生清ゝ氣在下則生飧泄者言清氣不得上升而逆於下則生飧泄之病矣濁氣在上則生䐜脹者言濁氣不得下降而逆於上則生䐜脹之病矣是陰陽相反從逆失宜故曰此陰陽反作病之逆從也

故清陽為天濁陰為地地氣上為雲天氣下為雨雨出地氣雲出天氣故清陽出上竅濁陰出下竅清陽發腠理濁陰走五臟清陽實四肢濁陰歸六腑清陽為天光明者也濁陰為地神變者也地氣上為雲陰通於陽也天氣下為雨陽通於陰也既云天氣下為雨而又曰雨出地氣者何是先必從下而上然後從上而下也既云地氣上為雲而又曰雲出天氣者何是先必自上而下然後自下而上也陰陽上下既神且明故清陽出上竅濁陰出下竅是人之九竅為神明之府也清陽發腠理濁陰走五臟是內外亦神明之府也清陽實四支濁陽歸六腑是表裏亦神明之府也此寒熱清濁之陰陽而應象於人身之上下者如此味孯者為陰薄為陰之陽氣孯者為陽薄為陽之陰味為陰而陰中有陽故味孯者為陰若味薄則為陰中之陽氣為陽而陽中有陰若氣薄則為陽中之陰凡味孯則生下泄味薄則主宣通氣薄發浅孯則發熱天有四時五行以生長收藏以生寒暑燥濕風人有五藏化五氣以生喜怒悲憂恐天之四時五行應人之五藏五氣四時則春生夏長秋收冬藏五行則水為寒火為暑金為燥土為濕木為風故天有四時五行以生長收藏以生寒暑燥濕風其在於人有五藏化五氣心氣主喜肝氣主怒脾氣主悲肺氣主憂腎氣主恐以生喜怒悲憂恐故喜怒傷氣寒暑傷形暴怒傷陰暴喜傷陽厥氣上行滿脈去形喜怒不節寒暑過度生乃不固故重平陰必陽重陽必陰故曰冬傷於寒春必病溫春傷於風夏生飧泄夏傷於暑秋必痎瘧秋傷於溼冬生欬嗽人之志意起於內故喜怒傷氣天之邪氣起於外故寒暑傷形卒喜怒而悲憂恐在其中卒寒暑而燥濕風在其中在天以寒為陰暑為陽在人則怒為陰喜為陽故卒暴而怒則傷吾身之陰氣卒暴而喜則傷吾身之陽氣厥氣上行者真氣有傷則厥逆之氣上行也滿脈去形者厥逆之氣滿於經脈則神離形體而去也故喜怒不節寒暑過度則陰陽不和生乃不固夫喜怒不節乃暴怒傷陰暴喜傷陽寒暑過度未有明言故又曰重陰必陽重陽必陰如天寒而受寒邪是謂重陰重陰必有陽熱之病天暑而受熱邪是謂重陽重陽必生陰寒之病此亢害自然之理秋傷溼而

冬劾嗽冬傷寒而春病溫即重陰必陽之意也春傷風而夏飧泄夏傷暑而秋痎瘧即重陽必陰之意也凡四時五行之陰陽而應象於人身之五藏五氣者如此宜細玩之

五臟相生　肝生心生脾生肺生腎生

五臟五行生　木肝　火心　土脾　金肺　水腎

五臟五行尅　木肝　土脾　水腎　火心　金肺

五臟五音　角肝　徵心　宮脾　商肺　羽腎

五臟五聲　呼肝　笑心　歌脾　哭肺　呻腎

五臟五志　怒肝　喜心　思脾　憂肺　恐腎

五臟五味　酸肝　苦心　甘脾　辛肺　鹹腎

五臟五色　青肝　赤心　黃脾　白肺　黑腎

五臟五方　東肝　南心　中脾　西肺　北腎

此段因前言之不詳恐初學難悟故又重出以申明之

五陽干屬腑　甲胆　丙小腸　戊胃　庚大腸　壬膀胱　即陽經之木火土金水也

五陰干屬臟　乙肝　丁心　己脾　辛肺　癸腎　即陰經之木火土金水也

人與天地相應兼善治善診論

天乃一大天地人乃一小天地也天圓地方人頭圓足方以應之天有日月人有兩目地有九州人有九竅天有風雨人有喜怒天有雷電人有聲音天有四時人有四肢天有五音人有五臟天有六律人有六腑天有冬夏人有寒熱天有天干十日人有手十指辰有十二時人有足十指莖垂即陰莖以應之女子不足二節無莖垂與睾丸○睾音高以抱人形天有陰陽人有夫妻歲有三百六十五日人有三百六十骨節地有高山人有肩膝地有深谷人有腋膕腋音益膕音國肩臂下隱處為腋曲處為膕地有十二經水一曰清水出河南修武縣北黑山故以人之膀胱與腎位者色黑以應之一曰渭水出隴西首陽尚貢導渭自鳥鼠同穴其味苦如胆汁故以人之胆應之一曰海水以人之胃中多血如四海會同一曰湖水人之統血者在脾灌溉五臟如五湖之水五湖謂長塘湖太湖射貴湖上湖滆湖一曰汝水出河南梁縣與淯水合會於淮汝水應人之腎水清水應人之膀胱二水合會即人之腎與膀胱相表裏也一曰澠水出齊郡之臨淄縣北其味酸收屬肝故以人之肝應之一曰淮水出河南南陽府大復山東南入海以人之小腸受胃之糟粕如淮水之同入於海故以人之小腸應之一曰漯水出武陽縣渭漬淪而濡漯言三水一氣同流如人之三焦一氣流行以應之渭音謂一曰江水江者共也小江流入其中所公共也以人之小腸而流入大腸衣渣滓之物故以人之大腸應之一曰河水河者下也河水就下以人之肺氣宜降故以肺應之一曰濟水易謙卦天道下濟而光明心以象君故以人之心應之一曰漳水山海經濁水出於交離之山而漳水出於發鳩之山發鳩色裹支離故以人之心色絡應之均宜細玩人有十二經脈又重言以申明之如經水篇云足太陽旁光合清水足少陽胆合謂水足陽明胃合海水足太陰脾合湖水足少陰腎合汝水足厥陰肝合澠水澠音泯手太陽小腸合淮水手少陽三焦合漯水手陽明大腸合江水手太陰肺合河水手少陰心合濟水手厥陰心包合漳水均宜細玩地有泉脈人有衛氣地有草蓂人有毫毛天有晝夜人有臥起天有列星人有牙齒地有小山人有小節地有山石人有高骨地有林木人有募筋地有聚邑人有䐃音窘肉䐃肉之標也歲有十二月人有十二節地有四時不生草人有無子人之所以無子者俗謂人心不良無子非也如人心不良或報之以有子而不辰或報之以有子而不孝若全不生子者非報也病也男病有六症女病有四症詳於求子章內又人皮應天肺以象天無所不包肉應地脾以象地脾土屬肉脈應人內營外衛所以人之富貴壽夭細察其六部內外無不相應筋應時聲應音陰陽合氣應律陰陽調和如六律之象齒面目應星出入氣應風

凡竅三百六十五絡應野此人所以與天地相應者也天不足西北故西北方陰也而人右耳目不如左明也地不滿東南故東南方陽也而人左手足不如右强也天為陽人身耳目為陽西北方為陰而人身右為陰右之耳目不如左言人之陽體而不足於陰分也地為陰人身手足為陰東南方為陽人身左為陽左之手足不如右言人之陰体而不如陽分也何以在左則耳目明而手足不强在右則手足强而耳目不明左東右西左者乃東方陽也陽者其精并於上并於上則上明而下虛故使左耳目聰明而左手足不便也右者乃西方陰也陰者其精氣并於下并於下則下盛而上虛故使右耳目不聰明而右手足强便也讀此其味深長

地氣通於嗌嗌咽嗌也嗌受水穀下接胃口而地氣與之相通風氣通於肝肝屬木木生風故風動之氣之相通與天氣通於肺人身脈天象地而天地之氣亦通於人肺位居高主周身之氣而天氣與肺相通○此句在地氣通於嗌之上因傳筆偶漏讀者仍當依次讀之勿忽雷氣通於心心屬火火炎上故雷氣與之相通谷氣通於脾谷者非穀也脾土之氣灌於四旁所以脾土旺則四臟相隨而旺脾土敗則四臟相隨而敗如草木之無土養焉能得生故四方空谷之氣與之相通雨氣通於腎雨氣即水氣腎寒主水故雨水之氣與之相通六經為川三陰之經主五臟三陽之經主六腑六經為川者以三陰三陽之六經如川水之流而脉絡相與貫通者也腸胃為海人藉後天水穀以生而腸胃受盛水穀如海之大而衆流所歸也故以大腸譬如江水小腸譬如淮水胃譬如海水也以九竅為水注之氣清陽之氣出上竅濁陰之氣出下竅耳目鼻口前後陰其凡竅皆有水津以貫之故凡竅為水注之氣也以天地為之陰陽陽之汗以天地之雨名之陽之氣以天地之疾風名之疾者速也言人之氣運行不息極其疾速也暴氣象雷逆氣象陽五臟六經腸胃九竅上合天地有陰有陽皆以天地為之陰陽故人身陽氣宣發之汗可以天地之雨名之人身陽熱運行之氣可以天地之疾風名之其一時怒怒之暴氣可以象雷鳴之鼓擊其暴氣後未平之逆氣可以象陽火之亢熱氣之如血即風之如水故治不法天之紀不用地之理則災害至矣天地之陰陽即人身之陰陽也人身之陰陽即天地之陰陽也故治身而不法天之八節不用地之五行則災害至矣治病用藥宜毋代天地之和氣耳故邪風之至疾如風雨災害之至起於腠息故邪風之至於人身而發病則疾如風雨故善治者治皮毛此言感邪初起甚輕言邪之中人始傷皮毛故善治者治皮毛聊為疏解其次治肌膚此言受邪深於皮毛留而不去則入於肌膚宜畧深一層故其次治肌膚也其次治筋脉留而不去則入於筋脉或因循不治或治不得法邪深一層治深一層虛邪實邪皆中筋脉其次治六府留而不去則入於府或為悞治或三陽受症而藥引入裏如引鬼入宅故其次治府府倘有草率即入於臟也其次治五臟治五臟者半生半死也留而不去則入於藏治及五臟則半生半死治之者當處處謹慎耳

善治者察色按脉先別陰陽審清濁而知部分視喘息聽音聲而知所苦觀規矩衡權註詳脉法而治病所主按尺寸觀浮沉滑濇而知病所生以治以治兩字一句斷無過無過兩字一句斷以診以診兩字一句斷則不失矣善診者察色脉別陰陽審色之清濁而知面目之部分視氣之喘息聽言之音聲而知藏府之所苦觀規矩衡權脉應四時而知病之所主按下尺上寸以觀三部之浮沉滑濇而知病之所生能如是也以之施治則無過愆以之為軫則不失矣醫之理豈易言哉形不足者溫之以氣精不足者補之以味凡形體不足而羸瘦者當以陽分之氣藥溫之陽氣能為外達也然用陽分之藥宜從陰中求陽方無剛暴之患陰精不足而虛弱者當以陰分之味藥補之陰味為能內滋也然用陰分之藥更宜陽中求陰始無陰霾之虞此用藥秘訣其高者因而越之可用吐法其下者引而竭之可用下法中滿者瀉之於內可用消法其有越者漬形以為汗其在皮者汗而發之其有邪者邪從汗解故當漬形以為汗中明漬形為汗乃其病邪之在皮者指輕病表病體氣旺者而言之是可汗而發之也如本陽虛之人而發汗多必致汗多亡陽陰虛之人而發汗多則內外皆虛每用汗劑最宜小心其慓悍者按而收之慓者急也悍者勇也言得病之勇而急也如乾濕霍亂吐瀉任血忽然大寒忽然大熱忽然大痛病氣慓悍而猛勇是當按收恐正氣之并脫也須瞻前顧後為要

其實者散而瀉之（凡病勢內實而脈亦洪大有力是宜散瀉恐邪氣過實反生關門殺賊之意矣）審其陰陽以別剛柔陽病治陰陰病治陽定其氣血各守其鄉血實宜決之氣虛宜掣引之（凡施治之法當審其受病之陰陽稟賦之剛柔陽盛則陰虛故陽病當治其陰陰盛則陽虛故陰病當治其陽此指陰陽之虛邪而言之如陰分虛邪其病必朝重暮輕以午後陽退陰進有天地之陰氣留扶則病人較上半日稍輕如陽分虛邪其病必朝輕暮重以寅後陰退陽進有天地之陽氣幫扶則病人較下半日稍輕若陽分中之實邪則陽逢陽旺上半日更重若陰分中之實邪則陰逢陰旺下半日更重其脈亦必應之定其氣血者定其病之在血在氣也各守其鄉者言治血病勿使傷氣治氣病勿使傷血也血實宜決之勿使傷氣矣氣虛宜掣引之勿使傷血矣人身之陰陽形體而應象於天地是當法天地之陰陽以為診治之善也醫不從此精求非可與言醫耳余苦心數十年並無口授心傳全是自己用死工夫徒治古人門户且近時庸俗過多以此道為射利之具者十之八九一有欲心必不能精余類吾之子孫於儒業明白後即讀是書保守身家倘一知半解公然行醫妄自掛牌而徒獲利是非兑楣之子孫也我九泉即陰殺之）

人身骨度名位

經曰治病必求其本故欲知脈知不可不知身中骨度各有定名各有定位也頭為身之首頭之頂曰巔頂之中央有穴名百會穴（諸陽之會也）巔之前曰顖（音信）顖前髮際下曰額顱一曰顙兩傍曰頭角兩太陽骨曰鬢骨巔之後曰腦後骨其下曰枕骨枕骨之下耳之後曰完骨衆骨之合為腦經曰腦為髓之海（諸髓皆屬於腦髓海有餘則輕勁多力髓海不足則腦轉耳鳴如物之有聲也又正理篇曰頭為天谷以藏神谷者天谷也神者一身之元神也頭有九宮上應九天中間一宮謂之泥丸宮又曰黃庭又曰崑崙又謂天谷其名頗多乃元神所住之宮其空如谷而神居之故謂之谷神神存則生神去則死日則接於物夜則接於夢神不能安逸其居也又曰天谷元神守之自真言人之身上有天谷泥丸藏神之府也中有應谷絳宮藏氣之府也下有虛谷關元藏精之府也總之天谷元宮也乃元神之寶靈性之所存）

故（上至腦下至尾骶皆精髓升降之道路也且神光存乎其人人心多善則神光愈大邪氣則遠而避之人心多惡則神光愈小邪氣則近而深之人根於心神根於人欲存此神先存此心一念之動神即動之）十二經脈三百六十五絡其血氣皆上於面而走空竅目者司視之竅也上下眼皮曰胞為目之外衛上下眼弦曰網司目之開闔眼角曰眥外於面者曰銳眥內近鼻者曰內眥（眼之上胞屬脾下胞屬胃外眥屬大腸內眥屬小腸黑珠屬肝白珠屬肺瞳人屬腎經曰五藏六府之精華皆上注於目存乎人者莫良於眸子也）目上之骨曰眶（一名眉稜骨）目下之骨曰䪼（音拙）耳者司聽之竅也耳門曰蔽耳輪曰郭曰頰耳前也耳前之起骨曰客主人膽經之穴名也曰曲頰（曲如環形）受頰車骨尾之鉤者曰頰車（下牙床骨尾形於鉤上控於曲頰之環）此耳前上下之骨也顴（音權）者面兩旁之高骨耳門之內上通腦髓耳門之骨兩骨合鉗上即曲頰下即頰車鼻者司臭（氣也）之竅也鼻梁曰頞（音遏）鼻兩旁曰鼽（音逵近門牙之骨者）鼻之近處曰準頭鼻之竅曰孔兩孔之界骨曰鼻柱內竅曰頏顙（在口內上腭）外竅曰畜門口者司言食之竅也口端曰唇四周曰吻（音抆）口角後曰頤頤後曰顑（音坎俗呼為腮在頰前空軟處）下唇之末曰頦（音孩俗名下巴上載牙齒）上唇之中曰人中下唇之中曰承漿頦之下結喉之上兩側曰頷（在兩旁虛軟處）齒本肉齒根曰斷（音艮）頷之後曰大迎胃之穴名也舌者司味之竅也舌根曰舌本小舌曰懸雍垂會厭者（覆喉管之上似皮似膜）聲音之户也發聲則開嚥食則閉咽者飯食之路也居喉之後喉者聲息之路也居咽之前喉嚨者肺之系也咽嗌者胃之系也結喉者喉之管頭也瘦人見於

皮下肥人隐於肉中結喉兩旁曰人迎亦胃之穴名也頭下兩旁為頸頸前為喉頸後為項項下之骨三真壓項下名曰柱骨其下曰大椎(音追即骨脊骨第一節)兩肩端之骨曰髃(音魚)兩肩後之骨曰骨髀(音夾)肩內之骨曰肩髆(音傳)其臼接臑(音臑)骨上端其外叄曲翅骨者肩後之棱骨也夫背自大椎骨以下盡尻(音考平聲)骨之上端凡二十一節名曰骨脊上載兩肩內繫肺肝其兩傍諸骨附脊橫疊而彎合於前則為胸脇脇骨一名肋骨季脇者脇之盡處季脇之下俠骨兩旁其名曰胑(音湫俠脊兩旁虛軟處臀外當胑)踝(音跨)骨之上腰下兩旁其肉曰胂(音伸)胂下尻旁之大肉曰臀(音屯)兩旁真上曰膂(音呂膂者如藉中之經緒)膂上兩角為肩解下曰膝解(連絡支節曰解)脊骨之下肛門之後其骨名曰尻骨(男子周布九竅女子周布六竅)一名尾骶(音弟)肛門者大腸之下口也喉下之骨三橫列喉下其在下者名曰橫骨兩旁之骨名柱(音主)骨橫臥於兩肩之前內接橫骨外接肩解兩陷中曰缺盆缺盆之外柱骨之下曰胸兩旁高處曰膺蔽心骨曰鳩尾兩旁曰岐骨胸脇交分之扁骨曰骰(音敲)胸下邊骨肋曰皃骨缺盆以下九寸曰髑(音曷)骭(音干)兩乳中間曰膻(音誕)中其下曰腸腹下曰臍臍下曰小腹(一名少腹)下曰毛際兩旁曰氣街前陰曰陰器男曰莖垂女曰廷孔兩陰之間兩股相合之縫前自水道後至穀道名曰篡(俗謂海底)環繞陰器曰毛中男子兩丸曰睪(音音)丸經曰前陰者宗經之所聚太陰(脾)陽明胃之所合也經又曰胃乃

腎之關脾乃腎之海所以脾胃統屬於腎也夫一身之骨皆彎合於前惟上下橫骨彎合於後上橫骨外接柱骨闔鍵兩肩之內為兩肱(臂也)之樞機咽喉之關也下橫骨外連踝骨闔健兩臀之內為兩股(音古脚也)之樞機腸胃之關也肩下脇上曰腋肩肘之間曰臑(音惱)臑之盡處曰肘肘以下曰臂(音璧手上也即肱也)肘內高骨曰銳骨臂之盡處外側高骨亦曰銳骨(一名踝骨)掌骨之後盡處曰腕掌骨曰壅骨掌中曰手心掌外曰手背手掌之面大指之下肉形隆起如魚謂之魚而內側白肉際曰魚際肺之穴名也大指食指兩骨之間曰合骨(俗名虎口)大腸之穴名也手指五曰大指小指曰中指曰大指次指(即食指)曰小指次指(即無名指)臀下膝曰上股股之大骨曰髀(音彼)骨上端如杵曰髀樞上接踝骨之臼其臼名髀厭杵臼相交之外側曰髀陽即膽經之環跳穴也踝骨之而曰髖(音寬即婦人之交骨)形如楗柱(橫寬如楗兩末垂下如柱)居尻之前與尻骨成鼎足之形為坐之主骨也髀骨下端如杵接於胻(音行脚胫也)骨其骨三名一名胫一名成一名骭(音幹)髀胻之交名曰膝膝上蓋骨臏(音賓去聲)骨形圓而扁覆於髀胻兩骨相交之上膝外側兩高骨曰連骸內外之骨突出者曰輔骨內曰內輔外曰外輔膝上之內隆起似兔伏名曰伏兔伏兔後曰髀關膝後屈處如側凹曰膕其下曰踹(音短即脚肚)胻骨下兩旁之高骨曰踝在外為外踝上曰絕骨足三陽(胆膀胱胃為足三陽)大絡之會處也在內為內踝前曰

然谷足少陰腎經之穴名也足大指內側骨形圓突者曰核骨足小指之後外踝下之前曰京骨跟骨者上承骱輔二骨者也足背曰跗付背又曰足趺底曰踵中曰足心爪甲之後為三毛橫紋之後為叢毛夫手足之指數同而節數不同近掌曰本節由本節而次數之曰二節三節有異同爲手足之大指皆二節惟足之小指亦二節手足之中三指皆三節惟手之小指亦三節指甲曰爪甲兩骨曰岐骨此手足之所同居者凡此皆經絡起止循行之處即經脈經絡經別經筋奇經八脈之階梯也由此貫通思過半矣

臟腑心腎貴賤論

夫貴臟而賤腑書未發明醫多忽畧以致輕重標本不知所自矣以臟腑統而言之則臟如一家之主人也如心藏神肝藏魂脾藏意肺藏魄腎藏志為神明之用以運用於上傳注於下此所謂勞其心者也腑如一家中之奴婢塊然無知承接上令各司其職洩便糟粕傳運啟閉此所謂勞其力者也勞力者但勞其形骸而不耗其神氣重濁象地濁陰養之如藜藿之家習以為常雖勞庸何傷也故多無病病而易治勞心者所耗皆其精華而非糟粕輕清象天多動少靜七情之為害惟多陰精之上奉實少況如膏粱子弟體質嬌嫩勞易傷傷難復也故易多病病亦難治以五臟指而言之惟心腎兩家更勞猶一家中之主父主母離坎互為其配水火亙為其根蓋神明之用無方無體誠難言也然樞機萬物神思百出者非心之用乎更日思之為害甚於慾以勞心過極並及於腎腎藏志也所以有不生子者責乎心髮白者責乎腎之語以其陰精上耗也離陰既耗乎上坎水豈能獨充乎下況節慾者少嗜慾者多兼以上下分消故其病更多更深而尤難治者也且臟者藏也陰也宜藏而不宜見者也經曰陰者真臟也見則為敗敗必死也又曰五臟者藏精氣而不瀉也六腑者傳化物而不藏也故臟無瀉法至於腎者尤為主蟄封藏之本精之處也有虛無實更無瀉之理矣

六節臟象大論

六節者天以六為節天氣始於甲地氣始於子甲子相合六十日而甲子周六六三百六十日以成一歲天有六六之節地則以九九制會也臟象者神藏五形藏四合為九臟神藏五開竅於耳目鼻口形藏四開竅於前後二陰竅雖有九其位為六又神藏形藏合於三陰三陽之六氣猶之以六為節以九制會故曰臟象為人身之提綱所以謂之大論讀此宜細心思索可耳

經曰六六之節九九制會者所以正天之度氣之數也天度者所以制日月之行也氣數者所以紀化生之用也天度周天三百六十五度也氣數二十四氣之常數也六六之節九九制會所以正天之度正氣之數也故申明天度者所以制日月之行而有遲速也氣數者所以紀化生之用而有生殺也天為陽地為陰日為陽月為陰行有分紀周有道理日行一度月行十三度而有奇讀箕字不讀其字焉故大小月三百六十五日而成歲積氣餘而盈閏矣日月陰陽之行於天地也其行者有分野之紀日月陰陽之周於天地也其周者有南北道之理日行遲月行疾故日行一度月行十三度而有奇焉一歲周天

月一月周天故大小月三百六十五日而成歲今止三百六十日復有小月是以積氣之餘而有盈閏者矣　夫自古通天者生之本本於陰陽其氣九州九竅皆通乎天氣故其生五其氣三地之九州人之九竅皆通乎天氣者三才合一之道也陰陽之理不外五行故其生五五行之理通貫三才故其氣三上下相通自故為然以明三才合一九九之制會於六六也　三而成天三而成地三而成人三而三之合則為九九分為九野九野為九臟故形藏四神藏五合為九臟以應之也由生五氣三而推論之三才各其五行故三而成天三而成地三而成人三而三之合則為九以九而分應乎地則為九野九野即九州也以九野而復應乎人則為九臟九臟即九竅也形藏四謂膀胱小腸胃大腸所以藏有形之物故曰形神藏五謂肝心脾肺腎所以藏無形之氣故曰神合為九臟以應之謂膀胱小腸前陰主之胃大腸後陰主之共形藏四而歸竅於前後二陰也心腎主耳肝主目肺主鼻脾主口是神藏五而歸竅於耳目口鼻也臟雖有九其位惟六是九九制會於六六以明六節臟象之意讀至此當細心玩索　五日謂之候三候謂之氣六氣謂之時四時謂之歲而各從其主治焉五日謂之候如立春五日東風解凍次五日蟄虫始振後五日魚陟負冰者是也細讀月令則可類推三候謂之氣一月凡二氣三候十五日為一氣也六氣謂之時一月二氣三月則六氣而成時也四時謂之歲春夏秋冬四時以成一歲也一歲有一歲之主氣一時有一時之主氣而各從其主治焉余苦心於此無不以天地盈虛消息之理而為治病之用神其活人竟不知千萬道因年逾半百用心過度百病叢生無之日處奇窮又不甘於卑賤是以診治求者每多推卸我能救人誰復救我因手輯是書多半出自深思研究而得者吾之弟男子姪以及後世子孫若以此書為其文更以此書為無足重輕在他人或非余之親友子孫余亦不敢掌責若係冒稱本名下之子孫而輕褻是書者當永不得違若係冒稱本名下之子孫而以此書為射利之具甚至排除行醫者當世不出頭所謂醫之貴於明而不貴於行也且近日每視行醫者如奴僕走狗斯文掃地余故為之切齒也

歲之主氣

每歲之中六氣分司一氣主六十日六六合為三百六十日〇初之氣自大寒至驚蟄六十日內厥陰風木肝主之〇二之氣春分至立夏六十日內少陰君火心主之〇三之氣自小滿至小暑六十日內少陽相火膽主之〇四之氣自大暑至白露六十日內太陰溼土脾主之〇五之氣自秋分至立冬六十日內陽明燥金大腸主之〇六之氣自小雪至小寒六十日內太陽寒水膀胱主之

時之主氣

子時氣血注於膽膽之主氣也　丑時氣血注於肝肝之主氣也　寅時氣血注於肺肺之主氣也　卯時氣血注於大腸大腸之主氣也　辰時氣血注於胃胃之主氣也　巳時氣血注於脾脾之主氣也　午時氣血注於心心之主氣也　未時氣血注於小腸小腸之主氣也　申時氣血注於膀胱膀胱之主氣也　酉時氣血注於腎腎之主氣也　戌時氣血注於包絡包絡之主氣也　亥時氣血注於三焦三焦之主氣也

凡治病無論內傷外感以及男婦大小雜證宜知歲時主氣俾審證察脈方得把柄夫審證以知其外察脈以知其內有脈與證應如脈實而證實此真實證也如脈虛而證亦虛此真虛證也是脈與證應陰虛補陰陽虛扶陽補陰者必於陽中求陰不可全用純陰之藥純陰則陰霾之氣盛而胃陽敗矣經曰得穀則昌失穀則亡胃敗則無生機矣扶陽者必於陰中求陽不可全用純陽之藥純陽則炎爍之氣盛而腎水愈涸矣且天一生

水徒補火而亡水則火灼水乾如釜中水少而釜底薪多火熾王而釜裂矣此真虛宜補之證尚須臨證活潑用藥靈通所以治病不必專守陳方拘泥古法其陳方古法如先輩名文而題中脈絡神氣處處照應處處合法使後學讀之奉為津梁非使之讀熟而抄錄陳文以取科名也又有脈證相反者如外證似實而察脈又虛此假實證而真虛證也如外證似虛而察脈竟實此假虛證而真實證也如此等證當細心以脈辨之所謂粗工守形上工守神守形者徒預外證守神者全憑脈理明醫而不明於脈理則真偽無所分辨明脈理而不明於主氣則用藥無所重輕今之醫者徒滿口大話全無講究者十有七八其中有二三可以講究者又屬一派市井氣惡濁不堪更有諂富驕貧最為可恥余故至再至三戒其醫之宜明而斷不宜行也

主運司天在泉捷要

主運者一年之主運也如甲己化土逢甲逢己之年即土運也乙庚化金逢乙逢庚之年即金運也丙辛化水逢丙逢辛之年即水運也丁壬化木逢丁逢壬之年即木運也戊癸化火逢戊逢癸之年即火運也

司天者主上半年而言在泉者主下半年而言如年屬

子午　少陰君火司天　陽明燥金在泉　卯酉顛倒

丑未　太陰溼土司天　太陽水在泉　辰戌顛倒

寅申　少陽相火司天　厥陰木在泉　巳亥顛倒

卯酉　陽明燥金司天　少陰火在泉　子午顛倒

辰戌　太陽寒水司天　太陰土在泉　丑未顛倒

巳亥　厥陰風木司天　少陽火在泉　寅申顛倒

望聞問切要訣

凡病不外乎六淫七情六淫者風寒暑濕燥熱係自外感受而之內也七情者喜怒憂思悲恐驚係自內感受而外之也自外之內者先治其外而後治其內自內之外者先治其內而後治其外人有秉賦之強弱病有受證之陰陽人有定體病無定象治有定理藥無定方如素係強人而所病者虛緣素恃其強今日剥削一點明日剥削一點日積月累因漸而虛及至病也慎勿恃秉賦之素強而再加攻伐如素係弱軀而所病者實緣素知其弱今日也補明日也補補之過甚而內熱壅滯毫無出路慎勿以秉賦素弱而妄為再補總在乎細心推求審形察脈所以望聞問切四字訣一不可余立此四法甚詳能細心字字深思當必處處合法幸勿視為泛常則負余一片婆心耳

望法

望者望其氣色何如遠觀面目鼻唇紅艽可愛近看皮肉氣滯黑忙此係真陽浮越於外純陰大凶之機此即假陽而真陰證也若再加汗之下之

必變氣喘痰鳴氣呃而死矣如遠觀面目鼻唇黑滞
如塵近看皮肉肉氣隱隱紅黄濃瞼神安倦食懶言
此乃真元摶聚龍雷斂伏不過外感風寒蘊蓄火毒
紙陽內守之機此即假陰證而真陽證也若誤認為
虛妄投溫補勢必火上添油狂血而死矣經曰毋虛
虛毋實實言受證既虛不可以藥而再虛受證既實
不可以藥而再實也是以大小男女病證無不以望
中而各具其機焉夫機者何如面色青者青病在肝
乃陰寒為痛之機面色黄者黄病在脾脾胃受傷之
機面色赤者赤病在心真元外越之機面色黑者黑
病在腎真元勞損之機又如面色黄而鮮明者胸中
有留飲之機鼻頭色青者胸中有寒疾之機鼻頭色
微黑者胸中有陰寒鼻頭色黄者脾胃有痰積鼻頭
色病因亡血至若鼻色紅活鼻氣黄潤此乃陽火生
土諸病易治而愈倘鼻色紫赤鼻氣枯紅甚至黑中
兼紫即係陰火爍土土無生氣諸病難治而危凡看
面頭部位如額屬心承漿在嘴唇之下屬腎鼻孔屬肺口
屬脾耳屬腎惟兩目雖肝之開竅而關係尤多病之
吉凶人之善惡以及貧富貴賤善於體察無不了然
眼之上皮屬脾下皮屬胃白珠屬肺黑珠屬肝瞳人

屬腎大角屬大腸小角屬小腸故經曰五臟六腑之
精華皆上注於目也然而面上部位若青如翠羽赤
如雞冠黄如蟹腹中白如豕膏黑如烏羽紅如石榴
子乃氣色俱善之生機也若青如草滋赤如衃血黄
如枳實白如枯骨黑如煙煤紅如丹紙乃色枯氣脱
之殺機也又以面黄目青面黄目赤面黄目黑者為
生機面青目赤面赤目白面青目黑面黑目白面白
目青者為殺機至於望舌一層尤為緊要如王肯堂
先生辨傷寒舌胎有十八種詞義雖精未免繁冗莫
如余之簡而該而又易於認也有一起病而即有舌
胎者如白面潤澤內屬虛寒白如積粉而乾粗內有
伏熱黄白相兼內有積滞白黄相間而乾粗兼有芒
刺內有蘊熱白黄相間雖有芒刺而滋潤者內屬虛
火斷非實熱宜從溫補大忌苦寒胎薄者病輕胎厚
者頻重至若舌黑亦有虛實全黑而全無津潤其色
如煤挽內唇亦黑即死證也若黑而乾枯又有芒刺
人亦昏迷口唇紫色係內有大熱盤踞中宮即宜大
下幾則熱郁猖獗必難挽回此證老小皆有之係大
熱實證也若黑胎而見潤澤雖有芒刺而不十分刺
手口亦不臭不渴即乾而不思飲水飲冷人亦明白

此係大陰寒證宜用附桂辛熱之劑立見回春倘誤作熱證妄用寒涼立見作泄或發乾嘔必不起矣此一起病而即有舌胎之驗也又有一起病大燒大熱畏寒怕冷而無舌胎者此邪氣內蘊未得透出傷寒雜證以及瘟疫皆有之即以口氣辨虛實口鼻內有蓄熱傳滯不臭亦屬虛證實則用清理導滯之法而胎即透虛則用平補溫補以托邪而胎即透再以口乾而渴者為內有熱口雖乾而不甚渴者內即虛寒而又以脈之有力無力辨虛實另詳於切法內此望之之法大畧於是能細心推求則病無遁情而治必應驗其探舌必得以我之中指。入病者之口探之。始知胎之滑濇粗細。虛實自分。滑濇而細。口有水氣。虛也。濇粗不滑。口無水氣。實也。萬勿大意。慎之慎之。

聞法

聞者聞其呼吸聲音之若何俾知在臟在腑之受證也如聲呼而手頻握者肝病之機時笑時憂而怔忡者心病之機歌唱而噦者脾病之機哭泣時欬者肺病之機聲音戰慄者腎病之機聲音如向甕中言者中濕之機語言微小語後似難接續者氣奪之機語言失謹不顧廉恥者神亂之機語聲寂寂然喜驚呼者骨節間受病之機首身先俯欲言强仰者而言未盡聲中忽帶嗄喑而側向者腰腹股節間受病之機聲中重濁者痰病之機鼻中言語者寒病之機語言蹇澀者風病之機語言疾憤者火燥之機語言斷續者脾病之機腹痛而聲音極大而喜手按者陰寒將脫之機腹痛而聲音細長而拒手按者為內凝氣食之機痛聲有出無入內奪欲絕之機痛聲有出難入胃脘腹間有氣如刺之機痛聲有入難出內鬱寒滯之機小兒聲洪亮而清者多壽多貴聲粗濁而短者多賤多夭女如男子聲主賤男如女子聲主貧此聞之之法亦為治病者半知臟腑中之消息耳

問法

問者問病人飲食起居之若何俾知陰陽虛實之真偽也問口渴否渴而喜冷時飲時渴為內熱內實渴而喜熱愈熱愈渴為內寒內虛乾而不渴為假熱津液內虧乾渴無有喜冷者內熱甚喜熱者仍屬內虛有熱極而亦喜飲熱者此中州鬱熱已深即陽極似陰之證宜細診之或六脈全伏或獨伏或六脈重按附骨而沉數鼓指或口中臭氣逼人急宜蕩熱潤燥若誤認寒證則殺之矣有寒極而亦喜飲冷者此中焦陰寒盤踞已久經所云寒鬱則生熱即陰極似陽之證宜細診之或六脈沉緊或兩關獨遲或沉細而

軟重按則無急宜溫中回陽若認誤為熱證則立斃矣問頭痛否太陽頭痛在後陽明頭痛在前少陽頭痛在兩角此三陽頭痛惟外感皆有之而太陰少陰之頭痛惟内傷有之其痛昏昏沉沉畏人振動頭内似空痛無定處者是也問胸膈胃脘何如或飽悶或内熱或吞酸以和其中焦之虛實問大小便何如夫二便為一身之門戶大便閉結肺有火也肺無火而閉結血枯宜潤而大忌通利脫肝肺氣虛也小便或短或黃或澀或痛心經有熱也清長過利腎氣虛也用心過度小便亦黃房勞太甚小便亦黃此兩種之黃又皆腎虛故經曰下氣不足溲便為之變變者以其色不正也又未可以黃色而盡為内熱也問小腹冷痛否或腎囊冷而溼或筋腫筋痛皆腎水之寒氣入膀胱也如此則知下焦之虛實今時病者悉其問之詳反以問多而為醫理之平常甚至問之而竟不以實告此等人全不講理直若禽獸倘病者昏憒或不能言語或小兒無知或少女幼婦則親近有人亦可細問余揔是為家庭保身計為非子孫行醫計也若以此書與行醫者抄錄渠口中尚說便宜語而竊取諸秘以圖利己者皆非尤楫之子孫也

切法

切之之法玄奧理微先哲云粗工守形即庸醫之頭痛治頭脚痛治脚者是也上工守神即所謂審證以知其外察脉以知其内以内而應乎外則證之虛實寒熱真偽標本方有把柄或正治反治陽治從治上治下治升治降治通治塞治開治歛治急治緩治寒治熱治古人固有一百二十八治之法然脉有十六正脉而治法總不外乎此十六之治法也但脉法雖多宗錯誤者不少余悉宗内經正旨參之以瀕湖診法並余見經驗閱歷者並無口授心傳純是自己苦心領畧得來所謂思之思之鬼神通之每診一脉不惟以心神入於病者脉之内而目視耳聽無不俱到數十年來診無不應今之醫者一到手即診完不知從何書得此捷切之法吾不信矣死不信矣更可笑者一面診脉一面說話忽然心脉如何肝脉又如何一半說虛一半說實均是大海撈魚茫然無定深可恥也最可恨也余特輯脉法正解文費苦心望細心推求實為脉法中之秘傳至寶尤楫之子孫望珍藏之即尤楫子孫能仰蒙天佑有發達者亦望不必付梓即或梓之而板切不可存於坊間如親友至好相信索之者刷以奉送緣言大而誇者多故不屑也

壽身小補家藏卷之一終

壽身小補家藏卷之二

兂楣手輯

脈法正解總括

經曰微妙在脈不可不察察之有紀從陰陽始始之有經從五行生生之有度四時為宜補瀉勿失與天地如一得一之情以知死生人身之脈一如天地至微至妙故微妙在脈不可不察也察之有紀從陰陽始即冬至陽氣微上夏至陰氣微上也始之有經從五行生謂冬至至立春水生木也夏至至立秋火生土土生金也生之有度四時為宜言木火土金水五行相生有其常度與春夏秋冬四時相合而為宜也四時之氣有太過有不及不及補之太過瀉之補瀉勿失則人身陰陽與天地如一得其如一之情可以知其死生矣

內經部位

經曰尺內兩旁則季脇也尺外以候腎尺裏以候腹病之內外隨手經脈故舉脈體以明之尺內猶言尺中兩旁猶言左右謂尺中左右兩手之脈則舉人身之季脇也季脇脇之盡處也腰腎居季脇之外故兩手尺外以候腎腹居季脇之內故兩手尺裏以候腹脈氣自下而上故先論尺部之左右內外也且天一生水而兩尺脈為人身立命之基凡診脈無論有病無病老少男女必先察兩尺何如俾知病之吉凶人之壽夭了然於心方有把柄耳

中附上左外以候肝內以候鬲右外以候胃內以候脾中附上者自左右兩尺中而至於關上也左外以候肝內以候鬲者左手關部之外以候肝脈關部之內以候鬲中脈也右外以候胃內以候脾者右手關部之外以候胃脈關部之內以候脾脈也脈氣自下而中故次論關部之左右內外也然胃脈正部在右關之外而諸脈之中候即胃氣之流行耳

上附上右外以候肺內以候胸中左外以候心內以候膻音誕中上附上者自左右兩關上而至於寸上也右外以候肺內以候胸中者右手寸外以候肺脈寸內以候胸中脈也左外以候心內以候膻中者左手寸外以候心脈內以候心包之膻中脈也脈氣自中而上故終論寸部之左右內外也凡下指診脈必得從下而上方由上而下輕重內外推求須細玩以下諸篇前以候前後以候後脈有外內復有前後前以候前尺前關前寸前以形身之前也後以候後寸後關後尺後以候人之形身之後也上竟上者胸喉中事也下竟下者少腹腰股膝脛足中事也脈有外內前後復有上下是脈體之六合也上竟上者自寸上而竟上於魚際也喉主天氣位居胸上故為胸喉中事乃上以候上也下竟下者自尺下而竟下於肘中也足覆乎地股膝脛是居腰與少腹之下故為少腹腰股膝脛足中事乃下以候下也

凡候臟脈心肝肺腎諸在外部候之止有脾脈在右關內候之者何也以脾屬土位居中央且脾統血灌溉諸臟無所不到故獨以脾部在右關內候之也不可不知

三部九候解

三部九候論帝曰願聞天地之至數合於人形氣血通決死生為之奈何即前所云以人應天地之意岐伯曰天地之至數始於一終於九焉一者天二者地三者人因而三之三三者九以應九野故人有三部部有三候以決死生以處百病以調虛實而除邪疾一者數之始九者數之終故始於一終於九焉一者奇也陽也故一者天二者偶也陰也故二者地三者參也參於天地之間故三者人因而三之則天有天地人地有天地人人有天地人故三三者九以並數而合於天地故以應九野九野地理之合於天度也以至數而合於人身故人有三部一部各有三候可以決死生處百病調虛實而除邪疾此天地之至數合於人形氣血而通決死生矣帝曰何謂三部曰有下部有中部有上部部各有三候三候者有天有地有人也陰陽之理從陰而陽自下而上故曰有下部有中部有上部而一部之中各有三候三候者各有天有地有人也上部天兩額之動脈上部地兩頰之動脈上部人耳前之動脈是頭面之候有三而為上部也中部天手太陰肺也中部

地手陽明大腸也中部人手少陰心也是手陰陽之候三而為中部也有下部天足厥陰肝也下部地足少陰腎也下部人足太陰脾也故下部之天以候肝地以候腎人以候脾胃之氣是足三陰之候三而為下部也有中部之候天以候肺地以候胸中之氣人以候心手太陰肺也故天以候肺手陽明大腸肺之腑也故地以候胸中之氣手少陰心也故人以候心上部之候天以候頭角之氣地以候口齒之氣人以候耳目之氣上部天兩額之動脈故天以候頭角之氣上部地兩頰之動脈故地以候口齒之氣上部人耳前之動脈故人以候耳目之氣由此觀之則頭面為上部胸膈為中部脇腹為下部也總之上部有上部之天地人中部有中部之天地人下部有下部之天地人所謂一部而有三候者如此帝曰以候奈何岐伯曰必先度其形之肥瘦以調其氣之虛實實則寫之虛則補之九候主周身之形氣故必先度其形之肥瘦以候其外調其氣之虛實以候其內如實則寫之虛則補之

按寸口脈亦有三部九候三部者寸關尺也九候者三部中各有浮中沉也察三部可知病之高下如寸為陽為上部主頭項以至心胸之分也關為陰陽之中為中部主臍腹胠脇之分也尺為陰為下部主腰足脛股之分也三部中各有三候三而三之是為九候如浮主皮膚候表及腑中主肌肉以候胃氣沉主筋骨候裏及臟此皆診脈之樞機宜互相體察也

七獨診說

帝曰何以知病之所在岐伯曰察九候獨小者病獨大者病獨疾速也者病獨遲者病獨熱者病獨寒者病獨陷下者病

人有生平常脈有四時變脈有陰極陽乘之脈有陽極陰乘之脈有純陰純陽之脈有半獨半清之脈有無見之脈有雙伏之脈有左反弓之脈有右反弓之脈有左右皆反弓之脈惟此獨見之脈乃診中精一之義脈法之一秘訣也諸家言脈悉以六部浮沉分虛實爾不知病本獨處既無獨見焉得確真故寶命全形篇論曰衆脈不見衆凶勿聞外內相得無以形先是誠察脈之秘旨必知此獨見之脈而病之吉凶治之緩急藥之重輕方有成竹也

診脈部位解

左寸　心部也其候在心與心包絡○得南方君火之氣脾土受其生肺金受其制主神明清濁

右寸　肺部也其候在肺與胸中○得西方燥金之氣腎水受其生肝木受其制主情志善惡

此兩寸部所謂上以候上也故凡頭面咽喉口齒頸項肩背之疾皆候於此

左關　肝部也其候在肝膽○得東方風木之氣心火受其生脾土受其制主官祿貴賤

右關　脾部也其候在脾胃○得中央溼土之氣肺金受其生腎水受其制主財帛厚薄

行陰氣之陰水也左尺即曰左腎脈左腎行陰所以陰水生肝木肝木生心火是手之左三部也右腎者即行陽氣之陽水也水中有火如龍雷之火天非此火不龍能生萬物人非此火不能受五穀其作用嘗為全賴此火乃本命養元之火也右尺即曰右腎脈右腎行陽所以陽水生相火相火生脾土脾土生肺金是手之右三部也且五臟六腑皆有水火皆有胃氣流利往來運行不已不過言其臟腑之定位並非左邊盡是血右邊盡是氣凡脈之中候皆有胃氣如某部中候無和緩象即無胃氣而此處即有病矣倘此處本象脈見即謂真臟脈

此兩關部居中所謂中以候中也故凡脇肋腹背胸口之病皆候於此

左尺　左腎部也其候在腎與膀胱大腸〇得北方寒水之氣肝木受其生心火受其制主陰氣之壽元

右尺　右腎部也其候在腎與三焦命門小腸〇得北方天一相火之氣脾土受其生肺金受其制主陽氣之壽元

此兩尺部所謂下以候下也故凡於腰腹陰器及腳膝之病皆候於此

按左右兩尺今醫多以左為心肝腎右為肺脾命相為記誦大失經旨殊不知命門居兩腎之中而左腎者即尺左尺為陰水之部乃真陰之舍也右尺為陽水生火之部乃元陽之本也小腸屬火而火居火位故當配於左尺大腸屬金而金水相滋故當配於左尺此自然之理也但二腸連胃氣本一貫故在內經亦不言其定處而但曰大腸小腸皆屬於胃是又於胃氣中可察二腸之氣也總之全在手指下之細心推求臨證之靈機活潑余輯此書不過摘其要者而為傳家壽身之大法非敢為外人沽名也如能再為擴充更屬萬幸否則即將此書而從首至尾細心玩索亦頗高邁乎庸俗耳且余輯是書三易其稿忙中病中不憚其勞望勿輕視可見如果真臟脈見則病勢危矣真臟脈詳於脈分有力有神有胃氣章內然欲察下部之陽者當總在右尺欲察下部之陰者當總在左尺而又當知水中要有火火中要有水慎勿泥於命門之火而单在右尺見之腎元之水单在左尺見之須知左右兩尺脈要看得活動宜熟玩後之正經脈法總論章內俾知脈之精義亦識余於診法之苦心知無不言言無不盡是特為家庭保身計斷非欲後世子孫行醫計也又王叔和脈法心與小腸相表裏合於左寸肺與大腸相表裏合與右寸以致後人有左心小腸右肺大腸之說其謬甚矣夫小腸大腸者皆下部之腑自應列於兩

脈法六綱統類

脈法之說自偽假王叔和之傳誤人多矣惟瀕湖脈法本乎內經正旨而其精微奧妙之處如剝焦心在姿質高超而熟於性理者更易悟取若賦質魯鈍者果能於此書用苦工一年之久日夜飲食間刻刻在念亦能領取余揔是為家庭子弟全不知醫計悉由淺入深由深出淺無非望其易於入門而無偏奇之弊能壽其身即能壽子孫能壽其子孫又未嘗不可以壽國而壽民也能壽國壽民亦未嘗不可以壽世於萬萬年也然脈法有宗乎十六正脈者有宗乎二十八脈者余謂脈要提綱總不越乎浮沉遲數滑濇六字以足該表裏陰陽虛實風寒燥濕臟腑氣血也蓋浮為陽為表沉為陰為裏遲為在臟為冷為虛為寒數為在腑為熱為燥為實滑為血有餘濇為氣獨滯能於是縷晰以求之而百病莫逃焉顧浮沉以舉按輕重言若(洪)(芤)([illegible])(虛)(濡)(長)(散)皆輕按而得之類故統於[浮]若(短)(細)(實)(伏)(牢)(革)(代)皆重手而得之類故統於[沉]遲數以息至多寡言若(微)(弱)(緩)(結)皆遲之類故統於[遲]若(緊)(促)(動)(疾)皆數之類故統於[數]至於(滑)雖似數而(濇)雖似遲其理自殊緣遲數之候以診者之呼吸察其至數而言（一呼三至曰遲　一呼六至曰數）滑濇則以病者之脈往來察其形狀而言（滑者如珠在盤中流利而圓　濇者如濤中渣澤来去而滯）且滑濇二脈多主氣血故也故此二脈亦獨列於後余診脈歷千萬人數十年苦心於此凡下指診之無不以此提綱之法而百發百中無不應驗至於各脈形象亦當細心體會不過統類乎六綱之內以知其指下推求而輕重有所取裁也先列診要次分脈形嘔血挖心推吾自鑒但願家庭子孫皆於業儒之暇與其讀西廂記聊齋不過學其用意之巧用筆之工不若以彼之精神而留心於此恐一時或上而父母下而妻子以及骨肉手足有關心於切已者偶尔受證到底自己家中明白此道免受人惑否則恐以小恙而釀成大證以危證而視為小災措手茫然悔之晚矣

診要十二則

一診脈必要無妄念無私慮宜潛心靜氣不必拘定時候

一診脈必要坐正以手放平勿令壓著

一診脈必要忌吃烟吃檳榔呼吸不調不能細審

一診脈如遇少男婦女必要視為我之姊妹兒女一般如動邪心妄念者必絕子滅孫且非兌楣之子孫也

一診初受孕之脈明知女胎不可斷定必要說男今人多喜生男又恐孕婦鬱悶致生他證且防分娩之虞

一診急病脈不可慌張大意有一綫可救者即要想方救之但要說明方無後怨

一診傷寒瘟疫大病脈必要早診一次晚診一次俾知陰陽盛衰用藥方有主見

一遇大富貴人有央診者要先說明並非行醫求利之流不可作卑賤俗態如有卑污者非先桐之子孫也

一遇極貧賤人有央診者必要格外垂憐命雖不同其病則一如故作驕奢醜態視人命如草芥者非先桐之子孫也

一診急病緩病脈不可以大話嚇人病者聽之愈急則病愈增如實險證不妨背病者說明以防後怨

一診脈後必要將病之由來引經證古說得透徹使病者貫通服藥必安如未讀書或係婦女以就事論事之譬語喻之渠亦明白放心服藥此中不惟可以安病者之心亦更能引胃氣上升所謂神而明之存乎其人也

一診脈兼視病者之兩手指甲及皮色何如亦可度其病勢之吉凶但瘦人脈多浮肥人脈多沉此浮沉兩字以肉之厚薄論不可以脈理測講也

以上十二則如不反躬自問雖病者可欺而天地鬼神不可欺也欺則必以禍淫不欺必得福善勉之慎之

浮脈　洪芤弦虛濡長散七脈統於此部

【浮】浮以候表○其象輕手乃得重手不見動在肌肉以上浮為風虛眩掉之候陽脈浮表熱陰脈浮表虛在秋為正肺脈無病應時相宜有病易愈惟久病者忌之經曰秋脈如衡衡者平也即浮而得神之象秋得此脈應時而吉

左寸浮　主傷風發熱多痰○兼虛係心氣不足神不安○兼散係心氣耗散頭眩○兼洪係心經有熱

左關浮　主腹脹悶動心○兼數係風熱入肝經○兼促係怒氣傷肝心胸滿逆○兼滑而軟係肝虛而動血

左尺浮　主膀胱風熱小便赤澀○兼芤男子尿血女子崩漏兼遲係冷疝氣臍下必痛

右寸浮　主肺感風寒咳喘鼻塞清涕自汗體倦○兼洪肺熱而咳○兼遲肺寒多冷痰

右關浮　主脾虛中滿難食○兼大而濇有宿食○兼遲脾胃虛寒○兼滑係中焦有痰飲

右尺浮　主風邪客於下焦大便秘○兼數風熱客於下焦大便結燥○兼虛元陽不足命門火虧

(浮)而有力為【洪】洪脈似大來盛去衰狀如洪水滔滔而來洪為大熱血氣燔灼之候在夏為正心脈應時相定惟久咳嗽者忌之人瘦多氣者死凡脈洪則病進又為大小便秘口燥咽乾喉痛

左寸洪　主心熱目赤口瘡頭痛心煩

左關洪　主肝熱身痛四肢浮熱

右尺洪　主膀胱熱小便赤濇

右寸洪　主肺熱毛焦吐濃痰咽乾

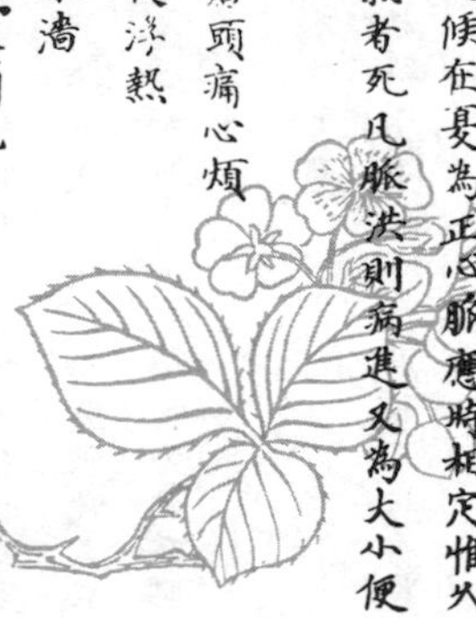

右關洪　主胃熱反胃口乾嘔吐○兼緊胸中脹悶

右尺洪　主腹滿大便難或下血

浮而無力為芤　芤是草名形如青葱浮沉俱有中按則空芤為失血之候大抵氣有餘血不足血不足以載氣故虛而大為芤之象如火犯陽經則血上溢火侵陰絡則血下流三部脈芤久病十得之生卒病死中空者非全無也乃似有似無之象少年人不宜見此脈惟分娩後無妨

左寸芤　主心血妄行吐衄

左關芤　主脇間血氣動腹中瘀血吐血目眩而常昏狀

左尺芤　主小便出血女子天癸有病

右寸芤　主胸有積血或衄或嘔

右關芤　主腸癰瘀血嘔血不食

右尺芤　主男子大便血女子妨血崩

浮而端直為弦　弦脈端直弓弦新張按之不移指下挺長弦為氣血收斂陽中伏陰之候為氣血不和為氣逆為邪勝為肝強脾弱為寒熱為痰飲為宿食為聚積為脹滿為虛勞為疼痛為拘急為瘧痢為疝痺為脇痛皆其候也弦而大者太過弦而細者不及弦而耎者病輕弦而硬者病重兩關脈俱弦謂之雙弦若不能食木來尅土土已敗矣必不能治凡脈指下見和緩者吉指下見弦強者凶諸病皆然也蓋弦從木化氣通乎肝在春為正脈但木之滋生在水培養在土所謂木得土而達土得木而發饒使土不生木是為頑土木無土養是難成木善治肝者必兼扶脾此尅中有生之義也

左寸弦　主頭疼心惕勞傷盜汗乏力

左關弦　主脇肋痛乾咳寒熱時作瘀血痃癖乳脹目流淚火食卧不安

左尺弦　主小腹痛兼滑精腰腳痛

右寸弦　主肺受風寒發咳有痰屬寒氣微逆

右關弦　主脾胃宿食不化心腹冷痛

右尺弦　主臍下急痛不安下焦停水

浮而遲大為虛　虛合四形浮大遲耎及乎尋按幾不可辨虛脈有陰虛陽虛為正氣虛也凡指下按之無力者總屬虛脈內經曰按之不鼓諸陽皆然即此謂也夫脈之洪大無力者即陰虛也細小無力者即陽虛也無力者即無神也陰虛則肺腎虧而龍雷之火灼為津液不生為小便長多而黃為四肢發木在女子則赤帶多月事不調或血少而色不正或難於坐胎久久或男子遺精盜汗上下失血又或男女為驚怔不安為五心發熱為欬喘多痰為大便乾結在小兒髮軟而稀面色暗滯或時作潮熱驚悶或痲痘

後發熱面赤唇紅口渴此皆陰虛之候也陽虛則心脾損
而相火動為頭目昏眩為中寒脹滿為汗多亡陽為瀉痢
疼痛為小腹寒痛為四肢發麻為畏寒喜煖在女子則白
帶多月事淋漓不淨或多漏胎在小兒面青肉白易於外
感此皆陽虛之候也救陰者壯水之主救陽者益火之源
且今時之人陰虛者十居其七陽虛者十僅其三何也今
時之人用心勞碌者多而陰分無不受傷是以十居其七
養導處優者過於嬌柔必先傷陽然處此裕如之境者頗
少是以十僅其三但補陰不可純用陰藥無陽則陰無以
生補陽不可純用陽藥無陰則陽無以化也又或有火病
不愈諸藥不效者惟有益胃補腎兩途然當先培脾土使
藥氣四達則周身之機運流通水穀之精微敷布何患其
藥之不效哉喻嘉言曰虛勞病至於亡血失精陰血枯槁
難為力矣急宜建其中臟使飲食增而陰血旺故但用稼
穡作甘之藥生其精血而酸辛鹹苦在所不用舍是無良
法也故參术苓草之甘溫所以為四君子也觀此可知虛
脈之為病其要盡於是矣且治虛證之藥愈重俞好無論
陰虛陽虛俱以熟地坐重無不投效俗謂熟地凝滞是製
不透之過或用輕之過所謂納下者不孅其重每以小兒
而竟常用至一兩大人而竟常用至二三兩未見脹悞一

人而亦無不投效即或有素不投熟地者或燒成炭用之
再不然或以製首烏再用酒炒一次重用代之亦無不投
至白术一味原屬肺脾兩經之妙藥無如江西種术其性
横中陰虛均不相宜陽虛不如以真淮山藥代之倘有天
生野术或真正於潛之术用陳壁土炒焦則妙矣余活人
不下萬千每每用藥均是眼前易認之品其奇奇怪怪以
及難於找尋真正者一概不用恐有真正而無真藥則愈
害也所以手輯各證之方四百有奇均無奇怪之弊夫用
藥如用兵也只在乎運籌自能決勝於千里之外是
以君臣佐使之法不可不講究也且補虛之劑用藥宜少
而分兩宜重則力量更大倘用藥味多而分兩又輕獨以
一千兵而作五六路分途則每途竦竦落落何以敵其虛
邪補其正氣耳是反以輕飄之味正氣全然不知而更助
其虛邪無怪其藥之不應也用藥宜有定見切勿雜亂無
章宜合脈神更勿以藥試病認得脈真不妨心細而胆大
分得虛處儘管設法而挽回進退取舍之方相機運用先
後緩急之治隨時變通治有一定不易之法而病則未有
一定不移之候也脈既虛矣治必慎之

左寸虛　主血不榮心怔忡恍忽驚悸乏力神疲口苦無味
左關虛　主夜卧不安目少見心慌慌無主易於生氣聞聲著

嗞頭頂疼

左尺虛　主精少或易洩囊溼脚無力腰疼骨酸女子則難於受胎或經水太少小兒或先天不足骨蒸

右寸虛　主少氣自汗四肢發麻喘促多清痰女子易於漏胎多白帶大便難

右關虛　主食穀不化多悶脹四肢無力多痰面無潤色或失血妄行或反胃或胃脘隱疼或溏瀉小兒疳疾

右尺虛　主陽事不舉少食多脹畏寒手足冷汗痿症諸證男女艱於生子小兒甘疾易於泄瀉

㊮而遲細為[濡]　濡脈極耎按之不得如水上漚如水中帛

濡為氣血兩虛之候產後可治平人脈濡難治凡濡脈為精血枯損為真火衰殘濡之之象在浮候見其細軟沉候不可得而見也其狀隨手而沒之形從大而至無者吉凶之兆從小而至無者吉凶參半也此在久病年高之人尚未至於必絶若平人及少壯暴病見之名為無根須謹慎調治其生死在呼吸間耳

左寸濡　主心虛易驚盗汗短氣

左關濡　主精神離散臥不安神少力

左尺濡　主男傷精女脫血小便數自汗

右寸濡　主氣不接續虛喘多汗大便難

右關濡　主四肢無力不思食或溏瀉更凶

右尺濡　主下部冷或下利泄瀉或洩精更凶

㊮而迢亘為[長]　長脈迢迢直上直下如循長竿盈實滑象

長為氣血有餘之象有三部均長有一部獨長而按之似牽繩則病矣即滑而和緩即長之正脈也長屬木體宜於春診無病兆之逢時利器有病見之諸證自愈內經曰長則氣治人之肝脈得春和之氣者壽之徵也脾脈得中和之氣者富貴之徵也李月池曰心脈長者神強氣壯腎脈長者蒂固根深皆長脈之平者凡實牢弦緊皆兼長象故古稱長脈皆有餘之疾也

左寸長　主心氣足有熱若長硬妨血證

左關長　主脾熱胃強陽明有熱多燥汗

左尺長　主大便熱結小便短澀若和緩而長腎氣充足也若弦硬而長下焦有蘊熱也

右寸長　主肺氣旺若實肺有陽毒防內癰若硬大便不通有內熱多吐稠痰或鼻衄口作辛臭

右關長　主和緩而富貴若弦硬中焦伏熱若牢實而長陽明大熱大小便難

右尺長　主和緩男女多男若弦硬而長下焦有陽毒男子莖物挺舉女子淫濁自流

(浮)而虛大為[散]散脈渙漫有表無裏浮如揚花沉不見矣散為元氣已傷神魂不聚如木無根敗葉飄颻之象為怔忡為水竭為火消為脫神皆其候也其脈浮候之似乎滿指成脈中候之頓覺無力與浮候而減其十之七八及至沉候杳不見矣漸重漸無漸輕漸有此八字而散脈之義盡矣凡男婦大小之病見此等脈十有九死然初生產婦見此等脈臨盆之兆如未到產期必致墮胎既產後復見此脈神清則生神昏則死小兒急慢驚風見此等脈能哭而能認人則生不能認人而多汗則死總之脈散而臟腑之元氣皆散終非佳兆脈既散而無分於三部故不列焉

沉脈　短細實伏牢革代七脈統於此部

沉

沉以候裏○其象輕手不見重手乃得按至肌肉以下着於筋骨之間

沉為陰逆陽虛之候主七情氣鬱為癖瘕為厥逆為洞泄沉細為少氣沉滑為宿食停滯沉遲為內寒痼冷沉伏為霍亂吐瀉沉數為內熱血虛沉弦為胸腹冷痛要必察其有力無力以辨虛實沉而實者多滯氣沉而虛者氣不舒實則宜攻虛則宜補又有寒邪外感陽為陰蔽脈為沉緊而數及見頭疼身熱等證正屬表邪不得以沉為裏也更須知沉而軟細為弱沉而弦勁為牢沉而著骨為伏剛柔淺深之間於沉部中當熟玩而深思也○難經曰如三菽之重與皮毛相得者肺脈也六菽之重與血脈相得者心脈也九菽之重與肌肉相得者脾脈也十二菽之重與筋平者肝脈也按之至骨舉之來疾者腎脈也然以皮之浮脈之浮而別心肺之浮也以筋之沉骨之沉而別肝腎之沉也脾主肌肉而肌肉在皮脈筋骨之間故以候脾也凡診脈而指下必得深思推求方可察病机之源治病机之本今醫多以指到脈而即言頭痛否腳痛否竟不知此等診法出自何人可笑可恥更有一等病人云看脈若以反謂診者之本領平常脈理不熟似此不明道理之輩在庸夫俗子原不足責竟至衣冠中而身為館閣中人亦曾遇此讀書而不明理者竟有之矣余所深恨醫之宜明而為家庭壽身可以為行醫則斷然不可也余於脈法無書不讀字字句句必心領神念而後釋之每多雪深三尺竟不知寒愁結萬千以此為樂凡診一脈若遇病之疑似而心頭無不隱隱作疼誰其知之惟天鑒之如是相之子孫恐有能熟讀此書能領取明白倘有公然掛牌行醫者當世不昌違情頗多行方便廣積陰功即家無隔宿之粮萬不可以知醫而惑人利己也○又冬見沉脈為正脈女寸脈沉男尺脈沉均屬相宜雖病宜愈

左寸沉　主心內寒邪痛胸中寒滯脇痛
左關沉　主兩脇刺痛伏寒在經○兼弦疝瘕內痛
左尺沉　主腎臟寒腰背冷痛小便濁而頻男為精冷女為血結○兼細脛痠陰癢溺有餘瀝
右寸沉　主肺冷寒痰虛喘少氣○兼緊滑咳嗽○兼細滑骨蒸寒熱時作皮毛焦
右關沉　主胃寒吐酸○兼緊慾飲
右尺沉　主水病腰腳痛○兼細下利小便滑濟下冷痛○兼遲相火虧陽不舉

(沉)而不及為(短)短脈縮縮首俯尾俯應指而迴不及滿部短為氣虛之候為心神不定為氣虛頭痛為肝氣有傷為關隔不利為小腹痛為真火衰如短而和緩在秋又為正脈也若關部見短上不通寸下不通尺則為陰陽絕脈而不治矣夫脈之所以為短者非兩頭斷絕特兩頭俯而沉下中間實而浮起此短脈之形象盡矣凡見短脈總屬主不足之證均宜急為培養方無後患內經曰短則氣病若獨見短脈氣衰之證兆矣

左寸短　主心氣不足隱隱作痛有鬱氣女子不能受孕
左關短　主鬱怒傷肝氣痛脇脹目痛脹女子月事少而滯痛
左尺短　主腎氣虛腹疼或滯下裏急後重女子受胎必漏
右寸短　主肺氣虛喘促痰壅小便難少力女子不孕不調
右關短　主脾胃兩虛四肢無力為酒傷男子亡血女子帶多月事不調難於受孕即有孕亦防漏胎
右尺短　主腎臟寒冷陽物不舉或疝氣痛男子少子女子難以成胎

(沉)而微耎為(細)如絲線直耎難見較顯於微似微而非細之為義小也細也壯如絲也微脈則模糊而難見細脈則顯明而易見故知比如微則稍稍較著也脈細為血冷氣虛不足以充之候主諸虛勞損怔忡不寐為嘔吐氣怯為肝陰衰為胃虛脹為濕利遺精為下元冷憊為女子不孕皆其候也少年不利老弱無妨若細而神長和緩則又為秀貴之脈男子主貴並可望清班主掌文衡女子必生貴子其性溫和凡見此脈均宜溫補勿妄消伐內經曰氣主煦之非行溫補何以復其散失之元陽乎總之虛損之人脈細而身常熱者投以涼藥必誤大事素問曰壯火食氣少火生氣火即氣也火壯則能耗散元氣火大則能生長元氣人非少火不能全生少火者即右尺脈中之少火氣以右尺為陽水而行陽之氣為水中之火也天無此火不能生萬物人無此火不能受五穀者是也若虛勞證而細數並見不治細則氣衰數則血敗氣血交窮何以能生

善為調治能於細中而見和緩亦可回春診細脉者慎之
左寸細　主神困倦食不知味宜滋肝木而生心火
左關細　主肝陰不足或曾失血女子或生產太多或天癸少
夜卧不安腹脹
左尺細　主男子精少女子血枯丹田冷或瀉痢遺精又或女
子天癸不調小兒或痢後痘後失於滋補有熱宜防
右寸細　主肺虛寒少氣吐清痰多喘少力女子難受孕
右關細　主脾胃虛寒四肢無力脇隱隱痛不思飲食
右尺細　主腰膝無力男子陽不舉女子不受胎子宮冷如瘧
痢而見右尺細者則又易治此余歷驗
㊀沉而弦長為實實脈有力長大而堅應指愊愊三候皆然
實脈之為義專以長大而得名以邪氣盛滿堅動有餘之
象也蓋既大而無長而且有力則諸陽之象莫不畢具見
此脈者必有大邪大熱大聚大積然必要浮中沉三候皆
然方斷真實之脈但真實脈易知而假實脈易誤又必得
問其所因察其形詢二便何如口渴何如顏色何如方敢
以真實治之倘重按筋骨之間而稍稍軟象即內外諸見
實象亦宜從容推蕩也凡識下用大黃芒硝之劑必得兩
尺脈真實方可用之否則誤下即殺人矣余每治六七旬
外者以大黃用至數兩芒硝用至兩許均得大效無不從
細心而察脈之真實者所謂胆欲大而心欲細者是也倘
審脈不真察證不准不動徹謂之實脈混為妄下則造無
窮之罪矣
左寸實　主心經積熱口舌瘡咽喉痛大頭瘟疫煩燥面赤
左關實　主胸脇滿痛目脹痛肝經蘊熱或下血女子天癸必
先期而至小兒防急驚
左尺實　主膀胱熱結大便閉結小便短濇莖中痛淋證腰脊
痛女子赤帶血熱漏胎
右寸實　主肺有熱痰氣上逆咽乾
右關實　主中焦伏熱胃氣壅滯中消口渴易飢實甚陽明有
燥糞凡大熱證右關倍實
右尺實　主臍下痛便難或時作下利或伏熱而腸熱下利俗
謂漏底傷寒若誤認寒證則殺之矣
㊀沉而幾無為伏伏隱筋下更下於沉推筋至骨方可得尋
伏為陰陽潛伏阻隔閉塞之候或火閉而伏或寒閉而伏
閉前得之為陽伏閉後得之為陰伏伏脈不可發汗又有
氣閉而伏熱結誤補而伏伏之為義隱伏而不見之謂也
浮中二候絕無形影雖至沉候亦必重按着骨方得見耳
然伏脈之見雖與沉微細脫相類而實有不同也蓋脈之
伏者本有如無因一時隱蔽不見耳又有偶爾氣脫不相

接續而伏者此以暴病乃有之調其氣而脈自復矣此外若有久病綿延脈本微細而漸至隱伏者即是燈燼將滅之兆安得望其來復是當知有真伏假伏無伏有伏也按士材曰伏脈主病多在沉陰之分隱深之處非輕淺之劑所能破其藩垣也又曰傷寒以一手脈伏為單伏兩手脈伏為双伏不可以陽證見陰脈為例也如火邪內鬱不得發越乃陽極似陰故脈必伏非苦寒峻劑不能挽回又有陰證傷寒先有伏陰在內而外復感邪陰氣或而陽氣微四肢厥逆六脈沉伏又非溫補峻劑實難開其沉寒是以四肢厥逆寒厥易認熱厥難明經曰熱深厥亦深熱淺厥亦淺凡脈伏而兼以發厥者或寒伏或熱伏或氣伏或脫伏呼吸之間生死反掌如脚下後跟之大谿衝陽皆無脈者不可治矣

左寸伏　主心氣不足神不守舍常多憂鬱

左關伏　主肝氣鬱血冷慢脚痛脇下寒痛

左尺伏　主腎寒精虛或瘕疝寒痛

左寸伏　主胸中閉塞或寒痰凝結或熱痰盤踞惟以兩頰及舌胎之燥潤辨之

右關伏　主中脘積塊作痛或停滯太甚或寒佗中焦惟以口之渴不渴及喜飲冷飲熱分其寒熱虛實

右尺伏　主臍下冷痛或房事太過洩精太多下焦虛寒

(沉)而有力為国牢脈極沉實大而長似沉似伏非伏之藏牢為裏實表虛胸中氣促勞傷痿極之候牢主堅積為堅固牢實之謂病主乎內如心之積名曰伏梁起於臍上止於心下腎之積名曰奔豚下發於小腹上至於心下肺之積名曰息賁發於右脅之下肝之積名曰肥氣發於左脅之下脾之積在胃脘則為痞滿之類也他如為𤷑瘕為症瘕為痃血莫非積也此皆牢脈所主之證以其在沉分也故患屬陰寒以其形強實也故咸為堅積倘久病而無以失血吐血之證見此牢脈是脈與證違非佳兆耳大凡實證見虛脈易治虛證見牢脈難醫總之牢脈宜乎春夏不宜乎秋冬也其故何蓋以春夏陽氣外洩陰氣內藏陰氣重濁牢應其時故相宜秋冬陽氣內藏陰氣外洩陽氣輕清不宜堅實故不相宜也

左寸牢　主心氣鬱結男防吐血女防心瘋孕防墮胎

左關牢　主肝強脾弱防失血火燥

左尺牢　主腎臟冷痛精虛惟孕婦相宜胎必穩固

右寸牢　主肺氣不降痰凝結胸腸脹滿

右關牢　主中焦停滯或思慮過度

右尺牢　主火旺精虛飲亦惟孕婦宜之餘俱不利

(沉)失常度為〔革〕革如鼓皮脉弦而芤不勁於沉而勁於浮
革為虚寒失血之候如鼓皮外滿而内空也其實即芤弦
二脉相合之象也芤則為虚弦則為寒虚寒相摶名之曰
革故主男子亡血失精女子半産漏下又為中風感溼之
證所以恰如鼓皮外則劘急内則空虚也据之革脉勁象
在浮取牢脉勁象在沉取然則此脉何以統於沉而不統
於浮耶須知診到沉部脉無倫次隨手而起起而鼓指由
沉而鼓於浮及至著筋附骨又屬空虚是必由沉部而審
到浮部方知革之本象所以此脉必統於沉且革脉屬虚
革虚牢實不可混也凡見革脉元氣已虧治宜慎之

左寸革　主心氣將絶久病即死暴病可醫
左關革　主血脱防狂血
左尺革　主腎氣大虧防脱精墮胎
右寸革　主憂鬱過度失血多痰喘促
右關革　主脾胃敗吐血下利或嘔吐過傷
右尺革　主腎虚房事太傷汗出不止即死或小便不禁即脱

(沉)而更代為〔代〕代脉中止不能自回止以定數良久方來
代主臟衰危急之候脾土已敗久病難醫兩動一止三四
日死四動一止六七日死次第推求不失經旨夫曰更代
者何候至沉部忽更换忽代遞而本脉不動而止故曰更
代為代以代者止也然結促二脉亦有止象未聞危急何
以代脉之止即屬危險盖結促之止止無定數代脉之止
止有定數結促之止一止就來代脉之止良久方來此脉
惟傷寒心悸懐胎三月或七情太過或跌打重傷及風家
痛家俱不忌代脉是未可以代脉俱斷其必死也但久病
或年老得代脉而冀其回春者萬不能耳又曰代無散者
死盖代脉見而脾土衰散脉見而腎水絶二脉交見雖神
聖亦難挽回夫脉來一息五至則五臟之氣皆足故曰五
十不止身無病數内有止皆知定四十一止一臟絶四年
之内多亡命三十一止即三年二十一止二年應十動一
止一年殂更觀氣色觀形證又曰兩動一止一三四三四
動止應六七五六一止七八朝次第推之自無失是以五
十動而不一止者合大衍之數謂之平脉如四十動而忽
止者是腎氣不能至也三十動而忽止者是肝氣不能至
也二十動而忽止者是脾氣不能至也十動而忽止者是
心氣不能至也四五動而忽止者是肺氣不能至也柳東
楊曰古人以動數候脉須候五十動乃知五臟缺今之醫
者指到腕臂即云肴脉更有隨診隨説大屬荒謬於此言
醫〻屬兒戲無怪乎今之醫者衆而醫之視為卑下業也
且今之醫者多有以結促代三象並言之為止脉尤屬不

通夫緩而一止為結數而一止為促其至或三或五或七或八至不等然皆至數分明起止有力所主之病或因氣逆痰壅或因氣血虛脫或因生平秉賦如此而脈道不利者皆結促之謂非代脈也至於代脈之辨總在乎至數之止有定數如四十至一歇總是四十至一歇二十至一歇總是二十至一歇之類方可謂代脈設不明此而脈象之吉凶茫然莫辨爲足以言診哉

左寸代　主心悸神不守舍多鬱結

左關代　主鬱怒傷肝氣痛脹滿

左尺代　主下痢膿血腎氣敗絕

右寸代　主上焦痰壅氣不接續若女子受孕三月無妨

右關代　主脾敗或下血過多或久利不止大險

右尺代　主火虧水竭將危之機

遲脈　微弱緩結四脈統於此部

遲　遲以候臟○遲脈屬冷不及之勢往來遲慢一息三至遲為陰盛陽虛之候陽不勝陰故脈來不及也浮而遲者裏氣虛沉而遲者表氣虛遲在上則氣不化精遲在下則精不化氣氣寒則不行血寒則凝滯大凡脈見遲慢者總由元氣不充斷不可妄投攻伐諸病見遲脈必先固其正氣使正氣充足毋言治病更有正氣足而病不治自愈矣

夫大人之脈以一息五至為平脈老年以一息四至為平脈小兒以一息六至為平脈若一息二三至則即謂之遲也遲而不流利為濇遲而歇至為結遲而浮大且軟則為虛至於緩脈純不相類緩以脈形之寬縱得名遲以至數之不及為義故緩脈四至五至寬緩和平胃氣大來遲脈三至遲滯不前中氣下陷此遲之與緩不容溷也

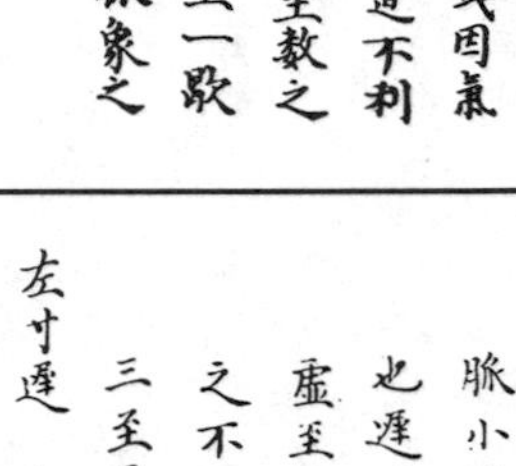

左寸遲　主心氣虛多驚悸畏寒

左關遲　主筋寒脇下痛手足冷

左尺遲　主腎虛便溺女子不月

右寸遲　主多寒痰氣不接續大便溏瀉

右關遲　主脾虛寒四肢怕冷食不化喜飲熱腹冷痛或時作惡心或時作溏瀉

右尺遲　主小便多陽事不舉或滑精房事過甚女子胎不固惟分娩後常見此脈妨

遲而細耎為微　微脈無力細耎有別似有似無欲絕非絕微主久虛血弱之證脈縈縈如蜘蛛絲者即微之象陽氣虛也陽微則惡寒陰微則發熱如此者非峻補難望其挽回又主陰寒或傷寒蓄熱在裏脈道不利亦見微脈又當以標本別之以有力無力辨之然脈既微總無力也不得不以有力二字而實其微之無力可知矣凡脈微為虛汗

為泄瀉為火氣為崩漏不止兼浮陽不足為身惡寒兼沉
為陰不足為臟寒下利新病久病皆宜慎之
左寸微　主心虛憂惕營血不足
左關微　主胸滿氣乏四肢惡寒拘急
左尺微　主男子傷精尿血女子崩漏敗血不止或赤白帶下
右寸微　主上焦寒痛冷痰凝結食不化中寒少氣動即出汗
右關微　主四肢無力中脘虛脹食不化大食溏瀉
右尺微　主男子陽不舉滑精女子帯多半產漏下惟分娩後
多見此脈無妨
(遲)而無力為[弱]　弱脈極軟按之無力浮取不見沉取乃得
弱為陽陷入陰精氣不足之候脈弱以滑是有胃氣脈弱
以濇是為久病又陽浮陰弱是為血虛筋急發熱惡寒之
病老得之順壯得之逆凡脈弱為痼冷為自汗為驚悸健
忘為洩精為元氣虧損為土寒不運為命門火衰為陽痿
弱之為義沉而細小之謂也經曰弱脈極軟而沉細曰極
軟者明其無力也曰極軟而沉明其沉而無力也曰沉明
其在陰分也沉以候陰沉而無力是血虛也是營氣微也
柳東陽曰氣虛則脈弱寸弱陽虛尺弱陰虛關弱胃虛診
者須留意焉
左寸弱　主虛心悸自汗

左關弱　主筋痿無力婦人主產後客風面腫
左尺弱　主腎虛小便頻耳鳴骨痠痛腰軟無力足無力
右寸弱　主身冷多寒胸中短氣大便溏瀉四肢發麻
右關弱　主脾胃虛食不化四肢困倦或吐血或白痰喜餘熱
右尺弱　主陽痿滑精小腹冷痛女子不月半產漏下惟久痢
久瘧者病將愈
(遲)而有力為[緩]　緩是平和往來甚勻微風輕颭楊柳初春
緩為寬舒和緩之候一息四至來往從容不浮不沉不大
不小不疾不徐意思欣欣悠悠揚揚難以名狀者真胃氣
和平之正脈也有病見此脈為愈無病見此脈時至運來
名利順暢蓋緩主脾之正脈脾土為萬物之母中氣調和
百病不生若緩大而有力者又主實熱為口臭為腹痛為
癰瘍為二便不利或傷寒瘟疫初愈而餘熱未除者多見
此脈如緩而遲細者又主虛寒為畏寒為氣怯為頭痛為
肢運為痺弱為痿厥為怔忡健忘為飲食不化為鶩溏餐
瀉為精寒腎冷為小便頻數婦人為經遲血少為失血下
血及中風產後皆有此脈脈要云一切脈中皆須挾緩謂
之胃氣又云有胃氣則生無氣氣則死大凡久病脈不見
緩者必死又曰和氣來也疾而急穀氣來也徐而和足見
緩脈之利於有病者多矣

左寸緩　主心氣不足怔忡健忘亦主項背拘急而痛若傷寒瘟疫病易愈

左關緩　主虛風眩運腹脇氣結惟失血者見此脈易愈即孕婦而胎亦安

左尺緩　主腎元虛冷小便頻數女子帶多胎不固

右寸緩　主肺氣浮懶言少氣虛喘惟咯血者見此脈即愈久病者更為大吉之兆

右關緩　主脾胃虛少食不化多瀉若久病者亦大吉之兆

右尺緩　主下焦虛寒精冷惟熱證傷寒利疾見此脈易愈久病者亦大吉之兆總之脈緩進病者少退病者多也

(進)而時止為[結]　結為凝滯緩時一止徐行而怠頗得其旨

結為陰氣盛而陽氣不能相入之候此為陰脈之極處按之累々如循長竿曰陰結藹々如張車蓋曰陽結又有如麻子動搖旋引旋收聚散不常曰結不治夫此三象同名為結而義實有別蓋浮分得之為陽結沉分得之為陰結止數頻々參伍不調聚散不常為陰陽不和之象張會卿曰結脈多由氣血漸衰精力不繼所以斷而復續々而復斷久病者有之虛勞者有之誤用攻擊消伐者有之留滯儹結者有之素秉異常無病者亦有之但緩而結者為陽虛數而結者為陰虛須分辨焉

左寸結　主心有積浮屬心氣鬱多憂沉屬心血虧損

左關結　主怒氣傷肝肝經有積不寐

左尺結　主腎氣不舒或疝氣小腹脹痛小便頻數沉結甚有積熱小便短數或色慾過度

右寸結　主肺有老痰氣不降多喘促或因七情所傷大便秘浮結屬虛沉結屬實

右關結　主脾有積滯胃不和吞酸浮結宜和胃扶脾沉結宜推推蕩清理下之即愈

右尺結　主熱證傷寒浮結屬虛火沉結屬實火虛則宜壯水制火實則宜瀉火救水

數脈緊促動疾四脈統於此部

[数]　數以候腑○數脈屬陽大過之勢脈流疾薄一息六至數為君相二火炎熱之候有力實熱無力虛熱陰不勝陽故脈來太過惟小兒最吉如肺病秋深皆忌至於數脈之辨其要有几余特詳列於左皆為歷驗類勿泛視可也

一外感有數脈凡寒邪外感脈見緊數然初感便數者原來傳經邪自外來所以只宜溫散即或傳經日久但見數而滑實方可言熱到底總是陰證只宜溫中散解不可以外感之數脈盡以為熱若見脈數而概用寒涼無不殺人

一虛損人多數脈凡患陽虛而數者脈必數而無力或兼細

小即外證亦見虛寒此則溫之且不暇尚敢作熱治乎又有陰虛之脈必數而弦如吾之兒壻輩均是此脈雖偶有煩熱余亦從未用過寒涼無不立驗且患虛損者即千萬人脈無不有數象愈虛則愈數愈數則愈虛若以虛數而盡作熱治則萬無不敗者矣凡見此無力而數之脈。在浮部數而無力。則當補氣以養血。在沉部數而無力。則當補血以助氣。補氣養血。宜以酒炒洋參三四錢。配熟地兩許。再以茯神益志之類。以幹旋之。或更以蜜炙熟附片以達之。補血助氣。宜以炙洋參七八錢。配熟地一二兩。再以茯苓淮葯之類。以佐使之。或更以真龜膠以滋之。均為秘訣。

一瘧疾有數脈凡瘧作之時脈必緊數瘧止之時脈必軟弱豈作時即有火而止時即無火乎能作能止者惟虛邪之往來內滯之深淺實火實熱則不然也擬以重按脈之有力無力分虛實此瘧疾之數脈不可盡以為熱也

一痢疾有數脈凡痢疾之作率由寒濕內傷脾腎俱虧但無弦濇細弱者揔皆虛數非熱數也如苓連苦寒之類不可妄投宜於導滯之中而兼以扶脾救腎若脈見洪滑實大之象又為實數兼看形證多火裏急後重口渴唇焦即無論老小均可以實熱論治余於痢疾有偶得之方活人無數已備於痢證內虛數實數男婦老小百發百中

一癰瘍有數脈凡脈數身無熱而反惡寒飲食如常者或身有熱而得汗不解即癰疽之候也然瘡瘍之發有陰有陽或攻或補亦不得盡以數脈為熱證也

一癥癖有數脈凡腸腹之下有塊如盤者以積滯不行脈必見數若積久成疳陽明壅滯以致口臭牙疳發熱等證男女固皆有之惟小兒麻後痘後尤多亦宜於清胃瀉火之中而兼以滋陰補水不得以脈見數而盡認為實熱治也

一胎孕有數脈以衝任氣阻所以脈數本非火也此當以強弱分寒熱不可因其脈數而即謂胎火之甚妄投苦寒也

一痘證有數脈以毒邪未達也達則不數矣此當以虛實大小分陰陽亦不得以數盡為熱也即落痂之後亦有數脈以行漿後而元陰受傷焉得不數甚至發熱口乾急宜峻劑滋陰重用熟地一二兩不數劑則愈不惟吾之兒女其應如響即他人為余保全者實盈千累萬今之庸醫皆謂痘後必得掃毒致令發熱脈復愈數更謂內火不淨餘毒未除又復投以苦寒表散之劑每見自無一生是動輒認以數脈而視人命如草芥於此等輩不如墮落幾十世地獄耳余輯痘麻兩證言之甚詳當留意謹記以保子孫也

一麻證首尾皆有數脈以麻出於腑其脈必數然亦有實有虛未可概從熱治如果長大有力又復顏色紅紫方可以

實數論若數而弦細重按無力者即外證似火亦斷不可以脈數為熱論也○夫數之為義躁急而不能中和也火性急速故陽盛之脈速數而有力也須知數而弦急則為緊數而流利則為滑數而歇至則為促數而過急則為疾數如珠粒則為動脈部見之則為金家賊脈秋月逢之為尅令凶脈也總之邪盛者固多數脈虛甚者亦多數脈當審形察證勿奇勿偏隨時活潑診治可也

左寸數　主頭痛口苦口舌瘡咽喉痛

左關數　主肝氣盛目赤或咳血或吐青色稠痰

左尺數　主大便秘小便黃身惡熱傷寒瘟疫多見之

右寸數　主鼻乾咳血氣急而粗發熱濃痰舌胎厚內傷外感均有此脈以有力無力辨虛實也

右關數　主口臭喜飲冷或下血嘔逆四肢發熱若小兒則有積滯若孕婦則主胎熱

右尺數　主腎火旺房勞太甚小便短濇滯痛或熱淋防墮胎小兒疠出麻疹傷寒瘟疫瘧痢多見此脈

(數)而弦急為[緊]　緊如切繩來往有力又如轉索左右彈擊數為風寒未搏客於營衛之間凡緊脈皆主寒與痛內而腹外而身有痛必見緊象亦有熱痛其脈必見實數力大以熱為寒束故緊急而有力也又人迎緊甚傷於寒氣口緊甚傷於食若此之於弦有更加挺勁及轉索之異也仲景曰弦者狀如弓弦按之不移也緊者如轉索左右無常也弦緊之分在指下能移與不能移耳緊之所主為傷寒發熱為渾身筋骨疼痛為胸腹脹滿為中寒逆冷為吐逆食出為風痛反張為痃癖為陰亦為瀉痢在婦人為氣逆經滯在小兒為急驚抽搐皆其候也數與緊宜分辨焉

左寸緊　主頭疼發熱項強○兼沉心氣逆或多寒冷無汗

左關緊　主胸腹滿痛腰脇痛筋急緊甚渾身痛○兼實痃癖走痛婦人尤多此證

左尺緊　主腰連臍下及脚俱痛小便難或清長而熱小腹痛

右寸緊　主鼻塞氣促痰壅胸膈悶脹背脊痠脹或出汗或無汗或吞酸渾身惡寒

右關緊　主吐逆腹痛渟滯如緊甚寒食痰滯

右尺緊　主下焦築痛如沉緊甚屬陰寒如小腹痛房勞受傷汗出不止須防脫

(數)而時止為[促]　促脈來去徐疾無常數時一止如趨偶傷促為陽獨盛而陰不能相和之候怒氣上逆令脈促促之為義如急促中時見一歇止為陽盛之象也其因有五或因氣滯或因血凝或因膠痰或因積飲或因食壅皆能阻遏運行之机因而歇止而促者其促為輕若真元衰敗促

而無力則陽弛陰涸病將危矣然此脈得於五因者十有
六七得於真元衰敗者十之二三也
左寸促　主心氣逆或受大驚恐
左關促　主怒氣傷肝或血凝頭目脹悶
左尺促　主腎氣奔豚大小便難如重按無神元陰虧敗大險
右寸促　主痰壅寒氣結或久病氣滯
右關促　主脾有積如飲食不進脾胃已敗將危之兆然思索
過度者亦如之須醒脾和胃
右尺促　主小腹痛氣結憂鬱太過如重按無神元陽敗矣或
男子莖中痛女子陰户痛皆主陽虛之證

(數)見關中為【動】動脈不一浮滑而急厥厥動搖形如豆粒
動有陽盛陽虛之候陽盛之動動而有力也陽虛之動動
乃擾亂也關前屬陽關後屬陰動脈似數惟上下無頭尾
如豆大厥厥動搖故名動也又與短脈相似但短脈為陰
不數不硬不滑也動脈為陽有數有硬有滑也惟婦人左
手心脈動者娠子也動脈之主病為痛為驚為自汗為心
脾疼痛皆其候也陽動汗出陰動發熱亦不僅僅見於關
中其審定實係動脈之象者要必先於關中尋之多也
左寸動　主男子心火旺女子娠子之兆
左關動　主肝陰不足相火上炎自痛拘攣筋急

左尺動　主腎水不足小便難
右寸動　主自汗氣粗多痰
右關動　主脾陰不足胃火盛四肢發熱
右尺動　主虛火上炎小便黃精外溢房勞過甚

(數)無倫次為【疾】疾非經常形象速急七至八至難定呼息
疾為陰竭陽極之候或名曰疾或名曰極捉是急速之形
數之過甚者也惟傷寒發熱多見此脈男婦老少皆有之
然必洪數滑數有力方可以熱論治若見濇數細數無力
則急宜溫補故東垣治傷寒脈疾息七八至皆用大補劑
取效須與熱極有力者當別也今時虛勞之人多見此脈
緣陰精下竭陽光上亢如有日無月矣陰陽易病者脈常
七八至號為離經此二者咸在不治之例離經者如昨日
浮脈今日又是沉脈昨日是遲脈今日又見數脈離於平
素經常之象則名為離經之脈惟孕婦將分娩時脈必離
經無足怪異〇夫脈一息四至則一晝一夜一萬三千五
百息而脈得八百一十丈此人身經脈流行之常度也若
一息八至則違運行之常度故謂之離經是其根蒂全無
氣已欲脫可知分娩而脈之離經者命在呼吸間耳凡為
人子之不孝毋者無怪乎　天雷擊之此疾脈之要於是
諸部見此疾象諸宜留意定其虛實故不列部位也

滑 滑以候血（似數脈究非數脈也）○滑脈替替往來流利盤珠之形荷露之義

滑為血實氣壅之候為呃逆為嘔吐為滿悶為痰飲沉滑為遺精若平人脈滑而和緩有神此是營衛充實之兆若過於滑大則為邪熱之病凡陰虛者多有弦滑之脈瀉痢者亦多弦滑如久病而見滑脈病易愈而胃氣將來蓋以滑之往來流利而不滯濇也人之上中下三焦一氣流行所以胃氣通調其病易愈但察其形勢宜乎無太過之象則可夫脈者血之府也血盛則脈滑故腎脈滑而和緩大為好處惟女子脈滑經必不調若有孕而獨滑其胎氣必然上逆若滑數兼見其胎熱甚防漏胎半產

左寸滑　主心獨熱○兼實大心驚舌強若有三月孕防半產

左關滑　主肝熱頭目痛女子經不調有胎防漏

左尺滑　主尿赤莖中痛小便淋滴如和緩胃氣充足女子防墮胎

右寸滑　主痰飲嘔逆涕唾調痰○兼實肺有熱咽乾○若久病和緩而滑即大吉之兆

右關滑　主脾胃熱口臭宿食未化○若久病兼和緩又屬胃氣大來大吉之兆

右尺滑　主相火旺女子血熱經不調若和緩主有孕而吉

濇 濇以候氣（似遲脈究非遲脈也）○濇脈往來如刀刮竹遲細而短三象審度

濇為氣傷血少之候故謂滑者血有餘濇者氣獨滯也主血少精傷之病凡女子有孕而脈濇為胎病無孕而脈濇為敗血為經脈不調凡脈見濇者無論男女老少多由七情不遂營衛耗傷血不能充氣不能暢在上則有上焦之不舒在下則有下焦之不利在中則有中焦之不和在表則有筋骨之疲勞在裏則有精神之短少諸家皆言氣多其实皆由氣少豈以脈不流利而尚謂氣多乎且七情所傷無不傷氣氣既傷而氣少更明矣遇此等脈愈破氣則正氣愈傷破之愈甚則虛氣倍結必致三焦壅遏全無運機則全無生機耳余治此等脈象每用舒肝扶脾七補三消之法屢屢應手更易復元且更喻以濇象想必明白透徹濇如雨霑沙土謂雨沾金石即滑而流利雨沾沙土則濇而不流也再如有若無為微脈浮而且細且軟為濡脈沉而且細且軟為弱脈三者之脈皆指下模糊而不清爽有似乎濇而实有別也大抵凡物之體潤濡者必滑枯槁者必濇故滑為痰飲濇屬陰衰脈之枯槁之象即指下不甚流利上下無神不相貫串往來遲滯艱於接續斯足以盡濇脈之象矣余謂診脈有五到手到心到眼到耳到力

到一有不到即難推尋今所輯脈法因慮家庭子姪輩驟難領取所以於每部中說而又說不憚其繁雖耳提面命未有如此之詳晰也果能於業儒之暇偷閒領會決不為庸俗所惑俾家庭之子若孫無不同登壽域共躋春臺倘果有可以出手診治者若親友中相信處雖嚴寒酷暑披星戴月則又不妨以救人之急扶人之困是又余之所深望但勿以此為射利之具則又非允楣之子孫也勉之

左寸濇　主心氣虛不安或冷氣心痛女子不孕

左關濇　主脇肋背俱脹目無所見神無所主之象筋骨瘦疼女子天癸不調必多情志之鬱男子多不遂意之事

左尺濇　主腎氣虧精傷女子經不調有孕必墮有熱必成癆

右寸濇　主胸膈飽脹大小便難喉乾舌苦營衛不和有冷氣或聚積痞痃等病或悲傷過度或境遇不伸多隱情

右關濇　主脾胃不和思勞過度男子將成噎隔女子經不調

右尺濇　主精傷大便難女子經不調艱於子嗣如有孕防分娩難急宜活血舒氣於和解方內查取用之勿忽

以上二十八脈雖統於浮沉遲數四部內然各具形象各有所主均得一一領玩雖百端病態無不了然於心手到即明吉凶禍福洞若觀火再留心細繹後之正經脈法總論及脈分有力有神有胃氣兩章而脈法無餘蘊矣

正經脈法總論

脈狀甚繁雖二十八脈可以盡之然而精益求精似未可以盡而盡之也但表裏陰陽虛實之義能明乎二十八法之形致再進而精之即不敢謂升堂入室之工而亦可以得古人先哲之門戶耳夫內經所云鼓者即浮而大也曰搏者即浮而疾也曰疎者即遲而軟也曰格者人迎倍大也曰關者氣口倍大也曰溢者自寸口上越魚際氣有餘也曰覆者自尺部下達腎間血有餘也曰縱者水乘火金乘木也曰橫者火乘水木乘金也曰逆者水乘金火乘木也曰順者金乘水木乘火也曰反者來微去大病在裏也曰覆者頭大本小病在表也曰高者陽脈強而衛氣盛也曰章者陰脈強而營氣盛也曰綱者高章相搏而營衛俱盛也曰惵者衛氣弱而陽脈衰也曰卑者營氣弱而陰脈衰也曰損者惵卑相搏而營衛俱衰也又有曰堅者實之別名也曰橫者洪之別名也曰急者緊之別名也諸凡此類即含藏於二十八脈之中根乎陰陽形諸體象能條晰貫通推形察象斯診法得其精要矣所謂上工守神粗工守形守神者即守脈之神守形者徒守外之形如頭痛醫頭腳痛醫腳者是也且也脈之陰陽宜分脈之與色宜辨脈之主病宜識脈之危殆宜明何謂陰陽宜分凡脈陽動陰靜陽剛陰柔陽先陰後陽上陰下陽左陰右數者為陽遲者為陰表者為陽裏者為陰至者為陽

去者為陰進者為陽退者為陰或陰盛之極得陽象或陽盛之極者陰微或陽窮而陰乘之或陰窮而陽乘之所以人有生平本脉四時病脉能識本脉方知病脉能別陰陽方知主客脉之陰陽宜分者於此何謂脉色宜辨經曰形氣相搏謂之可治色澤以浮謂之易已又曰脉合四時謂之可治脉弱以滑是有胃氣如色青而脉弦色赤而脉數色黃而脉緩色白而脉浮色黑而脉沉是色脉相合其病易治而易已如色青而脉浮金尅木也色赤而脉沉水尅火也色黃而脉弦木尅土也色白而脉數火尅金也色黑脉而脉緩土尅水也是脉來尅色其病難治而已如色青而脉沉水生木也色赤而脉弦木生火也色黃而脉數火生土也色白而脉緩土生金也色黑而脉浮金生水也是脉來生色卞病即愈久病易醫又如春脉如規規者所以為圓言其流利活潑春陽有生發之機夏脉如矩矩者所以為方言其物有輪角夏盛有長養之意秋脉如衡衡者平也言其萬物告成秋陽有平收之榮冬脉如權權者稱錘也言其下墜而活動冬寒有蓋藏之豐能應時而得此脉極順暢而吉利美又如春得冬脉夏得春脉秋得夏脉冬得秋脉謂之已至不至為虛邪是為不及如春得夏脉夏得秋脉秋得冬脉冬得春脉謂之未至先至為實邪是為太過已至不至為邪從後來未至先至為邪從前來從後來者如房屋不謹賊邪乘隙而入所以宜補

不宜攻攻則愈虛即經所云毋虛虛也從前來者如賊邪逕直趮來猖獗猛勇所以宜攻不宜補補則愈實即經所云毋實實也脉之與色宜辨者於此何謂主病宜識脉要精微論曰長則氣治短則氣病數則煩心大則病進上盛則氣高下盛則氣脹代則氣衰細則氣少濇則心痛又平人氣象論曰脉短者頭疼脉長者足脛痛脉促上擊者肩背疼脉沉而堅者病在中脉浮而盛者病在外脉沉而弱寒熱及疝瘕少腹痛脉沉而橫脇下有積腹中有積橫痛脉沉而喘為寒熱脉盛滑而堅者病在外小弱以濇謂之久病浮滑而疾謂之新病脉之主病宜識者於此何謂危殆宜明如病勢將危脉候多怪如連三五至而歇歇而再至似雀啄食者脾絕也良久一至如屋漏滴水之狀者胃絕也從骨間劈劈而至尋而即散如指彈石者腎絕也散亂如解繩索者精血竭絕也沉時忽一浮如蝦遊靜中一躍者神魂絕也浮時忽一沉如魚翔之似有似無者命絕也脉息有出無入如釜中之水火燃而沸者陰陽俱絕也凡見此脉神聖難醫脉之危殆宜明者於此余於診法並無口授心傳純是自己用死工夫苦推求領會而得來者所以歷千萬人臨千萬證雖不居功實未受過每遇可救者即十分沉重只求病者之家專而誠信而於病者從未說一驚嚇語終久自愈如不能醫者雖外證無甚危殆而脉神有礡即病者之家誠意懇求亦即於方首

立明脈案申明險處無論辨而另延畢竟莫能挽回是內診之法以合乎外之望問〻而揣度之推求之無不預決其吉凶也吾願家庭之姪輩於儒業之暇脩格相從兼看是書苟能融會貫通斯全體大用必無不明然而明則明矣望勿行矣如不行而明則明之愈明倘明之即行弟恐行而不明不明者何一恐偶尔診之不明則誤人性命又恐病家不明而妄為談駁况今人不知好歹者甚多余每臨大證費盡無窮之力始得回生一經全可則曰命不該死非藥力所能挽回於此等輩十有六七余一生於此道實費苦工用特輯此為家庭各保爾子孫計實非欲子孫為醫生計也倘有不孝子孫而背我言公然行醫者吾無他視〻其行醫之子孫男盜女娼永不出頭惟望子孫輩個個明此道以壽其身若果有親友中不恥此書而樂於抄存便覽者則即全其來家抄錄其原本斷不可給與他人念余輯此書三易其稿親手繕真其中有扶病而書有撥冗而書愧無半刻留於我之子孫只好以區〻記問之學不顧鄙俚以為我兄楣之子孫一助保身之計耳至若他房之子孫信之者何幸如之即不之信甚至有薄我鄙我者亦惟聽之勿與計較也

奇經八脈

凡初學宜於前之所輯二十八脈細推求之能融會領畧再玩此八脈也否則眩心眩目大海茫〻無所指也所謂奇者以此八脈無偶相配故名曰奇而奇經八脈之名散見靈素無篇次可考其名曰陽維曰陰維曰陽蹻曰陰蹻曰督曰任曰衝曰帶蓋陽維則維絡諸陽候一身之表陰維則維絡諸陰候一身之裏陽蹻候一身左右之陽為足太陽膀胱之別陰蹻候一身左右之陰為足少陰腎之別督者督於後候身後之陽如總督之督為諸陽之總督也任者任於前候身前之陰如承任之任為諸陰之承任也衝為諸脈之總會候身前之陰自下而衝上也帶為諸脈之總束候諸脈之約束自腰而橫系也夫脈有奇常十二經脈者常脈也人之氣血常行於十二經脈經脈滿溢流入他經別道而行則名奇經以其不拘於常也其八脈之體象詳列於左宜深玩之

陽維

主一身之表○以左手為主其脈從寸部斜至外者是也○右手反看

本脈起於諸陽之會所以維於陽蓋人身之衛分即是陽陽維維陽即維衛〻主表故陽維受邪為病亦主表○寸為陽部外亦為陽位故陽維之脈從寸斜至外所以不離乎陽也

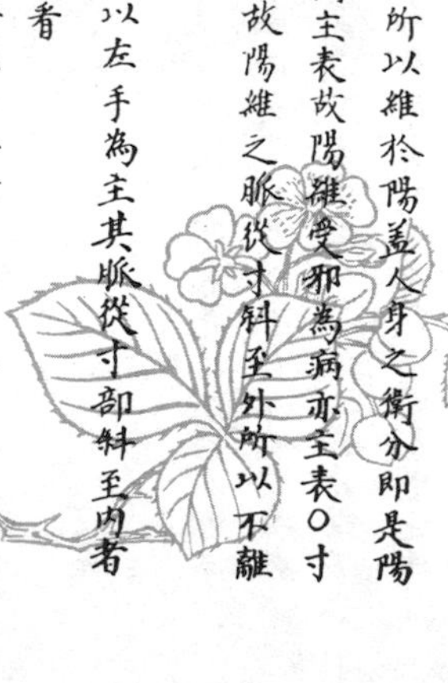

陰維

主一身之裏○以左手為主其脈從寸部斜至內者是也○右手反看

本脈起於諸陰之交所以維於陰蓋人身之營分即是陰

陰維〻陰即維營〻主裏故陰維受邪為病亦主裏○寸脈為陽部內實為陰位陰維之脈從寸斜至內是根於陽而歸於陰也

陽蹻

候一身左右之陽

其脈從寸部左右彈者是也不論左右手

本脈為足太陽膀胱經別脈起於跟中循外踝上行於身之左右所以使機關之蹻捷也○陽蹻在肌肉之上陽脈所行通貫六腑主持諸表故其為病亦表病裏和

陰蹻

候一身左右之陰

其脈從尺部左右彈者是也不論左右手

本脈為足少陰腎經別脈起跟中循內踝上行於身之左右所以使機關之蹻捷也○陰蹻在肌肉之下陰脈所行通貫五臟主持諸裏故其為病亦裏病表和

督脈

候身後之陽

其脈三部中央諸浮直上直下者是也不論左右手

本脈起腎下胞中循背而行於身之後為陽脈之總督故曰陽脈之海故其為病往〻由背後自下沖上而痛

任脈

候身前之陰

其脈丸丸橫於寸口者是也不論左右手

本脈起腎下胞中循腹而行於身之前為陰脈之承任故曰陰脈之海故其為病往往由胸前自下沖之而痛女子此脈主胞胎

衝脈

候身前之陰

其脈來寸口中央堅實逕至關者是也不論左右手

本脈起腎下胞中夾臍而行直衝於上為諸脈之衝要故曰十二經脈之海以其為先天精血之主能上灌諸陽下滲諸陰以至足 故又曰衝為血海而其為病多氣逆而裏急女子此脈主天癸

候諸脈之約束

其脈來關部左右彈者是也不論左右手

本脈起少腹之側季脇之下環身一週絡腰而過如束帶狀所以總約諸脈故名曰帶而衝任二脈循腹脇夾臍旁傳流於氣衝屬於帶脈絡於督脈其衝任督三脈同起而異行一源而三岐皆絡於帶因諸經上下往來遺熱於帶脈之間為客熱鬱抑致病白物淫溢或赤白相雜男子隨溲而下女子綿綿而下皆濕熱之過或女子氣不化精精不化血所以脾和化血脾不和化帶陰虛多赤帶陽虛多白帶均謂之帶下

人迎氣口脈法

人迎

候天之六氣

左關前一分為人迎○寸關尺每部各有前中後三分關前一分者乃是關部上之前一分非言關部之前寸部上之一分也切勿誤認○氣口脈同

六淫之邪熱客於經絡而未入胃腑致令左人迎脈緊盛大於氣口脈一部為外感風寒皆屬表證其病在陽在腑也凡人迎脈浮傷風緊傷寒虛弱傷暑沉細傷於濕虛散傷熱洪數傷火○皆屬外因法當表散滲洩○又曰陽經取決於人迎左手人迎不和病在表為陽主四肢

士材曰左關前一分正當肝部為風木之臟故外傷於風者內應風臟而為緊盛也又曰但言傷於風勿泥外因而槩以六氣所傷者亦取人迎也

氣口

候人之七情

右手關前一分為氣口

七情之氣鬱於心腹不能散五味之傷留於腸胃不能通致右手氣口脈緊盛大於人迎一部為內傷七情飲食皆屬裏證其病在陰在臟也凡氣口之脈喜則散若怒則濡憂則濇思則結悲則緊恐則沉驚則動飲食留滯則浮大而緊也皆屬內因診與何部相應即知何臟受病法宜溫潤心消平之○又曰陰經取決於氣口

脈不知病在裏主臟腑○士材曰右關前一分正當脾部脾為倉廩之官故內傷於倉者內應食臟而為緊盛也又曰但言傷於食勿泥內因而槩以七情所傷者亦取氣口也又人迎氣口俱緊盛則為夾食傷寒內傷外感俱見也又疫證初起之脈氣口必大將愈人迎必大此歷驗歷應不可不知

諸病脈象宜忌括要

傷寒熱證洪大易治遲細難醫○傷寒咳嗽濡弱可攻沉牢當避○腫脹宜浮大○癲狂忌細虛○下血下痢洪浮可惡○消渴消中實大則利○霍亂喜浮大而畏沉細○頭疼愛浮滑而嫌短濇○腸澼臟毒不怕沉微○風痺足痿偏嫌數急○中痰中風緩滑則生○心腹作痛沉細為良○喘急浮洪者免○衄血沉弱者康○中惡宜細耎而不利於洪弦○金瘡喜微小而不宜於數急○吐血鼻衄不宜實大○跌蹼損傷畏其堅強○痢疾身熱不宜脈洪○溫病體煩最嫌脈細○水瀉脈大者不吉○亡血脈實者不詳○病在中脈虛為害○病在外脈濇為殃○腹中積火脈虛者死○身表熱甚脈靜者亡○陰證見陽脈者生○陽證見陰脈者死○汗後身凉宜脈靜○汗後熱甚見躁亡○畜血之候牢大可攻○骨蒸之病虛數無妨○淋證宜實大不喜濇小○疝痛宜脈弦不喜牢急○積病其證在臟

積者如堆積之積日積月累或老疾或死血脈喜牢強大忌沉或陳滯推之不動按之不移痛在一處不動細○聚病其證在腑聚者如聚散之聚總屬虛氣痛時有形不痛即無時聚時散流走不定其痛無定處脈喜虛緩不宜緊急○新產之脈小緩可喜○虛勞之脈細數宜妨○又有諸病數脈人只知數即為熱而不知沉細中見數為寒甚每每真陰寒證脈嘗有七八至者但按之無力而數耳前於數脈中辨之甚詳但諸證宜忌之脈總不出此範圍也

脈分有力有神有胃氣

此章須字字著想句句深思熟為領取診治要訣但必要從前一路透徹方知此章妙處診治之法毫髮無遺若徒看此章亦若觀洋望海也

凡臟脈去無力形象浮薄者悉屬真元虛弱無疑矣如或浮而且大更屬營氣不足宜溫中養胃若浮小又兼臟精虛極法宜峻補脾胃浮澀係陰竭元陽不足宜於扶陽隊中火加補血養陰之品浮微本於真精不足而元真無倚無藏以致二陽暴露藥忌辛香燥烈恐其精液重損故方宜用緩而味尚甘溫火則本液自生二陽漸旺矣如帶浮搏弦硬均係陰寒冠動真元宜於峻補大方內再入辛香燥烈之品如麻黃附子小建中湯是也浮洪係陽中真陰不足治法不可抑陽只宜偏補真陰則水火自相既濟如或浮急浮結浮澀浮緊浮革均係真臟耗損元陽困 凝成純陰冷象方宜重大燥補藥忌陰潤凝滯以建立中氣為主急救其元是正法也至於躁脈後人誤擬為燥故立湯有滋燥養營之名立言有滋陰降火之論施於真元浮越元陽津枯是速其死殊不知躁字從足如月令云君子齋戒處必掩身毋躁躁者指臟神舞跳不安因於元真喪憊或如諸般浮脈之象動中忽然踴躍舞跳狀異乎象宛如豆爆相似名曰陽躁乃陽中之真陰虧損不能吸引下處於腎或如諸般沉脈之象靜中忽然踴躍舞跳狀異乎象亦如豆爆相似名曰陰躁係陰中之真陽虧損墮陷於下不能呼陰精上構於心二者均屬陽虛陰弱元真敗頹起於大驚大恐傷腎傷心或夢遺或自減或妄動或神交以致擾亂元神真精皆能令脈見躁指下察其的確果係陽躁宜於保陰隊中加入安神鎮驚補真助元之品果係陰躁宜於扶陽劑內加入寧魂定魄退陰提陽之味關鍵陰精填益骨髓則躁象自除神氣自交矣凡診脈無論粗細強弱均以指端羅紋來往自然形跡以過指者為真元陽氣以耐尋按者為有力以得六臟正象者為有神於中脂蓄和緩生機者為有胃氣即或虛損中傷證雖危急不死如或倚斜短促臟不能上於指尖之羅紋時忽恍惚如燈花之爆依稀中羽毛輕重尋按有時似覺下過浮沉捕捉火候似難再獲皆為陽氣脫離胃神憊絕猝難回生也若是形跡太過得強急搏堅結緊澀革之鼓指者又係純陰無陽此乃切要之元機不可不細心體

察也脈象之関緊要者莫如胃氣凡脈中候和緩即屬胃氣所謂五臟六腑皆有胃氣也經曰四時百病胃氣為本俗醫妄指胃氣為神氣大失經旨矣夫胃為五穀之海凡飲食入胃全賴水火二氣泌蒸化生五味〻中之清氣精液上升於肺葉華蓋之下將胃中精氣聚化成液滴入血海滋血養氣貫運於脈中而各歸本臟培養靈根填補精髓內强筋骨外潤皮肉名曰營氣以其源發於胃故又名胃氣以胃中之精液生於穀又曰穀氣神氣者指六臟中所藏真神而言心神之象鈎肝神之象弦脾神之象緩肺神之象毛腎神之象左石右動如胃中穀氣盛則營衛充而六臟之元神自足應徵於脈象心旺則微鈎肝旺則微弦脾旺則和緩肺旺則微毛左腎旺則微石右腎旺則舒軟若胃中穀氣減少則營氣虧而六臟元神自弱應徵於脈象心虧則鈎多胃少肝虧則弦多胃少脾虧則弱急舂硬肺虧則毛多胃少左腎虧則石多胃少右腎虧則虛浮恍濇假若元真兩傷則龍雷之火散於外釜底陰寒起於內飲食入胃轍飽脹呃逆回酸吐飧完穀不化盡頼火力不能泌蒸之證以救胃氣盡絕六臟真神獨見內經曰皆真臟即死脈也絕脈也如此分胃分神何等透徹誠如鈎多胃少弦多胃少毛多胃少石多胃少弱急舂硬虛浮恍惚之時驟建真元急退陰寒庶龍雷閉鎖不擾斯盡善矣如或認脈欠的邪正猜疑虛實無準補泄妄施則龍雷燥燎於上釜底寒生於下穀氣漸絕於中一至但鈎無胃但弦無胃但毛無胃但石無胃急散無胃軟散無胃雖神聖岐黃亦难望其挽留矣病之變態百出脈之玄奧無窮脈法醫書亦汗牛充棟果能即以余之所輯各脈法於業儒之暇餘力揣摩苦心玩索亦上可以壽父母下可以壽妻子是亦不無家庭中之小補也

壽身小補家藏卷之二終

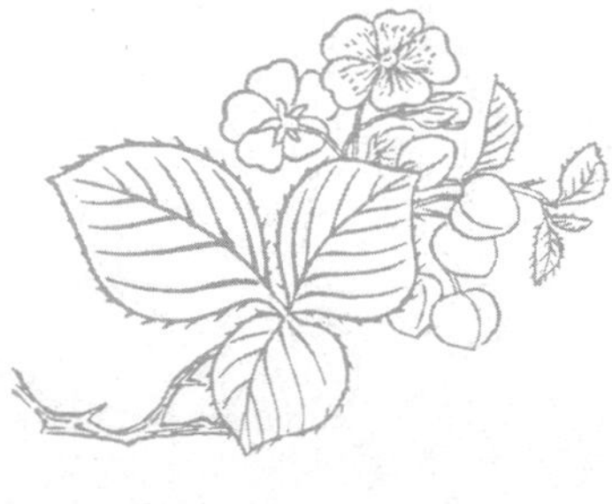

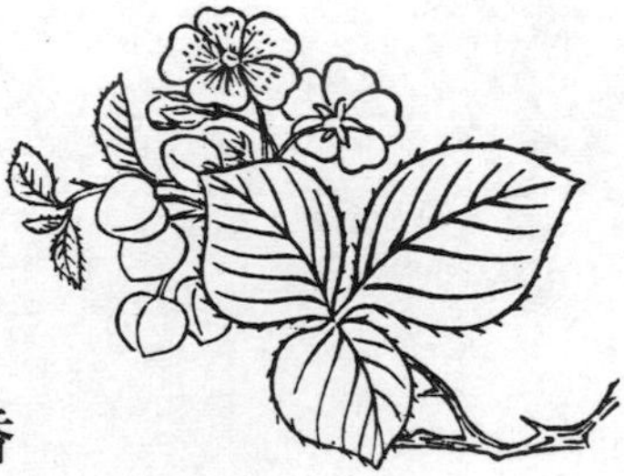

壽身小補家藏卷之三

傷寒溫疫宜辨

傷寒初起必有感冒之因其感冒受寒之輕者曰傷風感冒受風之重者即傷寒也其受邪為天地之常氣或由上冷下熱漫不加衣或由早出暮歸不時風雨自氣分傳入血分有循經而傳者有越經而傳者有傳三經而止者有傳盡六經不罷者有始終止在一經者有從陽經傳陰經為熱證者亦有變為寒證者有直中陰經為寒證者若果在經一汗而解若果在胃一下而解若果傳變無常隨經治之有證可凴無不獲效若或失治悞治則變證蜂起矣○溫疫初起原感天地之癘氣由口鼻入三焦及其鬱久而發忽覺慄、以後但熱而不惡寒或因飢飽勞碌憔思氣鬱觸動其邪而發然內之鬱熱不因所觸而發者居多傷寒之邪自外傳內溫疫之邪由內達外傷寒多表證初病發熱頭痛不即口燥咽乾溫疫皆裏證一發即口燥咽乾未嘗不發熱頭痛傷寒外邪可汗而解溫疫伏邪雖汗不解病且加重傷寒解以發汗溫疫解以戰汗傷寒汗解在前溫疫汗解在後傷寒投劑可使立汗溫疫下後表清裏透不汗自愈終有得汗而解者傷寒感邪在經以經傳經溫疫伏邪在內內溢於經傷寒感發甚暴溫疫多有淹纏三五七日忽然加重亦有發之甚暴者傷寒不傳染於人溫疫多傳染於人傷寒多感從太陽經過疫多起於陽明經傷寒以發表為先溫疫以清裏為先各有證治種、不同其所同者皆屬胃實故用白虎承氣等方清熱導滯後一節治法亦無大異不得謂裏證同而表證亦同耳且傷寒之脈左大於右溫疫之脈右大於左夫傷寒者乃冬時為嚴寒觸冒而感受此乃名傷寒又有即中而即病此亦曰傷寒若不即病而寒毒藏於肌膚至春發之即變而名之曰為溫病至夏發之即變而名之曰為暑病暑病此熱邪極重於溫病也所以麻黄桂枝等湯施之於正傷寒則可施之於溫暑則大悞矣

傷寒傳變證治大畧指方

三日前病傳三陽宜汗

一二日內太陽膀胱經受病也以其脈上連風府故頭項痛腰脊强診其尺寸俱浮者是也

秉賦素虛者宜用做三柴胡飲加味法十三或用固脾解肌法四二均妙

秉賦素實者宜用做葛根湯加味法十三凡方冬天正宜友春慎之

秉賦素弱又屬勞心過度而脈浮而無力者不宜發表宜用托法使邪泛正解近時甚多屢治屢應惟大溫中飲十四最為神劑

二三日內陽明胃經受病也以其脈俠鼻絡於目故身熱目痛鼻乾不得眠診其尺寸俱長者是也此由太陽膀胱經而傳入陽明經也

秉賦素虛者宜用做升麻葛根湯加味法〔十五〕小兒麻疹亦宜

秉賦素實者宜用經驗甘露飲〔十六〕又名甘露散

秉賦素弱而腎水虧者宜用玉女煎〔十七〕素屬陰虛倍用熟地更妙

三四日內少陽膽經受病也以其脈循脇絡於耳故胸脇痛而耳聾診其尺寸俱弦者是也此由陽明胃經之邪不已而傳入少陽膽經其邪已在半表半裏之間也

秉賦素虛者宜用做小柴胡湯加減法〔十八〕此方邪在半表半裏寒熱往來以及瘧疾初起並兩頭角痛者均以此方主之

秉賦素實者宜用大柴胡湯〔十九〕此係表證未除裏證

秉賦素弱向係勞心過度者或幼兒弱婦宜用經驗柴胡飲〔二十〕極為近時神剤

以上三陽經受邪為病在表法當汗解

三日後病傳三陰宜下

四五日內太陰脾經受病也以其脈布胃中絡於嗌故腹滿而嗌乾診其尺寸俱沉細者是也○陽極則陰受之而邪傳三陽既遍次即傳入陰經在受之深邪在表則見陽脈邪在裏則見陰脈陽邪傳陰邪氣內陷故太陰脾土受病而脈見沉細也醫者於病在陽經時治之不得其法所以傳入陰經則漸成熱而脾經壅遏也

秉賦素虛者宜用做小承氣湯〔二一〕或經驗承氣湯〔二二〕

秉賦素實者宜用六一承氣湯〔二三〕或用加味調胃承氣湯〔二四〕均為應驗穩妥然必細察脈證兩實方可

五六日內少陰腎經受病也以其脈貫腎絡於肺系舌本故口燥舌乾而渴診其脈尺寸俱沉者是也○少陰腎水也水性趨下所以少陰受病尺寸俱沉也寒則沉而遲熱則沉而數外證口燥舌乾脈必沉數人傷於寒則為病熱邪入少陰熱邪漸深也○大抵傷寒發入陽則從太陽膀胱之發於陰則入少陰腎經也凡病一日至十二三日太陽證不能罷者俱治太陽不宜攻下又有初得病便見少陰證者勿長攻下亦不必拘泥而先自太陽蓋寒入太陽即發熱而惡寒入少陰即惡寒而不熱但發熱而又惡寒者多是表證虛人以溫散即愈實人以發表即愈毋關大碍若止惡寒而不熱者病因入於少陰而其證有真假之分治法有雲泥之別關係甚大未可孟浪何也倘脈沉部重按而得沉數有力之象是雖不熱而惡寒甚至手足厥厥厥者冷極也即經云熱深厥亦深即宜攻下自愈倘脈沉細重按而又遲細無力者或惡寒冷汗或小腹冷痛小便清長是即直中少陰真寒即宜回陽救剤

不妨以姜附重用始得挽回若誤認傷寒傳裏實證則悞人性命反掌間矣揔在乎診脈之有力無力辨虛實必得細心審察絲毫不可大意慎之慎之

秉賦素虛而中寒邪證尺脈沉數有力者宜用微錢氏黃龍湯[二五]主之

秉賦素虛而又中虛邪診尺脈沉數無力者宜用理騐抑陰煎[二六]最妙

秉賦素實煩燥口渴舌焦者宜用加味黃連解毒湯[二七]

秉賦素實而火陰傷寒脈沉而反發熱者並寒氣厥逆者宜用加味麻黃附子細辛湯[二八]主之

六七日內厥陰肝經受病也以其脈循陰器絡於肝故煩滿而囊縮診其尺寸俱沉微緩者或沉微弦者是也〇沉緩者風脈也沉微弦者亦風脈也邪傳厥陰肝經肝屬水木生風是熱邪已近於風也煩滿囊縮邪氣聚於內也

秉賦素虛而脈又沉緩無力者即妨動風風動難治宜用加減煖肝煎[二九]速進勿遲

秉賦素虛而脈有力而沉數者所謂熱極生風ミ熱亦难治宜用服蠻煎[三十]速進勿遲

[細玩此段]傷寒之證揔不外乎六經此診治傷寒六經之法之大畧也傳經不傳亦無一定不易之處憑脈下藥最為切當不問脈之浮沉大小但指下無力重按全無便是陰脈不可以凉藥妄投ミ之必誤大事急與五積散[三一]通解表裏之寒甚者尚須加姜附以溫之又曰病自陽分傳入三陰者俱是沉脈然在指下以有力無力中辨之最為要妥大都是陽非陽之證不必謂其外熱煩燥微渴戴陽之類即皆為陰證也但見其元陽不足而氣虛於中雖有外熱即假熱也設用清凉消耗則中氣愈敗中氣既敗則邪氣愈強豈能生乎

傷寒陰陽盛虛要訣

經曰陽盛陰虛汗之則死下之則愈陽虛陰盛汗之則愈下之則死此十六字是治傷寒緊要關頭諸病亦然又曰桂枝下咽陽盛則斃承氣入胃陰盛以亡

[細玩解處]陰陽二字指寒熱而言之盛虛二字指邪正而言之以陽為熱邪以陰為寒邪以盛為邪氣以虛為元氣夫邪必入府然後作熱ミ實於內即陽盛之陽盛陰虛言內熱有餘而外寒不甚若再用辛溫之藥以汗之如火上加油則死矣抑邪中於表必因風寒ミ束於外即陰盛也陰盛陽虛言外寒有餘而內熱未深若再用沉寒以下之如石投水則不能起矣所以內

熱而陽盛者用桂枝則斃外寒而陰盛者用承氣則亡也此處最宜細心稍有孟浪追悔無及慎之慎之

辨三陽陽明證

仲景曰病有太陽陽明有正陽〻明有少陽〻明何謂也答曰太陽陽明者脾約是也正陽〻明者胃家實也少陽〻明者發汗利小便胃中燥煩實大便難是也問曰何緣得陽明病答曰太陽病發汗若下若利小便此亡津液胃中乾燥因轉屬陽明內實大便難此名陽明也問曰陽明病外云何答曰身熱汗自出不惡寒反惡熱也

按此三陽〻明之證皆自經傳府胃寒之實證也曰太陽陽明者邪自太陽膀胱經傳入於胃其名脾約以其小便數大便鞕也正陽〻明者一起病便是胃家有熱自陽明本經傳入於府而邪實於胃也少陽陽明者邪自少陽傳入於胃也胃為府者猶府庫之府府之為言聚也以胃本屬土為萬物所歸之府邪入胃府則無所復傳以致鬱而為熱此由耗亡津液而胃中乾燥或三陽熱邪不解自經而入於府熱結所成故邪入陽明胃府者謂之實邪而土氣受邪必旺於未申兩時所以日晡潮熱者屬陽明也論曰潮熱者實也是為可下之證又曰潮熱者此外欲解也可攻其裏焉又曰其熱不潮不可與承氣湯投之此潮熱屬胃府之實邪可知也然潮熱雖為可攻若脈浮而緊或小便難大便溏身雖熱而無汗此邪熱尚未全入於胃府猶屬表證仍當和解又不可孟浪如經驗柳陰煎[二六]之類去當歸加熟石膏三四錢實為穩妥若邪熱尚在表而妄攻之則禍不旋踵矣

成無己曰胃為水穀之海主養四旁故四旁有病皆能傳入於胃入胃則更不復傳如太陽病傳之於胃則不更傳陽明陽明病傳之於胃則不更傳少陽少陽病傳之於胃則不更傳三陰也

明兩感難治

凡兩感於寒者一日則太陽膀胱與少陰腎表裏俱病如頭痛發熱惡寒(係太陽證)邪在表又或口乾而渴者(係少陰證)邪在裏是太陽少陰之兩感也二日則陽明胃與太陰脾表裏俱病如身熱目痛鼻乾不得眠(係陽明證)邪在表又復腹滿不欲食者(係太陰證)邪在裏是陽明太陰之兩感也三日則少陽與厥陰肝表裏俱病如耳聾脇痛寒熱而嘔者(係少陽證)邪在半表又復煩滿囊縮而厥水漿不入(係厥陰證)邪在裏此少陽厥陰之兩感也兩感者或三日或六日營衛不行臟腑不通昏不知人胃氣乃盡故當死也若此兩感雖為危證難治然亦斷無坐視其於極溺救援之計所不可

但當細察其證細審其脉之有根無根如尚有根即察其表裏之邪孰輕孰重孰緩孰急倘表邪重而裏邪輕即急解其表而緩攻其裏倘裏邪重而表邪輕即不必解其表而但攻其裏若其邪因虛襲而元氣不能支持則又急宜單顧根本而緩逐邪使元陽不散或者有望如細審其脉無根而或見真臟脉者或洪大而中候全無者即設法亦無益矣遇此等證變態非常內外難指止好隨時活潑施治半由天命半由人力故謂病成兩感而難治者不可不明也

辨兩感可治 指方

兩感者本表裏之同病似若皆以外感為言也而實有未必盡然者正以內外俱傷便是兩感每見有少陰腎經先潰於內而太陽膀胱經證繼見於外者如診其左關尺兩部而有沉細軟弱之象右寸尺兩部而有浮大沉軟之象或左尺獨見沉數而細重按無力者其人必素耽酒色房勞過度是即縱情肆慾之兩感也如此者雖表證具在不必理會急宜救裏為主以大劑加減一陰煎【三二】連日大劑投之多能挽回又有太陰脾經受傷於裏而陽明胃之經證浮越於表者如診其脉而右關沉數無力諸部中候大而無力或氣口緊感而右關右寸軟弱而細左尺寸浮數無力其人必素係勞碌又因飲食不謹是即勞倦竭力飲食不節之兩感也如此者雖病中不受飲食而胃中尚有由滯不能運化法當救陰扶脾導滯為主以大劑經驗承氣湯加茯苓五六錢【三二】連日大劑投之如大便出有極臭宿糞復診氣口脉見緩象及諸脉雖不調匀能中候微和者生倘下後而人更昏迷脉亦不緩而更模糊者是脾元已敗決無生機矣又有厥陰肝經氣逆於臟或見四肢發厥而少陽胆經復病於腑者如診其脉左關或沉細而濇或浮數無力左尺寸細而不甚耐按右三部均見浮大不調其人必素多悶氣鬱結或曾經動血或婦人胎前產後鬱怒失調是即七情不慎瘦筋敗血之兩感也如此者雖外證有胸脉耳聾以及口乾舌燥等證不可妄投攻下急宜滋其化源以大劑做三陰煎【三三】連日大劑投之不必畏懼復證其脉兩關得滑而兩尺得有力者其病易愈倘此方服至四五劑後而脈全無流利和緩者秋病之立冬前必死春下病之逢秋亦死倘在冬病〻者能守壽方每日內劑投之尚能挽回余屢治屢驗活人甚多人知兩感為傷寒而不知傷寒成兩感內外俱因病斯劇矣但傷有重輕病有由來脉有先後順逆治有標本見有主宰是皆生死係之或謂兩感證之不多見者蓋亦見之不廣而義有未達耳其於治法亦在乎知其由而救其本也是兩感之證豈獨在傷寒見之而雜病即未知見也不過謂傷寒證而見兩感者病因危篤治亦辣手變態無常吉凶靡定余是以明兩感難治於前復辨兩感可治

於後其中並非均屬絕證因恐為庸俗所惑故詳釋之須細心領會以活人為幸

闡明傷寒無補法一語

傷寒論曰陰證得陽脈者生陽證得陰脈者死人皆奉其言未嘗繹其義夫正虛邪旺久而不瘥但與扶正則邪自去此必見虛衰之脈也證氣實者多見陽脈證氣虛者多見陰脈證之陽者假實也證之陰者真虛也陳氏曰凡察陰證不論熱與不熱惟憑脈用藥百不失一不論脈之浮沉大小但重按無力便是伏陰忌用寒涼犯之必死然則沉小者人固知為陰脈不知浮大亦有陰脈也但內傷元氣者脈皆無力不可不辨是知諸病千變萬化不可執迷拘泥然只在虛實二字盡之不獨傷寒一證也故凡氣實而病者攻邪無難若扶虛而病者不補其正邪何能退奈何有傷寒無補法之語以致虛證因而束手待斃良可慨也夫仲景為傷寒之祖獨不視立三百九十七法脈證之虛實者百有餘條之一百一十七方用參者三十用桂附者五十餘即東垣丹溪節菴亦有補中益氣回陽返本溫經益元等湯未嘗不補也況今人挾虛傷寒者十常六七虛證類傷寒者十有八九醫者每因無補法一語所悞以致虛而畏補且復攻之是多危亡立待殊不知發散而汗不出者津液枯槁陰氣不能外達也人知汗屬於陽升陽可以解表不知汗生於陰滋陰即所以發汗也清解而熱不退者陽無陰斂陰不足也人知寒涼可以去熱不知養陰即所以退陽也元陽中虛以致陰寒內襲者壯元陽即所以散外寒也脾胃正虛而元陽不能藏納以致餘熱潮熱不已者補脾胃即所以斂浮陽也傷寒之治故如是即雜病亦不外乎此理也余每治正傷寒及類於傷寒雜病者每以此四法診脈察因無不得心應手且煎方內遇輕劑則不過五六錢遇重劑每有五六兩甚至約有一斤一劑者止在乎認證的確視病之大小緩急而主方之輕重淺深無不相宜也附四法於左須細心領會大利於近時之用然此法余秉所經驗得意者切勿泛視蔑嘲勿贈之於庸醫輩則誤耳

滋陰即所以發汗法 指方

凡稟賦素弱而先天不足者或素係苦志芸窗或平日勞心過度或房勞有勢所不能遏除者或膏粱子弟素係嬌柔者無論男婦老小每遇傷風感冒頭痛惡寒四肢困倦懶言少食或有熱或無熱或有微汗或全無汗或小便長而黃或大便溏大便結診其脈必弦緊而細或兩寸浮緊無力者是也即用[三四]之方速進三四劑必愈愈後即用[三五]之方調理數劑無不神恬氣健也

養陰即所以退陽法 指方

凡秉賦素強而先天頗足者且係素不愛服藥雖有小恙全不理會其人或名利場中用心労碌過度而事無巨細必得遂一労神飲食寒暑之候恃其素強生凉厚薄之味毫無謹慎又或躭於酒色縱情肆慾一朝感冒始則全不忌油避風更復酒肉強投以自恃其素健及至邪氣愈深鬱熱為寒甚至發厥而神昏體倦床褥呻吟如此者若在市井之輩或混行消耗僥〻萬一倘身居貴顯誤認為虛寒者多矣似此陰分素傷於前而實邪先害於後倘畏首畏尾而溫補妄投必致內邪倡獗昏不知人庸醫更謂神將離散趕投參附如此冤枉者不亦悲乎凡遇此等證候其脈或單伏或雙伏然細繹筋骨間自見微茫數象更以凉水按手中合掐數層掐於胸腹間少頃而手中必見熱氣又或舌上並無胎小便仍見清長以其邪感而盤踞於中全難外達蘊熱凝結所以見證如是若遇此等之證無論伏脈之正傷寒以及四時伏脈之內熱雜病者即用[三六]之方日服一二劑共約五六劑間必見舌胎極厚小便極黃此邪從外達大吉之兆從此舌胎由厚而白由白而黃始一次更方以倣大分清飲加味法[三七]二三劑而舌胎又白黃而薄由薄而無二次更方以倣化陰煎加味法[三八]三四劑其脈先由伏而出由出而中部見数由中部数而見浮數中微緩沉有力復由浮微緩而中候微和繼由浮中兩候緩而沉候有力則全愈

後飲食調勻七情謹慎以後更無病矣倘有食復勞復陰陽易之後患如此等者十難救其二三矣其初愈後時即用[三九]之方調理十餘劑至食後勞復陰陽易三證詳具於後必須玩索〇又傷寒與中寒不同傷寒反雜病多有伏脈中寒並無伏脈傷寒者以嚴寒之時而外感於寒〻鬱則發熱發熱遂從乎陽所以傳變不一中寒者以陰寒之氣直中乎內並不發熱而一年四季之内均有此證其證或用秉賦素係陽虛而為生冷凝滯或因腠裡不密突感異寒或因秉賦嬌柔忽凝冷水又或房勞失謹尸圖縱情一團真寒陰霾之氣固結於中所以謂之中也診其脈或沉遲沉緊或浮大而重按似無並無伏脈之象外證或小腹痛不可忍或冷汗淋漓或小便不禁或上吐下瀉皆屬清水此即謂之中寒如此者非回陽救急不可同是一寒大有分別是以治陰證以救陽為主治傷寒以救陰為主縱有傷寒陽虛者必看其人

血肉充實而陰分可受陽藥方敢投之如面黑舌枯
而内已一團邪火猖熾尚敢回陽以利其陰乎外寒
之所受皆同惟内之有火無火宜分辨之

壯元陽即所以散外寒法指方

凡秉賦素屬陽虛命門火衰脾胃虛寒以及精少精
冷陽事難舉者或素喜飲熱而欬冷痰天時雖熱而
綿衣难除動𢤱冷汗頭昏眼花時作溏瀉一經感冒
輕則傷風清涕發咳重則傷寒嘔吐甚至陰寒上逼
虛火上炎而為喉疼目脹若誤為火證而妄用凉藥
必致變生他證难於挽回此等陰極似陽之證醫者
稍涉孟浪即誤大事皆不細繹其脉耳蓋此等脉必
須仔細推尋摅在指下無力按至筋骨間為有似無
者又或浮中兩候似無力中而又象有力者及至著
筋附骨不惟全無更有應在兩旁者是伏陰寒於内
而逼真陽於外所謂陽欲暴脱者外必顯假熱也即
與經驗回陽飲〔四十〕投之即愈即重亦不過二三劑
立見奇功余歷此等證候不惟在冬春多見之即酷
暑時經驗者亦擢髮难數矣但此等證服藥投效後
仍将原方加重熟地服至十劑收功然後以六部虛
實方内之右歸丸（右尺虛條內）調理或用經驗人參桂附

膏〔四一〕每早開水冲服一兩亦妙

補脾胃即所以歛浮陽法指方

凡論脾胃虛者不可混説有脾虛而胃強者有胃虛
而脾旺者有脾胃俱虛者如人喜食而食後作脹或
易停滞而即作瀉者或一食後而即神昏體倦支撑
不及者此即胃強脾弱其病在脾當補命門之火以
生脾土宜用六部虛實方内之右歸飲（右天虛條內）每日
一劑至少亦宜十餘劑如人見食不思強食之亦能
清化此即脾強胃弱其病在胃當補火以生土者非
補命門之火宜補心火以生胃土也宜用六部虛實
方内之心脉虛經驗方（心脉虛條內）亦須十餘劑或二十
餘劑不等尚既思食而食之又不能消化此脾胃俱
弱也如此者暫則不甚妨碍久則諸臟傷之以胃為
水穀之海脾及生化之源土旺四臟相随而旺土敗
四臟相随而敗脾胃同敗烏望生機是以傷寒在三
陽經中不宜妄下妄下則脾胃大傷引邪入裏多成
壞病而难挽回此壞證者多矣須知病在三陽可汗
而不可下也若傷寒邪已入裏脉證兩憑又宜急下
當下不下而内邪尤甚又為失下失下則脾胃元陰
為實邪燔灼遷延日久即下之而元陰已敗所下出

者皆屬已腐腊膏化為黑水黃湯甚至如爛瓜如腐肉絕食而死者多矣然則補脾胃者何無論傷寒傷風於邪在表即於解表之中而以生黨參生薏米炒淮葯之數而先固其脾胃方無後患倘稍有凝滯即於消導中而重用焦查麦芽穀芽之類此三味者以焦查能消肉積麦芽能消麵積白麥芽能消乳積穀芽能消飲積更能開胃健脾是消導中而又能固其脾胃也更有不知節制珍攝者雖處順境而事無巨細過於思索思過度則傷脾又或飲酒過度其酒性雖熱而汁則寒寒則大傷脾陰脾陰既傷胃陽愈熾久之中消之證作矣其證或即食即飢或牙痛口糜或五心潮熱或頭面生瘡或四肢不用或食後洞瀉小兒或肚大青筋或面黃發熱此皆脾胃之亢陽而浮越於外證也倘徒憑外證治之將必內外均竊脾胃兩損極為危險於此等證診其右關脈或大而剛勁或大而無力或沉而弦數或沉而細軟急當重補脾元如[四四][四五][十七]之類皆可擇用使脾胃健運則諸證自除所以謂補脾胃即所以斂浮陽也且腎為先天脾為後天以無形之先天全賴有形之後天以培之倘後天一敗而先天無所資生如一家人雖家主精明強幹無奈倉廪空虛食指浩繁何能回頭勢必一堂離散而無所歸矣經曰得穀者昌失穀者亡又曰有胃氣則生無胃氣則死脾胃二字豈可視為無足重輕也哉

傷寒治法六要

凡傷寒證治實屬活潑每每臨編得法未必見其病臨病見其證未必合其方可見病多變態執滯難行惟貴圓通而知其要耳治要有六曰汗補溫清吐下此治法之要不外乎此然亦但言其槩而未及其詳須再繹六要中有五忌也

汗有六要五忌

治傷寒之法忌析其六要而六要之外又有五忌者何也蓋六法之中惟汗為主正以傷寒之愈未有不從汗解者故法雖有六汗實統之汗外五法亦無非取汗之法也然取汗以辛散此固其當也而何以五法皆能取汗六要則已又何以有五忌之辨也然汗由液化其出自陽其源自陰若肌膚閉塞營衛不行非用辛散則玄府不開而汗不出此其一也又若火邪內爍血乾液涸非用清涼則陰氣不滋而汗不出此其二也又若陰邪固閉陽氣不達非用辛溫則凝結不開而汗不出此其三也又若營衛不足根本內虧非用峻補則血氣不充而汗不出此其四也又若邪在上焦隔遏陽道不能吐涌則清氣不升而汗不

出此其五也又若邪入陽明胃氣壅塞不以通下則濁氣不解而汗不出此其六也凡此者皆取汗之道是即所謂六要也何謂五忌蓋一曰熱在表者內非實火大忌寒涼寒則陰邪凝滯不散亦必日深陽必日敗而汗不得出者死一曰元氣本弱正不勝邪者大忌消耗尤忌畏補消耗則正氣日消不補則邪氣日強消者日消甚者日甚而必不能汗者死三曰實邪內結伏火內炎者大忌溫補溫則愈燥補則愈堅而汗不得出者死四曰中虛氣弱并忌汗諸條者大計發散發散則氣脫氣脫而汗不能出氣脫而汗不能救者死五曰病非陽明實邪并忌下諸條者大忌通瀉通瀉則亡陰陰虛則陽邪深陷而汗不得出者死是即所謂五忌也能知六要而避五忌傷寒治法無誤矣

辨傷寒變溫病熱病指要

仲景論謂冬月冒寒伏藏於肌膚而未即病因春溫氣所變病則為熱大变者改易之謂也冬之伏寒未病至春夏始發之是謂改變為溫為熱既變之後不得復言為寒也仲景所謂春承已後秋分節前天有暴寒為始行寒疫非嚴冬盛寒而感受即病之正傷寒也其在三四月陽氣尚弱為寒所折病熱則輕五六月陽氣已盛為寒所折病熱則重七八月陽氣已衰為寒所折病熱亦微是知時行寒疫在陽氣尚弱已衰之時則為溫病在陽氣已盛之候則為熱病正當嚴寒之時而即病之則為正傷寒也而要之寒熱溫三者之殊則用藥之寒熱自明矣且正傷寒惡寒而必發熱口不甚渴溫病熱病但發熱而不惡寒其口必渴而正傷寒之診治已於前之傷寒傳變證治大畧內有六經定法各方隨證斟酌揣摹均為盡善盡美之良法也至若逐月感冒在所不免余故另為隨時立方亦備家中小補無論男婦老小皆可用之附錄於類方後查取可也

傷寒雜病用藥主方大畧

（余頗費苦心倘家中偶尔有病者能細心照此治百發百中）

凡用藥主方有定法而似無定法無定法而實有定法也無定法者以古方之有定而病之無一定也有定法者以施治之無定而主方有一定也夫發表用溫攻裏用寒溫裏用熱者何也蓋表既有邪則為陽虛（此陽中作裏之元陽言內蓄之陽）陰盛（此陰字作表邪言外感之陰）溫之即所以扶陽陽得有助而長則陰邪所由以消故用辛甘溫之劑發散為陽如風以散之此發表之藥宜溫也裏既有邪則為陰虛（此陰字作表言外寒不甚）陽盛（此陽字作裏內熱有餘也）寒之所以助陰而抑陽陽受其抑則微而真陰所由以長故用酸苦之劑湧泄為陰如雨以潤之此攻裏之藥宜寒也陰經自受寒邪則為臟陰受病至元陽不足而臟寒有餘故用辛溫之劑以助陽暖陰如日以暄之此溫經之藥宜熱也表邪不汗邪何以散裏邪不下邪何而出臟寒不溫寒何而除此三者乃傷寒用藥之定法亦雜病施治之大要也更有要者傷寒又有汗吐下三法中以及坡

熱而起沉寒中當知其用此而不能不用彼者如表劑用麻黃無葱白不發汗吐劑用瓜蒂無鼓不涌痰鼓即太和淡豆鼓也下劑用大黃無只實不通竣熱劑用附片無乾姜不熱疏經絡之痰用竹瀝無姜汁不能行取竹瀝法以生苦竹一節兩頭燒燃滴油用小酒杯接入杯內導大便之熱結用蜜無皂角不能通凡大便閉結或因熱結而哭下者或因久病而元氣虛閉者或年老無病而日久虛秘者以蜜煉成膏用皂角小片焙焦研末和入作成小丸塞入穀道內少頃大便即出所謂倒倉法是也嘔吐用法半夏非再以姜汁煮不能止虛煩用人參非加淡竹葉不能定凡此者以用藥無定而配合自有定法也如欲解表裏之邪非[十八]之小柴胡不能和實熱而小便秘非[六五]之五苓散不能利虛熱而小便秘非[百九七]之補中益氣不能通消渴解肌非天花粉干葛不能止生脈補元非曰之大補元煎不能起誤用人參麥冬五味為不通生脈散之方在[六六]非補虛也查閱自明治上焦之吐衄非[六七][六八]之犀角地黃不能止破下焦之淤血非[六九]之桃仁承氣不能攻去濕助脾非茯苓白朮不可實表虛汗非生耆桂枝不能陽黃熱證非茵陳黃栀不能除陰黃虛證非熟地淮藥不能起發狂宜[三二]之大承氣能制陰寒已極逼陽於外宜令發狂是為假熱真寒必須用附子干姜以退假熱而回真寒倘再用凉藥則殺之矣結胸須[七十][七一]之陷胸湯能開非[七二]之羌活冲和不能治四時之感冒體虛者倍用黨參非[四九]之人參敗毒不能治一時之春温體虛者必要熟地非[七四][七五]之四逆湯不能治陰厥非[五三]之人參白虎不能化斑非[七六]之理中烏梅不能治蛇厥非[四六]之桂枝麻黃不能治冬月之沉寒熱隨汗解非[七七]之姜附湯不能止陰寒之瀉痢非[十九]之大柴胡不能除實熱之妄言陰陽咳嗽上氣喘急須用[七八]之加減小青龍湯分表裏而汗下體虛宜慎體實不妨凡此者雖古方之有定法而臨證增減亦無定法也若夫兩感傷寒不如先用[八十]之冲和靈寶湯取微汗可愈如不愈表證多而甚急者方可用[廿三]之麻黃葛根湯解之表解如裏證多而甚急者先以[三四]之調胃承氣湯下之倘係直中陰經發熱下利身痛脈沉細無力不渴踡臥昏重者則即以[八一]之回陽救急湯分表裏寒熱治之凡此者以權變之無定法而主見自有一定之法也是以兩感雖為危證猶有救之理若發表攻裏一誤則枉死者多矣至於刼病之法亦有不可忽者如傷寒發狂奔走人难制伏即於病人處生火一盆用好醋一碗傾於火上其烟冲入鼻内即安方可察其陽狂陰燥二證俾用藥有定法也何謂陽狂如病初起頭痛發熱惡寒方除以後登高而歌棄衣而走大渴欲死脈來有力者乃因熱邪傳裏陽盛發狂此為陽狂當用寒藥下之如[二二]方之類是也若舌捲囊縮者不治何謂陰燥如病初起無頭痛身微熱面赤色陽煩煩脈來沉微無力欲坐泥水中者乃因陰極而發燥即陰證似陽此為陰燥當用熱藥溫之即前柱所云陰寒已極逼陽

於外亦令發狂宜急投[八一]之方及[七四][七五]之類是也倘見厥冷下利譫語者不治苟不察證審脉而寒熱反用則造孽大矣又如傷寒腹中痛甚將凉水一盞與病人飲之其痛愈甚寒痛無疑即投熱劑如[七四][八一]之類皆可用之倘飲凉水而痛稍可者當用[八二]之凉藥清之清之不已或遶臍硬痛大便結實煩渴屬燥屎痛即用[八三]之凉藥下之食積腹痛同此治法惟小腹硬痛小便自利大便黑色身與目發黃者屬蓄血痛用[八四]之寒藥加行血藥下盡黑物自愈此三者皆痛隨利減之定法也若飲冷水後悠悠作痛當用[八五]之溫藥和之和之不已或四肢厥冷大痛嘔吐泄瀉急用[八一]之熱藥救之又如傷寒直中陰經大真陰寒證全然無脉將燒酒冲姜汁一大酒杯與病人服之脉來者可治其脉來不拘浮沉大小但指下出見者生如脉不出則死又當問其有何痛處若有痛處要知痛甚者脉必伏須隨證制宜尤當知其平素有反關脉否凡診反關脉在手側或手背診之脉必見也若素無反關因病診之無正脉用覆手取之而脉出者係由陰陽錯乱也宜和其陰陽如經驗之[八六]陰陽交感煎屢試屢驗倘正取覆取俱無脉無論傷寒雜病必死無疑總之傷寒雜病總以脉之神力何如方可知其陰陽虛實吉凶緩急雖變證百出俾用藥有主見施治有定法免得措手無策徒然袖手空談余謂是書小補以為然否

傷寒雜病初愈復病壞證成食復勞復陰陽易各證指方

凡傷寒以及雜病業已全愈而元氣尚未復元忽然又病者總不外乎食復勞復陰陽男女勞復也何謂食復以病者初愈而飲食饑飽不自節制生冷煎炒隨與乱投以致病後脾胃未充不能運行或痞滿堅痛或吐瀉兼作或壯熱大渴甚至昏迷譫語妄見鬼神此名食復急當下之但下後而脉和人清者易治倘下後而脉不遂人不清白者不可治也然下之必宜固其陰分如[二四]之加味調胃承氣湯之類重用熟地並加焦查肉數錢如此者十中求不過救其二三也何謂勞復以初愈元氣未充或七情偶有所感即乘其所因而治之如喜過度則傷心即以倣養心湯加減法調補之如怒過度則傷肝即以倣大補血湯經驗方調補之如憂過度則傷肺即以經驗全其一氣湯調理之如思過度則傷脾即以補中益氣湯調理之甚各調理之方均在[六部虛實備方條內]如悲過度則傷上焦心肺之氣即以[六三]之遠志湯投之如驚恐過度驚則氣乱恐則氣下均傷肝腎即以[六四]之倣寧志膏加味法鎮補之凡因此七情所傷而勞復者猶可救藥尚能望其挽回倘以陰陽易而復者十難救其一二總然僥倖非關藥力乃祖宗功德所庇佑也何謂陰陽易如婦人病新瘥（瘥者病甫退也）男子即與之交名曰陰易男子病新瘥婦人即與之交名曰陽易又或因病者之淫慾使無病人

反得病者謂之陰陽易余曾見舌出數寸而死者此数證最為難治惟有[七八]之加味逍遥散一法以汗出為效如無再服以小便利陰頭腫即愈倘不出汗或出大汗者死又男女諸病新瘥後不謹如男子陰腫小腹痛婦人裏急連腰痛眼昏四肢拘急名曰女勞復此皆不治之證故僅立一方以作萬一之想是以須能知醫即知守身所以凡新病初起一切飲食起居較之平日無病時必須寸步謹慎勿貽伊戚也

温疫名目證治附四大忌四須知並指方

大凡隨時大衆有相似之病生死數日間者即屬温疫蓋温疫之變證不一或衆人發頤或衆人頭面浮腫俗名大頭温是也或衆人咽痛聲啞或衆人頭筋脹大俗名蝦蟆温是也或衆人吐瀉腹痛或衆人斑疹疔瘇或衆人嘔血暴下俗名絞腸温瓜瓤温是也或衆人癭疹紅腫俗名疙瘩温是也或衆人痿癱足重俗名軟腳温是也或衆人兩腳發麻俗名麻腳温是也以上各證均屬戾氣所感或偏於一方不關人之強弱氣血之衰盛又不可以年歲四時為拘是知氣之所來無時也或發於城市或發於村落他處安然無恙是知氣之所着無方也然其證之所感者各在一經如所謂大頭温者此邪毒入於太陽也所謂蝦蟆温者清邪中於上焦也所謂絞腸温瓜瓤温者邪毒中於正陽明也所謂疙瘩温者邪毒中於陰經也所謂軟腳温麻腳温者濁邪中於下焦也凡此皆當年之雜氣而傳染於人不得誤認為風寒暑濕燥火之六氣治之然惟最重者莫如瓜瓤温疙瘩温二證緩者二三日死急者朝發夕死此亦罕有之證至於爛喉疹子一證尤重於瓜瓤疙瘩二證竟有藥不能施者但各證主治之方總莫妙於[百十]之升降散加味法立即投之大有回天之力至若疫證有四大忌四須知尤當謹記不可忽畧大意至囑至囑

一治疫證大忌温補蓋為感受不正之氣雖素係虛弱者亦邪乘虛而入急宜驅邪邪出盡後亦不宜驟補須先清潤之如經驗[五六]潤燥湯最佳凡服温補者百無一生

一治温疫大忌發表雖有表證究屬裏邪外溢即有大熱係裏邪極而浮越於表也急宜清裏總以升降散為主方如邪盡後當以[五七]之解熱清燥法連服四五劑最妙發表者死

一治温疫大忌調氣如木香砂仁白蔻丁香香附青皮陳皮之類以毒邪入裏調之更助其邪而泛濫於臟腑必致不可救藥凡用香砂一切百無一生

一治温疫大忌燈火即一時昏不知人莫妙於以磁針砭其手彎腳彎令出黑血即黑血多亦不必畏懼而止俟黑血盡而見紅血其血自止仍用[五七]之方連服二三劑忌油葷數日即愈凡用燈火者即死知此四忌依法治之立見回春

一治溫疫須知與傷寒有同有不同之別溫疫以怫熱由內達外非若傷寒之由表傳裏也所以治溫疫與治傷寒首尾不同惟中間一節與傷寒同何也傷寒首宜解表溫疫首宜攻裏傷寒尾宜溫補溫疫尾宜清潤此首尾治法之不同也傷寒邪入中宮胃府宜下溫疫中宮胃府無不受邪此中間一節與傷寒治法之同是治之同與不同當須知也

一治溫疫須知輕重之證而用輕重之方證之輕者即當投以輕方如 百十一 百十二 之類擇而用之證之重者即當投以重方如 百十三 百十四 五三 之類急為擇用是輕重緩急當須知也

一治溫疫須知取舍凡素有舊疾一經感受溫疫而舊疾無不舉發當取治其疫而舍治舊疾倘徒治舊疾不惟無益而反助其邪必成壞證更烈於傷寒此治之取舍當須知也

治溫疫之藥須知宜急而不宜緩傷寒數日之間不過一變一日之法數日行之溫疫一日之內即有三變數日之法一日行之所以用藥不得不急每有用藥游移羈延時日而斃者甚多此治之用藥宜急而不宜緩者所當須知也

大抵疫證無不傷陰愈後十日外宜大滋陰分方無後患即用 三九 之經驗還元飲服至二三十劑方可

且一切飲食起居絲毫不可大意倘經復病不可救藥最為緊要

温疫初起證候附方

凡溫疫初起先憎寒而後發熱以後但熱而無憎寒非若傷寒發熱憎寒也亦或彷彿手瘧但瘧不傳胃惟溫疫乃必傳胃也初得之一二日其脈不浮不沉而數中按洪長滑實且右三部多有大於左者晝夜發熱日晡尤甚雖有頭疼身痛此為熱邪浮越於經不可認為傷寒表證強發其汗邪雖在裏又不可攻下惟吳又可立達元飲升降散極其應驗須細閱原註方知此二方用藥之妙而升降一法尤妙於達元也余于道光六年疫證大行受慘者不計其數凡經余診治均以此二方權變多以升降一法相其緩急強弱用之無不立見回春余於專門行醫者廣為傳說奈若輩以余言為妬偏不之信其枉喪於若輩之手不知凡幾良可慨也特筆之以為行醫射利之輩儆附二方於左須留心玩索遇有此證須廣為濟生活人為幸

達元飲 此係吳又可原用○余於證之略有不同處亦照原方加味用之此即權變之法圓通為妙

真厚朴錢半　檳榔二錢　知母一錢　黃芩一錢

草果仁五分　白芍一錢　甘草五分

原註云檳榔能消能磨除伏邪為疏利之藥又除瘴氣厚朴破戾氣所結草果辛熱氣雄除伏邪之盤踞三味協力直達其巢穴使邪氣潰散速離膜原是以名達原也熱傷津液加知母以滋陰熱傷營氣加白

芎以和血黃芩清燥熱之餘甘草為和中之用○凡疫邪溢諸經當隨經引用以助升泄○如脇痛耳聾寒熱嘔而口苦此邪熱溢於少陽經宜加柴胡一錢○如腰背項痛此邪熱溢於太陽經宜加羌活一錢○如目痛眉稜骨痛鼻乾不得眠此熱邪溢於陽明經宜加干葛一錢○凡邪熱之輕者舌上白胎亦薄熱亦不甚而無數脈感之重者舌上胎如積粉滿布無隙服藥後不從汗解而從內陷者舌根先黃漸至中央邪漸入胃此三消飲證即於此方加大黃二錢干葛羌活柴胡各一錢用姜一片棗三枚煎○若脈洪長而數大汗多渴通身發熱此邪氣實離募膜欲表未表此白虎證宜用[五三]之白虎湯○如舌上純黃色為邪已入胃又屬承氣證也宜用[三三]之經驗承氣湯○有邪纏延日久愈沉愈伏時師認為怯證日進參耆愈壅愈固不死不休深為切齒能如此法治之則造福無窮耳

升降散

係吳又可原用○余以此方加味列於[百十]內極為應驗如遇此等疫證百發百中切勿泛視

白殭蠶二錢酒炒　姜黃三錢去皮　大黃四錢生用　全蟬退一錢去土

用黃酒一杯蜂蜜五錢或七錢以前四味煎好將酒蜜兌入冷服輕者分作四次服完重者分作三次服完總在一二劑中病即止

原註云溫病表裏三焦大熱其證不可名狀者此方主之凡未曾服過他藥無論十日半月一月但服此藥無不輒效殭蠶味辛苦氣薄喜燥惡濕食而不飲有大便而無小便得天地清化之氣輕浮而升陽中之陽故能勝風除濕清熱解鬱治從膀胱相火引清氣上朝於口散逆濁結滯之痰也其性屬火兼土與木老得金水之化殭而不腐疫病火炎土燥焚木鑠金得秋風之金氣而自衰用能辟一切怫鬱之邪氣故為君蟬退氣寒無毒味鹹且甘飲而不食有小便而無大便為清虛之品處極高之上吸風得清陽之真氣飲露得太陰之精華所以能滌熱而解毒也故為臣姜黃氣味辛苦大寒無毒蠻人生啖喜其祛邪伐惡行氣散鬱能入心脾二經建功靖疫故為佐大黃味苦大寒無毒上下通行蓋亢甚之陽非此莫抑苦能瀉火苦能補虛一舉而兩得之人但知建良將之勳而不知有良相之碩德也故為使黃酒性大熱味苦而甘令飲冷欲其行遲傳化以漸上行頭目下達足膝外週毛孔內通臟腑經絡驅逐邪氣無所不到故為引蜂蜜甘草無毒其性大涼主治斑疹丹毒

腹內留熱嘔吐便閉欲其清熱潤燥而自散溫毒也
故為導是方不知始自何代用之以治温病服之皆
愈功當賑濟其名曰升降散者蓋取殭蚕蟬退升陽
中之清陽姜黄大黄降陰中之濁陰一升一降內外
通和而雜氣流毒頓消矣一名太極丸或用十倍二
十倍為末作成丸藥每丸一錢重每次服二丸或日
服三次四次相其病之輕重以太極本無極治雜氣
無聲無臭之病也○按二方一用草果人議其性熱
非熱病所宜若胃既熱甚未可輕投一用大黄人議
其性猛非輕邪所宜是胃必熱極方可相投但存之
去之必得臨證斟酌方能得當然余於疫證其所以
到處獲效者蓋有二要存焉其一要視病人口如不
渴憎寒甚而悪熱輕舌胎或白而兼滑左脈或大於
右即以達元先投俟不憎寒而但熱口有渴而脈左
小右復大者次以余之升降加味法投之即見奇功
其二要視病人一起病時口即大渴畧憎寒而即大
熱舌胎或白如積粉或全無胎而右脈一起病即大
倍於左即以升降投之不必先用達元一法效若靈
丹服藥後更見舌胎粉白內邪外透所謂方有定而
病無定法有定而用無定總須心中靈動不可膠柱

鼓琴也凡一切熱證實莫妙於余之[百十]升降加味
法捷如影響老小皆可用雖有孕者以大黄輕用無
不應驗即或秉賦素虛者既得內熱實證儘管用之
或一劑分作三四次服亦可

闡明合病併病及兩感瘟疫指要 指方

合病者二陽經或三陽經同受病〻之不傳者也併病者一陽
經先受病又過一經病之傳者也如太陽膀胱經病未解又與
陽明胃併病一證若併而未盡是傳之未過猶有太陽表證即
仲景所謂太陽證未罷面色赤陽氣拂鬱在表不得發越煩燥
短氣是也猶當汗之即以[四六]之加減麻黃桂枝各半湯主之
若病之已盡是為傳過即仲景所謂太陽證罷潮熱手足汗出
大便难而譫語者是也法當下之即以[三三]之承氣湯主之是
知傳則入府不傳則不入府也又三陽互相合病皆自下利仲
景謂太陽膀胱與陽明胃合病則以[十三]之葛根湯主之太陽
膀胱與少陽胆經合病則以[四七]之黄芩湯主之少陽胆經與
陽明胃經合病則以[三三]之承氣湯主之至於太陽膀胱經病
在先又復少陽胆經併病不可汗下法當和解則以[三十]之經
驗柴胡飲主之但三陽合病並無背強惡寒之證雖別有背微
惡寒乃屬太陽證而非三陽合病也若三陽與三陰合病即是
兩感所以三陰無合病也夫三陽證之頭痛身熱耳聾救表宜

汗三陰證之腹痛囊縮而厥救裏宜下即仲景所謂救表者葛根麻黃湯是也所謂救裏者調胃承氣湯是也若夫疫病乃時行不正之氣從口鼻而入老幼相傳緣人正氣既虛邪得乘隙而入而其證變不一至危至速摠須細繹前論溫疫證治諸條用藥主方必無舛誤矣

瘧疾證治

經曰夏傷於暑秋必病瘧由於避暑貪涼過度然亦有不拘其時者凡體氣內虛或風寒內襲偶為飲食凝滯客於中焦多成瘧矣至若諸書所言病瘧之名十有餘證徒亂人意莫知所從每為治者之害但宜知其發在下至後秋分前者病在陽分其病淺若發在秋分後冬至前者病在陰分其病深發在子之後午之前者病在陽分而易愈發在午之後子之前者病在陰分而难愈又一日一作其病淺間日一作其病深三四日一作而邪氣盤踞陰分其病尤深又自陰而漸陽自遲而漸早者由重而輕也自陽而漸陰自早而漸遲由輕而重也凡感邪極深者其發必遲每多隔日使漸早漸近方是佳兆故治此者春夏為易秋冬為难且此病愈後必得飲食調勻七情謹慎而房勞尤為緊要毫不可犯如不謹持而食復勞復與傷寒溫疫新瘥壞證其險一也附治法指方於左須留心細玩萬勿大意

一治瘧疾不可截早截早必生變證如常山草果人皆以為截瘧之聖藥殊不知用此藥截之而來年必發蓋以瘧病悉由脾虛常山草果以刼脾陰刼之未嘗不偶尔取效無如脾元又重虛之即偶截之而來年必不失信而再發也當知此二味最為此病之大忌藥也

一治瘧當察其因或因風寒或因食滯而先當治其所因如因風寒者左脈必見弦緊法宜散之宜用[十八]之倣小柴胡湯主之如體虛弱者即用[十四]之大溫中飲主之如因食滯者右脈必見弦緊法宜清之宜用[五八]之清理導滯法主之或用[十二]之經驗柴胡飲去熱睪亦可

一瘧疾有二三次以後無論男婦老小以[百十五]之經驗感追瘧飲如法投之輕則一二劑重則三四劑即愈屢試屢驗如血氣俱虛久瘧不止或急欲投效者以[百十六]之經驗加味何人飲或用[百四]之休瘧飲均為神劑

辨似瘧非瘧證 指方

凡似瘧非瘧之證雖有往來寒熱仍時作時止此似瘧而實非瘧也每每大病後或產後或勞心過度或乘夜奔馳或舟楫無眠或連夜失眠皆有是證也經曰陽虛則外寒陰虛則內熱陰氣上入陽中則惡寒陽氣下入陰中則惡熱故凡無外邪而病為寒熱者皆屬虛證如陽虛者必多寒陰虛者必多熱但陽虛者宜補其陽而人易於知也如[百七]之十全大補加姜附用之

又如[百八]之參附理中湯之類皆治陽虛容易辨之惟陰虛者最不易辨蓋陰中之水虛者陰虛也陰中之火虛者亦陰虛也何以謂陰中之水虛如津液枯燥精血耗傷表裏上下俱多寒熱等證診其脈或右大於左或左尺弦而無力或右尺沉數左寸浮數等象此陰中之水虛也治宜壯水以配火如[三二][九七]以及[百八二]之類主之何以謂之陰中之火虛如倏熱往來或面赤如脂而喜飲熱或上熱如烙而下冷如冰甚至鼻血時出而下元發冷或大便溏瀉或小便清長而利診其脈或微細或洪大而浮空或兩寸浮數而兩尺濡弱等象此陰中之火虛亦屬陰虛不可盡用陽藥治宜水中補火陰中求陽之法方為正理如[四十][四一][大部右尺虛各方]之數主之必然發熱退而真寒之證見也近時此等似癨之證甚多設使以癨治之其貽誤受害良可憫也當知似癨非癨四字非是一句必讀似癨言象癨也非癨言不是癨而不可作癨治也當須會神氣不可隨俗醫論也慎之慎之

泄瀉證論

大凡泄瀉之證惟水火二氣足以盡之蓋五行之性不病於寒即病於熱々者多實虛者多寒凡實熱之證必其脈盛形強聲音壯亮飲食裕如舉動輕捷者此多陽也虛寒之證必其脈息無力形氣少神語言輕微舉動疲倦者此多陰也故必察其因而於初瀉之時即當辨其有餘不足則治無不愈而亦不致有誤但治之之法人皆以治泄瀉之證而利小便為上策然亦有不盡然也茲以可利者不可利者特詳於左宜細察之

辨泄瀉宜利小便證治指方

一濕勝作瀉如醬色者以水土紊亂併歸大腸宜利之如[百九]之胃苓湯或[百十]之經驗利濕湯之類主之

一熱勝作瀉其色黃者以火乘陰分水道閉塞宜利之如[三七]以及[八三]之類加生車子二三錢主之

一寒瀉而小便不利其瀉必水液而色青者以小腸之火受傷氣化無權宜利之[六五][百二一]之類主之

一形氣強壯而瀉小便不利其瀉臭極像清濁不分之故宜利之如[百二十]之經驗利濕湯去茵陳白朮之類主之

一酒濕過度口腹不慎而瀉或小兒多食雜物其瀉或渣滓臭極或復鳴或臍上痛者宜利之如[五八]之方去前故加生車前子三錢主之

一感受炎熱或奔走太甚而瀉小腹脹滿水道痛極者宜利之如[六五]之方加生車子三錢瞿麦二錢主之

辨泄瀉不宜利小便證治指方

一久病後泄瀉脾土氣虛或因偶爾口腹不慎其瀉氣白或水液澄清或食穀不化口亦不渴神體困倦四肢無力口氣溫冷等證不宜利之宜用[四五]之扶脾養元法內去當歸桂枝

加熱附片二三錢主之

一秉賦本虛偶因劳碌而感寒作瀉一日無度脈虛神疲者不宜利之宜[百二]之方主之

一凡真陰不足而多瀉者或臍下多痛或於寅卯時為甚或食入已久不化而瀉或瀉不甚臭而見完穀蓋因丹田不煖以致尾閭不固陰中火少所以中焦易寒其咎究屬下焦本與中焦無涉即真陰不足也無論新病以及男婦老小等如見此證萬不宜利利之必危即以[百三]之做胃關煎重用附片三四錢投之即愈切勿畏懼

一凡老幼男女忽然大瀉如傾元氣漸脱而出冷汗者宜速回陽蓋五奪之中惟瀉最急不可不見之早也急用[四十]之經驗回陽飲或[八一]之回陽救急湯投之如藥未急救速灸氣海燈火三壯以挽回下焦之陽仍再服前方

以上不宜利者均屬虛寒蓋虛寒之瀉本非水有餘實因火不足亦非水不利實因氣不行夫瀉不因水而利則亡陰瀉以火虛而利則傷氣倘不察其本源而徒見泄瀉者則皆以車前木通猪苓澤瀉為治水瀉分利之聖葯是用之於前當利之　證則未有不愈若施之於此等虛寒之瀉則未有不速其危也今醫多見水瀉不知虛實開口便說分利深為切齒

痢疾治要 指方並附四大忌

凡治痢之法方病不少議論更繁惟細譯内經之太陰陽明論曰飲食不節起居不時者陰受之陰受之則入五臟入五臟則䐜滿閉塞下為飧泄久為腸澼腸澼即痢疾也如先輩治法分其寒熱虛實治以補瀉温凉甚為近理但今時人病痢者無不因口腹不謹而得之即或秉賦素虛莫若通因通治之法最為應驗且俟其痢之愈而再扶其元也余自製經驗三方一切痢證與夫裏急後重之甚者不拘男婦老幼無不奏效以生熟之互用治陰陽之違和照方服之愚驗甚多實為萬應故名之曰愚驗萬應煎切勿泛視方在[百三][百二四][百二五]查用此三方服後有變為水瀉而愈者有漸次成糞而愈者愈後隔二三日見大便色正者先以[五五]方清之後以[五十]方補之百發百中

附治痢證四大忌 犯此四忌無不危殆余眼見甚多及至不可救葯徒嘆奈何苐此四忌者立愈

一曰忌温補

凡痢疾無不由於夏秋鬱熱而成仲景獨以痢疾一證而諄諄告誡從温補者十之八九從熱解者十僅二三蓋以血得熱而行滞得温而化極為至理無如今時膏梁之腹十居八九一經起居不謹以内之鬱熱而凝滞不通無不患痢余見不若以自内之外法而先解其内後治其外即或體氣素虛所謂有病則

病受之不必泥於古法拘守陳言以余自製三方經驗甚衆極為應手倘誤用誤補誤溫必致誤事

一曰忌發表

凡痢疾本由裏邪鬱瘀日久而浮越於表雖外有發热口乾等證其邪並不在表急宜通裏所以裏急後重者原由臟氣不通方內用當歸者蓋取其性之辛動而通因通治之意非水瀉之忌用當歸比也

一曰忌分利

凡水瀉而小水不利者以水瀉所受濕热實證因小腸之氣紊乱致令清濁不分一分利之其病即愈若痢疾一利小水而小腸之氣愈被其耗將見大小腸之氣愈結愈虛引邪入宅必成噤口休息壞證以後再投通利之藥所通者皆正氣所利者亦正氣而邪氣固結於中牢不可破悔之晚矣當知車前木通豬苓澤瀉瞿麦燈心實為治痢之忌藥今醫全不講究遺害非小余每為行道者苦勸而若輩执迷不悟反視讎仇所以再四囑吾之子孫必要明醫萬勿行醫明則為我所用行則隨波逐流且每見行醫致富者到底未見結果焉知此中非执迷不悟之報乎後世子孫遵吾戒者昌逆吾戒者亡

一曰忌大下

凡痢疾而大腸之氣為邪凝滯不化無不受傷但宜微下之而不宜於大下也倘誤為大下竣用苦寒必傷脾胃脾胃一敗而積垢更難運化必致休息不已滑脫腸垢之證作矣非曰不宜下蓋以不宜大下而恐攻之過甚也治痢疾者守此三方遵此四忌旋見即日回春藥到病除也

壽身小補家藏卷之三終

內傷勞損失血及各血證大畧

允楣手輯

大凡內傷勞損。從未有不失血者也。蓋血、從上竅出者、為上溢。如咳、血、吐血、鼻血、之類。血從二陰出者、為下滲。如溺血、便血、之類。下滲為順。上溢為逆。理固然也。然上溢者、因火過血而不溢要自有陽火陰火之分。大抵由於六淫之邪氣。多屬陽火。此外感之火。隨證清之。其病感受甚淺。可期速愈。至若根於七情之逆氣。即屬陰火。與內傷之火。當證培之。其病內傷已深。难於速效。夫陰火者、龍雷之火也。即相火也。相火本主命門、而寄於肝胆。所以為乙癸同源。故有龍火雷火之称。肝屬木。居於東。東之配卦在震。震為雷。所以為雷火也。命門之火、居於水中。龍藏海底。動則火騰。所以為龍火也。故凡勞傷肝腎。則相火無不煽動也。相火煽動、而陰分之血。有不隨火而上逆者乎。矧以房勞過度。雖傷在腎。而波及於肝。故為至重至危。即七情過度。雖各有因。一經動血。而即先為肝腎損之。是以內傷勞損之血溢。原由陰火所迫而上逆。治之不得其當。百中難得數人。今之醫者。不曰滋陰降火。即曰引火歸源。夫泥於滋陰降火者。是以恣用知柏芩連。致令敗胃傷脾。悶心泥膈。欲止血而反敗血。竟至百不一救。泥於引火歸源者。而遽用者朮附桂。是故葯偏温熱。火能燥血。欲息火而反激火。亦竟十無生若此者、皆不知先賢診治。有機用靈活一語。是治勞損之金針耳。且內經云、精不足者。補之以味。以葯味之厚而能內滋。務在崇培中土。滋補化源。使化精生血。而復其不足之真陰。所以用藥必取乎稼穡作甘之本味。而酸鹹辛苦、大為避忌。要之、古人製方。原為法則準繩。而臨證圓通。貴得其當。如四君、四物、六味、八味、建中、補脾、養營、大造、何一非以治虛損者。又如耆參補氣。桂附補火。其性陽升。若血之下滲者。可以相機而投。倘血之上逆。而更助其氣。則血隨氣亂。將必上竅諸逆。歸地補血。白朮補脾。其性陰降。若血之上逆者。即能因時而進。倘血之下滲。而一味助陰。則中氣愈陷。勢必二陰同下。至若升柴之散。芍藥之斂。茯苓之滲。用不得當。詎不足以釀禍。須知相病之虛實。而用藥之輕重先後。權變治之。貴得其當。凡遇各項血證、屬內傷者。揔莫妙於補之以味。調之以甘。而微寓以行氣活痰之品。必使其培養元陰。扶脾開胃。在上逆者。使其引血歸經。在下滲者。使其温補中氣。必須專方守服。萬勿日用而歧。妄用止塞。妄用寒凉。化精生血四字。最為緊要。具各證於左。須細玩之。弁列要言、要脉、及動血原委二條。而治血證之法。盡於是矣。

治血證要言要脉

凡治血證、須知其要。而血動之由。惟火與氣耳。故察火者、當察其有火無火。察氣者、當察其氣虛氣實。知此四者、而得其所以失血之由。則治血之法。無餘義矣。至若失血之脉。身熱脉大者、难治。身凉脉静者、易治。若喘欬急而上氣逆。脉見弦緊細数。有熱不得卧者、死。是失血證。而察證審脉。不可不細心推求也。

闡明動血原委大畧

夫血本陰精。不宜動也。而動則為病。血主營氣。不宜損也。而損則為病。盖動者、多由於火。火盛、則逼血妄行。損者、多由於氣。氣傷、則血無以存。故有以七情而動火者。有以七情而傷氣者。有以勞倦色慾而動火者。有以勞倦色慾而傷陰者。或外邪不解而熱鬱於經。或縱飲不節、而火動於胃。或中氣虛寒。則不能收攝、而注陷於下。或陰盛格陽。則火不歸源、而泛溢於上。是皆動血之因也。故妄行於上。則見於七竅。流注乎下。則出於二陰。或壅瘀於經絡。則發為癰疽膿血。或鬱結於腸臟。則留為血塊血癥。或乘風熱、則為斑為疹。或滞陰寒、則為痛為痺。此皆血病之證也。若七情劳倦。不知節制。潜消暗爍。不知養和。生意本虧。而耗傷勿覺。則為營氣之羸。形体之敝。此以真陰不足。亦無非血病也。故凡治血證者。當察虛實。是固然矣。然實中有虛。則於疼痛處。有不宜攻擊者。此是〔似〕實非實也。熱中有寒。則於火證中。有速宜温補者。此似熱非熱也。夫正者正治。誰不得而知之。反者反治。則吾實罕覌矣。正治者、止其動血之處。由外傷之血證也。

反治者、尋其動血之源。由内傷之血證也。止血之證易。尋源之證難。治血證者、豈可忽畧乎哉。

血證 指方共十八證男女大小同

一初起嘔吐狂血是血氣之陰盛不交水火之陰陽不濟以有形之血不能速生而無形之氣所當急固宜用【八七】之固氣生血法若从以者不可與服

一謀慮過度致傷肝腎而吐血者或有熱無熱其色時黑時紫者是也急宜引火歸腎使血歸經須拨剤剤之宜用【八八】之三台救命湯如不應即以【三二】之加減一陰煎多服必然投效愈後以【六四】之左歸丸調補均為大騐

一吐黑血有虛實兩證如腎經火重兩以者其兩尺脉必鼓指而数法當瀉子（肝乃腎之子則瀉其子也）實兼瀉心火此火極似水如燃薪而投水中即成烏黑之色急宜瀉火以救水宜用【八九】之兩瀉法服二三剤變紅色再服数剤即愈如腎臓水虧火盛素係劳倦過変或房劳失謹致吐黑血者其脉必沉細無力肢體困倦飲食少思急須拨剤滋補宜用【三三】之倣三陰煎加茁根二钱牛膝二钱必服十餘剤其色漸漸轉紅其脉漸漸有力兼和緩者力為吉兆倘服此剤而脉漸大兼緊喘欬倍增者即难治矣

一受暑偶吐血塊此係感受實熱血隨火動宜用【八十】之解着

止血法詳註用葯之妙可操立效

一吐痰内是血絲不可大意此係肺陰不足而腎水無所資生致令心火上行而刑肺金故痰多見血絲也宜退火去痰即以[九一]之化絲湯連日進之愈後即以[三九]之大料經驗還元飲服三四十劑愈多愈好再用[九二]丸藥調補

一久吐血不止者皆由心腎不交水不濟火不可妄投濇葯宜滋化源使火得水消氣得水降自然漸次減少漸次即無矣宜用[九三]之益陰壮水法不数劑即止愈後以[六部內]之左歸丸加沙參三兩大生地酒炒四兩丸葯調補

一大怒吐血不止者不可速補宜生血活血以平肝清火葯主即用[九四]之平肝止血法数劑即愈愈後以[三八]多劑調補

一咯血必先咳嗽覺喉間氣不能止必咯其血而後快此非肺氣上逆係腎間真陰不足而腎中虛火上迫於肺治宜在腎使腎水充而火自歸源則金水自相接續矣宜用[九五]之金水六君煎加麦冬二錢茜根錢半不用炙草以法夏易川貝二錢十餘劑即愈愈後再用[九七]之一陰煎服十餘劑然後以[九二]之丸葯調補

咳嗽出血多因勞傷或房勞太過致令腎水不能分養各臟而虛火漫炎薰蒸於肺不可妄用涼葯反傷胃氣其證或手足發熱或咽喉乾痛或唇紅面赤又或唇青面白其脈或洪大無力或沉細而軟又或弦細而滑是皆真陰虧損而辛然之劑萬不可投宜用[九七]之一陰煎主之或[九八]之滋陰潤燥法均效

一鼻衄不止無論男女老幼皆腎水虧而火刑於肺肺氣上迫即或受熱亦由水虧即或幼小亦由先天不足急用陳墨濃磨以灯草一仔醮墨塞於鼻孔再將两耳吹之左鼻血吹右耳右鼻血吹左耳两鼻同血两耳同吹然後用[九九]之止衄湯濃煎頻服愈後須用[九七]之一陰煎調之○按衄字非如金匱真言論中故春善病鼽衄鼽音求衄音忸鼽者鼻滲水也衄者鼻血也然辨子不可不知而從俗亦难拘泥也

耳内出血係腎水不足心火上越而血隨火動此證雖少無足怪異不必驚慌男女老幼皆有之先用两足立於冷水盆内即止即寒天而足一到冷水即止也止後即用[一百]之滋水透竅法煎服如體素虛而素畏冷水或幼小而時值嚴寒或幼婦而難於分解足或嬌柔或老弱均難立於冷水盆内者即不必勉强赶緊將藥煎服甚者日服三劑

一舌上出血不止者其舌必裂有痕血從痕出久之亦必殺人此心火上炎而腎水不濟也即用[六部內]之左歸飲大劑投之或先用[百一]之水火既濟法服十餘劑止後再服左歸亦可

一臍中出血如水流出者盖臍通氣海關元命門不可淺氣急

宜治之此證係大小腸之大門於腸中兩不相讓直攻腑隙而出亦由於腎水虧涸而火無以制故直奔之宜用[百二]之兩止法數劑即愈

一九竅出血其人必頭昏身困不欲見日此係血虛妄行氣虛不能攝血故走空竅而不歸經也仍當治臟無足怪異撓以補血為主宜用[百三]之當歸補血湯重劑投之診其脈洪大者其愈速弦細者其愈遲惟產後大忌此證

一大便下血無論糞前糞後皆屬大腸之火人謂糞前屬大腸糞後屬小腸殊不知小腸無血出出則心傷而人即死蓋腸本無血因大腸火燥於腸液腸薄開裂其血從外滲入腸裂在上其血來遲故在糞後腸裂在下其血來速故在糞前或前或後上下俱裂此皆腎水無濟於大腸故火旺而便血也治宜精血兩補腸中自潤宜用[百四]之補陰潤寒法多服即愈再以[百五]之玉關丸同服更妙

一小便溺血為口如刀刺此非小腸火也蓋小腸出血人即立死或因不慎酒色受驚而成因精已離宮不能仍返腎位又或因有憂鬱乘酒興而入房正在泄精而被驚恐未及全施所留之精即化為血實本腎精非小水也亦或有因真傷心之事而悲憂迫切驟难解除大動心火而滯鬱放小腸亦非小水蓋因小腸之液灼化為血滯於精道波及溺道亦痛不可忍法宜解火利水即用[百六]之兩通湯二三劑即愈〻後多用[九七]之一陰煎調補

一毛孔出血或滲如線或頭身或兩脛皆肝腎虧損內火乘隙而越法當補腎固氣使肺氣旺而腠裡自密血即循經矣宜用[百七]之肺腎兩補法日進二劑愈以[百八]之六味地黃湯加麦冬三錢生北五味一錢搗碎服數十劑調補

一兩目流血甚至直射而出女子經閉男子口乾唇燥此腎中火動非肝血妄行也蓋相火納於腎而君火寄於心使君火旺則相火無得上越惟君火衰而心有所動則相火隨其心而沸騰之緣心系於目肝開竅於目故血隨火動而走所系之空竅也此證理宜補心第恐驟難生心不如急滋腎水以生肝肝生心則血自歸經而火亦靜矣宜用[百九]之方急投之甚者日服三劑不必游移畏懼此證余經驗甚多也

血證用藥宜忌

凡治血證之藥為君為臣或宜專用或宜相兼病有淺深方有輕重或用四五味或用三四味葯味而力量愈大見功愈速也其中因證治用當知其類詳列於左

宜用類

血虛之治有主者宜熟地當歸枸杞鹿膠炙草之類

血虛之治有佐者宜淮葯棗皮杜仲棗仁菟絲五味之類

血有虛而微熱者宜涼補之如生地麦冬芍药沙参牛膝阿膠雞子清之類

血有因於氣虛者宜補其氣如人参黄耆白术之類

血有因於氣實者宜行之降之如青皮陳皮只壳烏药沉香木香香附前胡白芥子海石之類

血有虛而滞者宜補之活之如熟地當歸牛膝川芎之類

血有寒滞不化及火不歸源者宜温之如附片乾姜之類用以熱药必要認真如脈沉遲而悪寒喜煖口不渴小便清長方漸用之否則殺之甚速

血有亂動不寧者宜清之和之如茵根查肉丹皮丹参川貝童便竹瀝百合茅根側柏藕汁荷葉柿霜韭汁蘿蔔汁之類

血有大熱者宜寒之瀉之如黄蓮黄芩黄柏知母元参花粉梔子石膏龍胆草苦参桑白皮香薷犀角青岱槐花童便之類

血有畜而結者宜破之逐之如桃仁紅花蘇木元胡三稜莪朮靈脂大黄芒硝之類

血有燥者宜潤之如乳酪蜂蜜天冬柏子仁蓯蓉當歸百合桃核肉之類

血有滑者宜止之澁之如棕灰髮灰白芨人中白蒲黄百草霜訶子五味子烏梅地榆文蛤續断椿皮之類

血有因於風濕者宜散之燥之如防風荆介葛根秦艽蒼术白术法夏之類

忌用類

補血之劑古人皆以四物湯為主然亦有宜有不宜者盖補血行血無如當歸但當歸之性動而滑凡因火動血者忌之因火而咳因濕而滑者皆忌之○行血散血無如川芎然川芎之性升而散凡火載血上逆者忌之氣虛多汗火不歸源者皆忌之○生血凉血無如生地歛血流血無如芍药然二味皆凉凡陽虛者忌之脾弱者忌之脈弱身凉多嘔便溏者皆忌之故凡用四物以治血者不可不察其宜忌之性倂主方用药而施措得宜今之醫者未必盡能講究余願家庭中萬勿為庸俗所愚美耳再失血者忌桂雖有寒證不可妄用

胃脘痛胸脇痛腹痛各證論治指方

凡患胃脘痛者人多以為心痛夫心為君主之官毫不可犯如係實屬心痛則手足必冷至節爪甲必青旦發夕死夕發旦死必不可治盖以胃脘當心而痛故不知者以為心痛也至若諸證之痛或寒或熱或食或氣或虛或實各有所因辨其虛實辨其所因治之自愈但分其虛實者惟以手按一法虛實即明凡痛之拒手按者愈按愈痛則為實痛之喜手按者愈按愈安即

是虛再以脉合之痛甚者脉伏無凭即以手按為凭如脉未伏但診其牢實而緊者為實弦細而微者為虛拒按而脉大有力者為實拒按而脉無力者亦為虛喜按而脉遲緩弦細者為虛喜按而脉緊濇提勁者亦為實再以痛聲辨之凡痛聲洪亮而長者為實低欲而短者為虛又大痛者多虛暴痛者多實得食而痛稍安者多虛食入而痛甚者多實徐而緩莫名其痛處者多虛劇而堅一定不移痛者多實先以手按辨之次以聲音審之再以脉象分之虛實自明施治自得其當也至若俗醫云諸痛皆屬於火試問此語出自何典可笑可憾

一胃脘痛多有因寒因食因氣然因食因寒無不由於氣也蓋以食停則氣滯寒留則氣凝倘因食滯者則當消導如[五八]之方去前胡藿梗加砂仁二錢煎服即愈○倘因氣鬱為患所觸而痛當以理氣為主如[三十]之方一二劑即止○尚無食而又無所觸犯者則即係中焦虛寒腎氣不足當知胃乃腎之關也當即以[百三]之方去烏梅加熟附片二三錢上肉桂八分研末沖服輕則一劑痛止重則二三劑即愈或[百四]之方亦可○倘胃府真有實熱而為停滯而實痛者其外證必面赤舌乾口渴大便秘結小便短澁脉必弦緊有力果察其脉實證實方敢攻代如[廿四]之方去生地加生石羔三四錢中病即止此虛實寒熱之用不可不細審也○又有諸藥不效氣結痛而難解者或以[百二六]之茴香散或以[百二七]之神香散投之無不立效

一胸脇痛有新舊之分如素無此病而忽痛者或因暴怒所傷或因所欲不遂所求不得或因憂愁抑鬱隱忍難言無不本於肝邪宜用[百二八]之經驗舒肝理氣法或用[百二四]之方亦可倘舊有此疾而一時痛甚者必察其有形無形如無形而時痛時止者仍屬氣分當以理氣為主仍用前法治之○倘痛而有形按之不移痛有定處即病在血分係氣中血滯或血痞血癥之類此證婦人極多男子間有之是又當察其脉如脉實而痛甚者當以[百二九]之三補七攻法主之○倘痛勢淹綿悠々唧々本體素虛脉亦無力者無論老少當以輔正則邪自消然又不可純用補劑宜用[百三十]之七補三攻法主之或用[三十]之方亦可擬之五臟之病惟肝經最難治所謂肝無補法肝無瀉法惟和之舒之或虛則補母實則瀉子也

一大腹痛其證甚多臍以上屬火屬實臍以下屬寒屬虛有外感寒邪而痛有脾虛而痛有食滯而痛有血凝而痛有虫動而痛有氣滯而痛有濕熱而痛更有因陰寒而痛者當辨其何因大凡實痛者拒按虛痛者喜按脉之有力者為實痛脉之無力者為虛痛又實痛而脉似無力者是痛甚而脉伏也然重按之而指下仍見弦勁之象此實痛也倘無弦勁脉象

即屬虛痛其各因之辨治詳列於左

凡外感寒邪而腹痛者其腹柔軟喜手重按或因飲冷冒寒或因暴風疾雨痧氣之類欲吐不吐欲瀉不瀉而為氣霍亂危劇等證此由寒氣犯臟宜解寒行滯以[百三一]之經驗排氣飲加減法主之或用[百三二]之做和胃飲亦可

凡脾虛並無外感而腹痛者其痛綿々不已喜熱手操按面白神疲小便清利飲熱惡寒或似饑非饑得食稍安憂々戚々莫可言狀其氣弱其脈欲此係虛寒之證無論男女老幼總宜以甘溫補脾和中益氣之法當用[百五]之安胃和脾法加熟附片一二錢主之或用熟地一兩炙黨參五錢熟附片三錢濃煎再用[百二七]之末葯一錢冲服更妙倘痛甚而出冷汗小便多者急用[百八]之經驗參附理中湯投之此證近時極多不可妄用破氣消耗之劑慎之慎之

凡食滯而腹痛者無論大人小兒皆由口腹不謹或強食過傷或食後坐臥或食不應時以致停滯不化甚至腹內堅硬手不可按又似大便欲出不出其脈右寸緊盛者是也宜用[百三三]之經驗扶脾內消飲主之又景岳中有食停小腹一證痛之一塊堅硬係為麵食所傷者余閱之未曾經過不料於道光六年栢台何竹居先生因宴會觀劇至子正旋署而卧次早欲大便不能一時小腹之右痛不可忍延余診視其脈竟為痛伏余細詢僕從始悉是日麪食過多因憶景岳中有此一案如法以燒酒磨木香少許令口嚼生大蒜頭三個即以酒磨木香嚥之頓時痛減少頃連瀉四次其痛若失安然無恙是古人格物之法竟施之於今日亦有是證者且更知飯食下行之道是必由少腹右角間而後出於廣腸也因筆之以誌余之看書頗為留心者俾臨證可以措手也余諄々告誡願兒輩於抽問時堅心看熟了然於心不惟可以壽身保家亦未嘗不可以壽人濟急也

凡血凝而腹痛者是即畜血證也如傷寒中有畜血下焦而作痛者必臍下鞭滿脹痛堅硬如石手不可按者是也治宜[六九]之類主之又婦人有產後血滯腹痛另詳婦科產後內查之又或因跌打損傷而瘀血作痛者亦宜[六九]之方或用[百二四]之方投之亦可此等實證用葯勿遲々則誤矣

凡腹中有虫而痛者其痛必時作時止或一日一作或歇一二日又痛々必身曲喜操隱々懷々往来無定

或嘔吐青黃綠水或時吐涎沫或吐出虫或痛而坐
臥不安或大痛不可忍面色或青或黃或白面唇則
紅然痛定則能飲食者便即虫積之證速宜逐之此
男婦大小嬰兒常有之證也但體旺氣盛者隨時隨
化何虫之有蓋惟體氣虛弱而又口腹不謹多食生
冷零星致令脾胃受傷健運力薄虫從此生五臟各
有所傷即各能生虫詳虫名於左不可不知

一心虫曰蛔脾虫曰寸白言色白而寸長也子孫
相生能長至四五丈而殺人腎虫如寸截絲縷
肝虫如爛杏柿肺虫如蚕皆能殺人惟肺虫為
急緣肺虫居肺葉之內蝕人肺系故成瘵瘵咯
血聲嘶葯所不到治之為難

一小兒疳虫名曰疳䘌亦由飲食過傷致成疳積
身熱腹大面黃四肢無力昏睡鼻爛汗臭牙齦
生瘡或下黑水黑血皆腹中有虫也

一男婦大小有傳尸瘵證即前諸虫因元氣日虧
脾腎真元虛損其虫之大者附於臟府之間虫
之小者蝕於肌膚之內日肆其毒統謂瘵虫其
人死時虫即飛出人不能見其虫即入於死者
親屬生人鼻內亦渾不自知久之受證者其病

如一所謂傳尸瘵者以尸之瘵虫而能傳於人
也凡此瘵證必宜除根否則數代傳染大為可
憫間有此等證者亦病者之家以受病之人將
脫氣時用好燒酒以白皮紙浸透乘病者尚未
脫氣間以所浸酒紙罨蓋於將死者頭上之各
空竅令虫無隙飛出又以浸酒之紙如係女子
撚一團塞於二陰中如係男子以一團塞於後
陰以一張覆於前陰使虫上下無路可出倘脫
氣後其虫已先飛出蓋之無益此法為救生者
計而死者已不能挽回非令其速死之心也死
後一二時以紙驗之必有許多小虫粘死在紙
上者即是其虫之大者即死於死者之腹內不
復出矣

一蚘虫人皆有之如食香甜過多胃虛生熱亦令
人腹痛或吐出或隨大便出亦不宜多見緣臟
氣虛而脾胃不和所以蚘不安而外越也宜用
[百三七]之方加史君子四錢

一治虫之葯必在月初投之蓋月之初旬虫頭朝
上中旬虫橫於內下旬虫頭向下所以必要在
初旬而虫頭朝上之時虫即受藥也且未服藥

之前一日忌飲食而使虫飢次早五更以油煎肉餅嚼之良久腹内虫聞香氣頭皆面上而欲食仍以**雞**蛋煎餅和藥末嚼而食之須臾服葱湯或開水少少以助藥力下行不踰時而虫俱下然後以沸粥食之隨進調補脾胃之煎藥

一治一切虫積宜用[百三五]之追虫丸或[百三六]之萬應丸此二丸均可服惟服丸葯後先以白沸粥補之次以[百三七]之五君子煎加味法服之或用[四五]之法服之每次如是愈後仍服前補葯數十劑方可復元

凡腹中有因氣而痛者其候唇白面青脈弦濇無力或兩脇或肋間重按其腹則痛止起手又痛是也大小均以此法審之在大人或因鬱結氣滯或因飲食後受氣生氣在小兒或因乳食不遂在幼兒或因讀書師嚴在婦人或因諸事不遂凡一切腹痛因氣者均以[百三九]之加味調氣湯和之查方内隨證加減可也

凡腹痛有因火邪熱欝者其候必面赤唇紅心渴飲冷大便秘結小便短赤時止時痛、來迅厲熱手按之而愈痛冷巾浸之而稍安脈必洪大而數者是也男婦老幼皆有此證宜用[四七]之解熱清燥法内加木香八分生車前二錢灶心土四錢煎服即愈

凡陰寒腹痛者最為危證如男婦有因房事中寒而極痛者其候必頭出冷汗指尖均冷腹皮亦冷小便清利脈來沉細者頗輕浮大而空者極險先用葱姜搗爛炒熱熨之再用熱磚熨其臍腹以解其寒或用舊布鞋底烘熱熨腹間亦可急以[七三][四十][八一]等方均屬可用且須一日不拘劑數服之遲則危矣

辨腰痛證治

經曰腰者腎之府轉搖不能腎將憊矣此指年老或大病後氣血兩敗者而言之然近時老少男女以及幼穉皆有此證不得謂腰痛而均為危候也但腰痛之大畧有七一曰陽虛不足少陰腎衰二曰風寒濕氣三曰勞役傷腎四曰墜墮損傷五曰寢臥濕地六曰乘騎奔走七曰久坐勞神雖大畧如此而尤有表裏寒熱虛實之分明斯六者治亦不難若婦人腰痛多因天癸及胎氣兩證宜於婦科内參查所有各痛之由詳證方於左

一腎水不足而痛者脈必微細其痛係憂、戚、之象宜滋腎水為主以[第一]方或用[百四一]亦可

一劳倦過度而痛者脈或浮大無力或沉細而緩其痛喜手拍之宜用[四十]之養陰益氣法内加姜汁炒杜仲四錢主之

一陽虛命門火虧而痛者脈必遲緩宜用[百四十]之經驗加味沉

香桂附丸或用[百四一]之方亦可

一風寒容於下焦而痛者或痠疼或脹痛外有寒熱表證其脈左寸尺必緊宜用[三一]之方或[五二]之方以散解主之

一因跌蹼受傷而痛者此傷在筋骨血脈凝滯也宜用[百八]之方加桃仁紅花牛膝乳香元胡各二錢主之

一因火邪畜結腰腎而本無虛損者必煩熱痛極或口大渴二便秘結宜用[三七]之方以分清主之

辨頭痛證治指方

凡頭痛當辨其外感內傷新舊久暫以別其寒熱虛實俾治之得其由也如外感頭痛太陽證在後陽明證在前少陽證在兩角此外感風寒頭痛不外乎三陽經也如內傷頭痛、於巔者屬厥陰肝風痛於腦者屬少陰腎虧至若真頭痛證必不可治朝發夕死此外虛者補之風寒者散之熱者清之其痛自愈詳證治於左

一感冒風寒頭痛亦不必拘定前後如實有表證發熱惡寒無論老少則皆以[十八][三一][四八][五一]各方擇用均佳

一內傷頭痛憂戚脹悶或痛在頭頂或滿頭皆痛口亦不渴亦無寒熱或但手心足心發熱二便清利飲食少思四肢困倦懶言嗜臥此係陰虛水虧斷不可誤作外感而妄投表劑宜用[三五][五十]之方畧加蔓荊子二錢連服數劑即愈

一內傷頭痛有屬陽虛火虧而痛者無論頭之前後左右其痛昏昏沉沉似脹非脹似搐非搐飲熱惡寒冷汗厥逆唇白面青甚至虛火外溢而面赤戴陽者其脈或浮大無力或沉遲而軟者是也斷不可作外感治之急宜破劑扶陽方為正治倘誤為表證則大謬矣即用[百七][百八]之方甚如[七三][七七]等方均屬相當立見應驗

一熱邪因火而頭痛者其痛在前必口乾舌苦小便短赤脈亦洪大宜清利自愈即用[五七]之方加白芷錢半澤瀉錢半一服即愈

辨口舌證治指方

凡口舌生瘡雖屬本於心脾然亦不止此也其中有實有虛有火旺而陽邪燔灼於上焦者有水虧而虛火漫炎於上焦者如口內或大人小兒而忽然以本舌上而生重舌者此係心脾實熱速宜降之瀉之但瀉之之法萬不可用瀉肺之葯蓋以肺既受心脾之實火刑之業已被其炎灼倘再瀉之而肺更受其害肺陰又傷而肺火勢必同為猖熾將必舌愈腫脹滿口填塞而肺管亦爛神聖難醫治此證者雖當用大凉之劑萬不可用瀉肺之藥余經驗甚多立時見效詳方於左宜細玩之○又如口瘡一證亦當辨其虛實倘果係實熱口內臭味熏蒸舌乾大渴胸中發燒小便短黃澁痛兩寸脈必洪大有力是實熱而壅於

上焦涼之瀉之其治亦易倘無實熱外證而脈見弦数無力者悉屬陰虚水虧非大滋化源必致釀成壞證虚實寒熱不可不詳加審察也

一治重舌之法先以川朴硝白盐各五分用竹瀝和匀敷於舌上即時退小然後用[六七]之方麦冬三錢生澤瀉二錢生大黄二錢一二劑即愈倘係小兒均減半用必須忌油数日止可以沸粥進之以緑豆和白茅根煎清湯當茶飲之此證無論大小一月之内不可吃雞倘食之而反病必致腹重舌而加以卑娥致成危證不可不知也

一治口瘡或上腭即俗名天花板也紅腫而爛或頏顙即鼻孔内竅也紅腫而爛雖均謂之口糜然必須分其虚實倘開其口內極臭善渴善饑而脈見洪大有力者此係上焦實熱即用[十六][二七]以及[六七]等方均屬相宜再用薄荷湯漱口以氷片二三分和滑石少許吹之此治实热者如是而亦易於愈也倘臭穢不甚口不甚渴飲食少思肢體困倦而脈亦浮大無力或左尺獨細而右脈俱浮大者此係水虧於下真陰不足或劳心過度或酒色過度以致津液不升水不濟火金屬假火一投凉葯立見消亡必須大滋陰分填補真陰莫妙如[百四三]之經驗全真一氣法实為神劑但要一日一劑在四五十劑後始得見愈倘一曝十寒萬不能痊必致壞證蜂起即難施治倘守專方可操必愈ヽ後以[又八]之煎方加十倍再入熱附片八钱以蜜丸每服七錢用盐開水送

辨咽喉證治 指方○六条並附忌用各葯

夫咽喉者水穀之道路也喉嚨者氣之所以上下者也古人論喉證極多而皆以相火為言然亦不盡由於火而尤有全非火證者不過火之中當分其虚火實火以盡之矣如情志鬱怒而起者多屬肝胆之火口腹肥甘辛熱而起者多屬肺胃之火似此方可以實火論治倘因情志不遂屈而難伸滿腔心事隐含莫白致令心火上炎又或酒色過傷而腎水真陰虧損龍雷之大浮越於上此皆陰虚之證水不勝火陰不勝陽急宜壯水制火大滋陰分又或有命門之真陽虚於下而無根之火浮於上又當於壯水之中而寓以引火歸元之意故患喉證在上而治喉證取下斯為良法

一喉痛紅腫口乾舌若宜用[百四五]之抽薪飲主之如火不甚者則以[百四六]之從薪飲主之外用[百四七]之玉屑散置舌上噤之如虚弱者少用

一鎖喉風最為危候或因風熱積於胸膈或因酒色及鬱怒所致其證喉之上下左右紅紫腫痛或小舌焦黑腐爛頸項浮腫痰涎壅塞聲嚮如潮氣急發喘眼目直視額汗如珠身汗如雨或瀉清水四肢厥冷若脉六七至不論男婦大小其至

数分明雖甚危險十中可救一二倘脈洪大或沉細而三部參亂模糊即神形如常終為難治初起即以[百四七]之玉屑散噙之如痰多以萬年青根搗汁和醋攪去涎痰或用土牛膝搗汁亦可如脈洪大七八至者即用[百四八]之加減剂防敗毒散服之倘脈隱沉模糊或二三至者則當以[百四九]之加減柴胡雙解散投之體虛者亦只可服頭煎不宜多服應則可治不應則難治也

一陰虛喉痛喉間頗紅腫痰涎雖有不甚壅塞其脈弦細無力痛亦綿綿不休身困體倦憂戚煩悶雖欲飲食為痛所阻並無口渴便秘內熱之證此病近時極多皆係情志得失之心太重者多有此證盖由腎水先天不足一經委曲莫伸或為名利不遂而人又素係拘謹者以致心氣不降腎水不升而一團鬱悶虛火凝結於上致成此病萬不可用苦寒之藥犯之必致大誤然又不可用參耆桂附之藥犯之更助虛火上攻必失音而危殆難救凡患此病者挹宜填補真陰方為正治且須每日一劑必至百劑始能見愈倘投速效而妄聽庸醫或用寒涼或用溫補是均速其死也余治此證活人無数所用之方無多如[百三]之加減一陰煎加元參三四錢又如[百八]之六味地黃湯加元參又如[九七]之一陰煎均為經驗大應之劑隨其酌用無不救全萬勿另走奇路釀成敗證再每日以綠豆同老米煑粥食之其房事生冷煎炒雞魚麵食均須謹避毫不可犯更要心平氣和靜養調息斯為善矣

一陽虛喉痺非喉痺因於陽虛乃由陽虛因而成喉痺也盖因始係陰虛喉疼為醫攻伐太深寒涼太過以致中氣內虛愈見疼痛愈用苦寒而元陽虧敗逼越於外面赤唇紅望似火證而口乾不渴喜飲熱湯周身惡寒小便清長大便溏瀉脈亦浮大無力或沉遲而細飲食難進神昏顛倒致令聲如鼾睡痰如拽鋸即成喉痺真危證也惟速宜挽回元氣以遼參一二錢或高麗參四五錢用秋石三分濃煎徐徐服之痰多者加竹瀝姜汁亦可稍遲難救矣

一喉癬證凡陰虛勞損之人男婦皆有是證其候滿喉起乾痂子喉內乾焦起皮燥喉作嘔必令嘔出乾痂而後已日復一日痂作如前此係水虧火燥證也宜大滋補以水中取火法如[百八]之經驗參附理中湯以熟地重用二三兩迺為應驗尤須多服或用[百七]之十全大補湯連日投之久之漸愈倘誤實熱而妄用涼劑是速其敗矣慎之慎之

喉證忌藥

古方甘桔湯今醫一見喉疼動輙用之視為仙丹是為抱薪救火良可慨也夫喉證或虛或實無不因虛火實火上升所致須以降氣瀉火或滋陰抑陽為要殊不思甘草其性補中並不瀉

火既投其補則火愈熾病加重矣桔梗之性載葯上行葯既上行則痰與火亦必引之同上勢必喉間壅塞更加重矣故小兒驚痰大人痰火惟桔梗是最忌者又如升麻雖屬升清之味而用之於喉證反助升其痰火大為誤事更有半夏之燥烈老薑之辛辣以火益火大非所宜此五者與喉證間係匪輕故特表而出之倘不深信而執迷偏用是即欲速其危耳慎之慎之謹記謹記吾願家庭子姪兒孫輩聽吾言者當必人人康強逢吉幸勿視余人微而言輕也

又小兒喉內吞針吞釘用磁石一錢朴硝二錢乳極細末以鍊熟豬油和蜂蜜調末葯食之勿食他物俟大便時留心看之必裹在糞內而出如一次大便內不見再用葯一次必出此余驗之多矣

論齒痛證治指方

凡齒痛之病不外三因一因火痛一因腎水不足而痛一因虫痛此三者治之頗易惟走馬牙疳極凶證也何以謂走馬牙疳以牙齒脫落糜爛迅速如走馬之急疾也

一牙火痛者由於口腹不謹多食辛熱厚味燒酒煎炸致令胃府蓄熱上攻宜用[百四五]之抽薪飲或[百四六]之徙薪飲均應

一牙痛腎水虧者其候滿牙隱隱痠疼頭亦脹悶莫可名狀即語言亦難小便清利口亦不渴時痛時止係水不勝火老幼皆有之證投莫妙於[十七]之玉女煎以熟地放心重用二三兩極為神驗

一虫牙痛者亦因喜食香物過多以致牙齦有虫令人不見治宜瀉火殺虫宜用[百五一]之韭子湯再以[十七]之玉女煎一日各服一劑即愈

一走馬牙疳亦用[百五一]之韭子湯治之每日以綠豆煎湯作茶飲再查小兒門疳證條內另備有方可以參看

論鼻病證治指方

夫鼻者雖為肺之開竅而實為宗氣出入之門戶也蓋鼻受病非風寒外感即內火上升所以有鼻塞鼻衄鼻涕多而清者鼻涕稠而濁者又有鼻淵鼻齆鼻赤諸證其中有寒熱虛實之分溫涼補瀉之治不可紊亂詳列於左

一鼻塞如發熱惡寒而脈浮緊者係外感風寒疏解即愈如體虛者即用[百三七]之五君子煎加味法再加杏仁去皮尖三四錢蘇葉五七分一二劑即愈如體實者即用[三七]之羌活沖和湯即愈

一鼻衄證治詳於血證內查閱即知

一鼻涕多而清者如實因外感則體之虛實即用前法治之倘並無風寒而在老年人多有此候無足怪異即用[百四一][百五二][五十]等方調養均妙即久病後氣虛多清涕者老幼皆宜

一鼻涕稠而濁者或稍有氣味係肺陰不足虛火刑金亦不宜妄用苦寒宜以〔固五三〕之金水六君煎內不用半夏用川貝三錢再加天冬三錢

一鼻淵證由於酒食熱物肝胃受傷致令濕熱上騰津汁溶溢而下走鼻孔流出臭氣異常又名腦漏雖屬熱證究係陰虛久而不愈髓海過傷而督脈亦損督脈受病則陰陽兩虛愈久亦為難治須用高者抑之之法以〔固五三〕之經驗清化飲內加蒼耳子五錢白蒺藜一兩熟地二兩定須四五十劑方能見效不必另外更方倘右脈三部均沉遲無力又屬陽虛宜用〔固七〕之十全大補湯均須守方專服仍加蒼耳蒺藜二味

一鼻齇證均照鼻淵治但陽虛者少而陰虛水虧者十有八九捴宜滋陰補水為主如〔因十〕之養陰益氣法最佳

一鼻亦病雖無妨碍然有諸內必形諸外宜用〔固四六〕之方主之

辨遺精遺溺淋濁證治各按證指方

夫人身之精所以奉生而周於性命者也凡精之不當出者為遺其因有九或小便不自知而出或不禁而出為遺溺小便內似尿非尿似精非精而點滴難出而痛者為淋淋之有白有赤凡此皆腎經之病有為勞傷過度者有為酒色過度者有為思欲過度者有為濕熱過度者是皆無節制之法故有此數證也詳列各因治法均為應驗

一遺精有夢中注戀者此精為神動其因在心當用〔第九〕之金鎖丹加茯神三錢主

一慾事不遂而夢遺者此精失其位也其因在腎宜用〔固五五〕之倣王荊公妙香散主之

一劳倦即遺者此筋力不足其因在肝脾之氣弱也宜用〔三九〕之經驗還元飲內去牛膝加生北五味一錢搗碎主之

一思索過度即遺者此中氣不足其因在心脾之氣虛下陷也宜用〔第二〕之壽脾煎加熟地一兩主之或用〔固七〕之十全大補湯亦可

一濕熱下流或相火妄動而遺者其因在脾腎之火不清也宜用〔三七〕之倣大分清飲主之

一無故滑而不禁者此下元虛損其因在肺腎之氣不固也宜用〔第一〕之大補元煎內去當歸加炙耆四五錢主之

一秉賦本虧而精易遺易滑者其因先天單薄宜用〔九六〕之五福飲重用熟地二三兩主

一久節房事而遺者其因氣盛而滿溢也宜用〔固八〕之六味地黃湯主之

一多服寒凉遊利之劑以致元陽不固其因藥誤而遺滑也宜用〔固五五〕之方日服兩劑主之

以上皆遺精之大畧也捴之精既被遺腎無不虛徒

用塞藥必傷腎氣當以補腎養心斯為正治矣

凡遺溺之證悉由於虛經曰膀胱不利為癃不約為遺溺然此證有三如童稚睡熟而小便遺者以幼小腎氣未充常有之而無足怪異少則不須服葯多則以補腎扶脾治之惟水泉不止或中年老年而小便過多或不覺而遺者此肺氣虛極而腎不能納氣大非所宜至若大病或中風或勞心過度或房勞過極而忽然遺溺不禁者即須急治或可挽回緩則無能為力更有氣脫而大為遺溺者此則臟腑之氣全無而不在證治之列也

一童稚遺溺過多者以[百三七]之五君子煎加益智仁鹽水炒二錢黑小豆一兩數劑即愈

一中年老年忽然遺溺者此腎氣不固急宜峻補真元勿為大意或用[第一]之大補元煎加益智三錢或用[百八]之經驗參附理中湯加益智又或用[百八]之十全大補湯均為應驗

一非風證而小便遺溺者萬不可用驅風之藥惟先用獨參湯以固其氣再以[百四三]之全真一氣法內去牛膝加益智仁三錢生北五味搗碎二錢核桃肉十枚濃煎速服甚者日服二三劑或望回春切勿游移倘尤聽庸醫而遲疑莫決一至下部二陰不禁上部頭汗如雨雖盧扁復生亦難為力矣

以上皆遺溺主治之大畧也雖謂童稚無碍究屬腎虛萬忽忘況小兒無補腎一語為痛俗誤也

凡淋證與白濁之治無異如受熱者清之澁者利之下陷者升提之腎虛者補之陽氣不固者溫之外此無他法也

一淋證無論赤白而痛者宜用[三七]之倣大分清飲主之或用[百四二]之經驗苡米湯內再加生車前三錢防巳二錢赤苓二錢煎服即愈

一淋證不甚痛而點滴不巳或全是白濁數濕而冷者此下部虛弱不宜通利當用[七五]之茯苓四逆湯內加熟地一二兩甚妙或用[五十]之養陰益氣法亦屢試屢驗

以上皆治淋證虛實之大畧也

脫肛證治指方

凡脫肛一證濕熱者少氣虛者多其因不一果因濕熱必有實證實脈否則皆屬虛候不可不細加審察也詳各因於左須按條查用無不應驗

一因泄瀉日久而脫者宜用[百二三]之倣胃關煎再加醋炒文蛤錢半升麻五分主之

一因痢疾日久而脫者宜用[百二五]之萬應三方內再加升麻酒炒五分烏梅三個煎服外用五棓子五錢明礬三錢煎熱湯洗之

一因酒濕過多而脫者此由濕熱所傷宜用[百四二]之經驗苡米湯內再加槐花三錢升麻八分川芎二錢主之

一下血過多肝腎不足而脱者宜用[百五六]之補陰益氣煎內加文蛤醋炒一錢烏梅二個煎服數十劑

一因命門火虧陰中陽虛而脱者[百五七]之水中取火法極效

一因中氣不足而下陷者宜用[百九七]之補中益氣湯或[百五六]之補陰益氣煎均應騐須守方多服

一產婦用力太過而脱者宜用[百五八]之做殷肶煎加酒炒升麻三分烏梅二個煎服二三劑中病即止不宜多服

一小兒秉賦不足常見脱者須放心大胆以[百五六]之補陰益氣煎服之至少亦須十餘劑如減分兩必不投效少服亦不效

一脱肛已久如屢葯不應者即用[百五九]之熱灰更易法極效

內痔外痔證

痔瘡一證古人立名甚多辨證亦繁以余見之不外乎虛實以盡之也况今人生痔者十常六七如外痔不必服葯倘係內痔不成管則已成管即為痔漏竟有畢生不能愈者然起居一切能知隨時珍攝而以養陰之劑常時調補每多壽過古稀為養身之疾倘酒色厚味毫無節制而成痔漏作瀉腰痛並行者其脈若兩尺浮洪沉空者即為危篤之候外痔雖虛而亦無碍內痔捻由用心太過思慮太多非一朝一夕所傷也詳列於左

一外痔未成管者宜用[百六十]之方洗之

一內痔已成管者即用[百六一]之方為丸或用[百六二]之方亦可然必須養陰補血之劑不離服之如[百五六]之補陰益氣煎[百六十]之養陰益氣法又如[百卌八]之養营湯均屬應騐之劑不必游移放心多服倘誤用寒凉剋削等劑必胃敗而危篤矣

辨小便不通

經曰膀胱者州都之官津液藏焉氣化則能出矣蓋有化而入而後有化而出無化而出必其無化而入是以其出其入皆由氣化非單言出者言氣化也然則水中有氣氣即水也氣中有水水即氣也凡病小水不利者實證易治虛證難明實證而用通利凉瀉之法人所共知惟氣虛而閉者必下部虛寒氣不化水水蓄不行以陰中既已無陽而欲强為通利能無甚乎見此證者不可不細察虛實也

論小便不通證治指方

一膀胱有熱或肝腎實火不清而小便閉者尺脈洪數溺管必疼或點滴澁痛等證宜用[三百七]之做大分清飲加味法或用[百四五]之抽薪飲或[百六八]之滑石散均以綠豆二兩同煎皆為應騐空心服之火退自通

一膀胱因氣不化水而小便不通者有氣實氣虛二證如氣實而閉者或因暴怒鬱結氣凝壅塞不通此必有外證因事可混宜用[三百七]之做大分清飲投之或用[二百九]之六安煎探吐之均效但吐法極妙蓋以上竅開則下竅自利也

一膀胱氣虛而小便不通者皆由下元虛損或用心過度而子午不交莫妙於[百七九]之加減金匱腎氣湯最為相宜若疑方內桂附不敢輕用豈知下元虛寒得寒愈凝得熱即行舍此無以直達膀胱而使水因氣化也倘下元不甚寒而因氣虛凝結不通者則又以[百九十]之補中益氣湯探吐之亦妙總之因虛者不可徒事通利為要

一通治男婦老小體素虛弱或久病後或勞心後並無火熱等證而忽然小水不通者莫妙於[三百四]之雲雷鼓蕩法此余經驗甚多細閱方內所論當知理之所在也

辨大便不通

凡大便不通非陰結即陽結也二者足以盡之蓋陽結為邪氣有餘宜攻宜瀉陰結為正氣不足宜滋宜補是有火者便是陽結無火者即屬陰結不得以大便不通而即以硝黃大進當深思此二說耳

論大便不通證治 指方

一大便不通如年壯力強而又因暴病閉結者果有火證火脈兩憑宜用[三二]之經驗承氣湯或[三三]之六一承氣湯亦可

一傷寒證大便五六日不通者如果口燥舌乾脈證兩憑實係邪入陽明胃有燥糞當於傷寒類查用諸承氣法倘無的證未可妄下

一久病後便閉或素係虛弱勞心之人而為閉者其中有陽虛陰結陰虛陽結之分何謂陽虛陰結蓋命門火衰則下焦陽氣不行陽氣不行則不能傳送而陰寒之氣凝於下此陽虛而陰結也當益其火而陰凝自化宜用[六部]之右歸飲或用[第一]之大補元煎以益其陽而自通矣何謂陰虛陽結蓋腎陰不足則下焦精血枯槁精血枯槁則津液不行而虛火之燥結於下此陰虛而陽結也當滋其水則火制自化宜[六部]內之左歸飲或[九八]之滋陰潤燥法或[百八]之六味地黃湯均屬應驗

一通治男婦老幼除實熱證外而大便不通者莫妙於[三百平]之生血潤腸法此余獨得屢應之方百發百中

一凡老年中年人而大便每多欲解不解似閉非閉或經旬日而登圊屢屢或止些些須而不能通暢者無論男婦皆係脾腎血虧宜用[百五六]之補陰益氣煎或[三一十]之潤腸湯或[三一三]之通幽湯均為應驗

辨明非風證俗誤中風中痰證論

非風一證即今醫動輒所謂中風中痰也內經所謂厥逆即今之所謂中風然而實非中風也因此證多見人卒倒昏迷語言蹇澁即謂之中每每妄投導痰滾痰疎散驅風之劑余歷見若輩施治而難於挽回者悉由大半慣用此等庸法恬不為怪殊

不思内經所言諸風者皆由外感風寒其病在臟解散即愈而並無卒倒昏迷之狀若果卒倒昏迷語言蹇澁口眼歪斜痰涎壅盛無不因七情所傷既為七情所傷可知病已在臟自内之外内已受傷而外又從而表散則内外皆虚何能望其生機也夫此等暴急之證原因腎水早虧肝無所養以致肝木虚邪侵犯脾土脾主四肢所以手足拘緊抽搐也且脾又主濕濕則生痰腎屬水水泛為痰脾腎既虧所以痰涎壅盛肝在下胃在中心肺在上肝邪犯上胃陽自然上逆逆則痰動生痰在脾貯痰在肺痰隨虚邪而上犯必令神昏失守陰陽混淆焉得而不昏迷凡此等證先以真陰不足復由内外勞傷更或有隱衷所觸以損積傷之元氣尚堪再加消散而人不悟者良可憫也所以行氣化痰之藥須斟酌佐用不可孟浪関係非輕詳列於左

非風急治兩可證附方

一非風之脉遅緩者生急數弦大者死

一卒倒危急不醒但察其有無死證如無死證又無痰湧但扶正掐其人中自然漸醒或開水或薑湯徐徐灌之俟甦醒時再察病源治之

一痰氣俱無獨鼻孔之氣尚微細者急以獨參湯或薑湯灌之倘無參者即用熟附片一兩即將開水泡兑生薑汁灌之不可高声大呼及動哭声使病者心不慌亂冀其回春宜低声緩喊吉

一痰湧甚者或用滚龍丸一丸調服暫開其痰如痰不甚湧者萬不可用

一昏迷氣喘不醒人事則用淡姜湯調蘇合丸一丸暫開其氣如氣不甚滿者萬不可用

一牙関緊閉久不醒事者則用[三八五]之通関散少許吹入鼻内有嚏者可治無嚏者難治或用皂角為末撚紙燒烟冲入鼻内亦可

一遺尿不自知者此腎氣虚脱最為危險急用[百八]之經驗參附理中湯再加上肉桂二三錢去皮研末冲服

以上諸證皆在兩可之間惟望其應藥則吉也

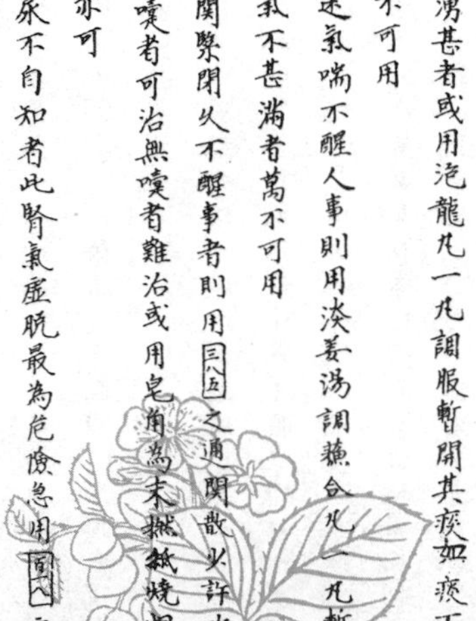

非風不治絶證

一氣大急大喘失聲面灰白而脉浮大無根者肺腎氣絶

一神脱氣脱昏沉不省面赤黑者心臟氣絶

一眼閉不開急燥擾亂面青灰白囊縮遺尿者肝臟氣絶

一痰涎壅甚吞吐不能呃逆不止者脾胃氣絶

一周身冰冷二便不通或泄瀉不禁聲瘖不出腎臟氣絶

一口開眼閉手撒遺尿直視頭搖髮直珠汗或聲如鼾睡昏迷不醒面鼻山根青黑皆絶候也

論治非風證附半身不遂麻木不仁等證指方

凡非風證男婦老幼皆有之然惟中年老年極多以内經云人

至四十以後陰氣自半（半者即衰之謂）或以年力衰邁氣血將離或以情志不遂陰陽怫鬱如人係明白即或偶有昏迷但當急培其本即以[第一]之大補元煎再加製首烏一二兩日服二劑連日投之屢試屢應倘惡寒甚舌胎淡白而滑或灰黑而滑並不口乾小便清利者又屬命門火衰必用[百八]之經驗參附理中湯內重用熟地二三兩放心大胆投之立見回春或用[百四三]之全真一氣法均妙倘外證口渴舌乾唇焦眼赤人雖昏迷而喊問明白難於言語周身發熱痰亦稠濁二便不利或小便短黃等證亦惟[三二]之加減一陰煎或用[三八]之做化陰煎加味法均屬余之歷驗甚多者揔宜日進兩劑連日投之非数拾劑不能收功倘誤聽庸俗而逐日更方亂投或見痰多而導痰或見熱多而退熱或見口乾而妄用寒凉或見語蹇澁而妄用全蝎姜蚕或見大便閉結而妄投大黄芒硝只實或誤認脉之浮大而虛為表有邪或為認脉之沉数無力為裏有熱今補明瀉今温明凉更有急則治其標一語不知誤盡許多似此等者再未有不速其危也庸俗淺見之醫與之議論反誤大事蓋以少見多怪故而慎之

凡半身不遂四肢無力掉搖拘攣者皆肝腎虧損之候如樹木衰去一枝而津液不到即一枝枯槁是即人之血運不到也經云掌受血而能握足受血而能行是也又曰治風先治血血行風自滅宜大滋陰血為主即用[三三]之做三陰煎加倍連日投之非百餘劑不能奏效倘汗多而氣短少者則又當用[百五七]之水中取火法或用[三五三]之神應養真丹余以此数法治愈者頗多非守專方非用重劑斷不能也

凡麻木不仁不知痛癢者均屬氣血兩虛蓋麻屬氣虛木屬血虛麻木不仁氣血俱虛血行不到所以痛癢不知或左或右或左右均病均屬氣血萬勿以俗云左屬血右屬氣之說又勿泥於男左女右輕重之說皆庸俗之語無稽之談當思內經云營氣虛則不仁衛氣虛則不用營衛俱虛則不仁不用其議可知矣凡此等證悉由元氣內傷或勞碌過度或酒色過傷或風濕暗傷或痺癘暗傷正氣日薄虛邪日深揔以培養元氣萬〻不可認作痰治且人身之痰並非另有一種之物是知痰即液也血也元氣足則化液化血不足則化濁化痰必察其生痰之源治其生痰之本斯為高手揔莫妙於滋其化源如[四五]之扶脾養元法加熟地二三兩連日大進数十劑後自然見功萬不可行氣化痰自貽伊戚或用[第二]之壽脾煎或[三五三]之神應養真丹均應近時有治此證用雷火針太乙針者以此火針而治一時之風寒施之於強壯者未嘗不僥倖取效若用之於此等大虛之證則大不通萬勿為此等孟浪荒唐者惑之余見因此治死者甚多試思水既少

炙防党五钱　焦术四钱　雲苓三钱　炙草二钱
法半夏三钱　廣皮二钱　姜三片紅棗五枚煎服

辨厥逆證即俗謂中風不語證共十一條指方

經曰志不足則厥又曰腎氣虛則厥其厥為何厥者奪也以內奪謂奪其五內之精氣也蓋氣之於血并走於上即為大厥厥則暴死氣復反則生不反則死此症今人所謂卒倒蹼跌之中風不語之症也所言中臟中腑者皆屬荒謬勿謂沉感蓋厥則目無所見者以其陽氣并於上陰氣并於下水火不相交接故目無所見也肺氣上迫不能降腎氣下洩不能升金水不相接續故不能語言也魂藏於肝痰動於脾土木紊亂兩相交爭故昏眩而不識人也臟腑陰陽之氣內室操戈故脈來急促也如此者均屬氣血敗亂大為不足之證當此之時陰陽將已離散有何為痰有何為火也夫此證當知其源或因膏粱過度酒色過傷而受病之源在脾腎也或因乍逆悲憂或因久鬱愁結而受病之源在肺也或因情志不遂鬱怒莫伸而受病之源在肝也或因順適太盛喜事過多而受病之源在心也凡此皆由內傷自內外者之證不急治其內而徒治其外不亦大謬歟総以各厥證治詳具於左質諸通人則可質諸庸俗則誤耳

一大厥如人事不知昏迷不醒牙関緊閉者當以前急治非風證救之俟甦醒時再為投药如脉復甦醒急用【第一】方服之

一寒厥四肢清涼二便自利人似惺々懞々似明白非明白之狀其脉微細或數而無力畏寒喜熱脈與證應者皆真寒之厥也宜用【百八】之經驗附子理中湯主之倘外雖似寒而脈見沉數有力口氣薰蒸或有臭氣大便秘結小便短黃腹上以冷水浸巾覆之得安者雖外著厚衣此係假寒真熱之厥經云熱深厥亦深熱淺厥亦淺倘誤治以寒證而投以辛熱之劑正如火上加油必大誤事宜用【百四六】之抽薪飲或【三六】之養陰退陽法均效

一熱厥必先多熱煩躁不寧人須昏沉必喜飲冷脈亦沉數有力大便堅閉面赤唇紅此真熱厥也當以【六七】之局方犀角地地黃湯或【四三】之加味人參白虎湯均效倘外面實係畏寒手足似冷似熱或面青口乾或目赤頭汗忽飲冷飲熱其脈或浮數無力或沉弦無力不耐重按者即屬真寒於內陽越於外先以姜汁兌酒試之如不吐即係中寒而外假熱也當用【七三】之四逆湯緩緩進之如服药稍安即以【七五】之茯苓四逆湯數劑即愈

一氣虛而厥其人必素係體弱操勞過度偶有過慮忽然卒倒面白神昏呼吸微細脈必弦細無力周身微冷似明白非明白問之能點頭指物能認識此氣厥證也急宜【九八】之人參養营湯加倍煎服或用【百七】之十全大補湯均屬大效愈後

即用[四一]之人參桂附膏速補之

一氣實而厥其人素亦健狀或因偶爾大怒氣極而厥者昏迷不醒經曰大怒則形氣絕而血菀於上即此類也令其緩緩甦醒以[百六三]之排氣飲先順其氣然後用[百二八]之經驗舒肝理氣法服之數劑全愈

一因怒傷氣而厥後氣平致真氣傷者其人或困倦神疲懶言乏力氣不接續足見氣分本來不實又因此受傷其虛可知也即不宜再行調氣調之愈傷宜用[三九]之經驗還元飲查閱加減主之

一血厥證或因一時大吐大崩或大下血皆令發厥脈亦虛細無神急宜先煎人參一二錢提之或党參一二兩亦可俟神定後以[百五六]之補陰益氣煎加重人參日服兩劑不可盡用血分之葯以幾微之氣忽爾散失陰無所主也倘再用寒涼必速其危矣

一色厥證有二一曰暴脫一曰動血凡色厥之暴脫者必因其人本虛偶因奇遇而勉力為之者有之或相慕日久而縱情肆慾縱有之故於事後氣隨精去暴脫不返宜急掐人中仍令女人摟抱在上兩口相對以使煖氣噓通令接其氣切不可鬆手畏醜而放手放手萬不能救速用獨參湯灌之或速用燈火數十燋灸其肛門之下腎囊之根處以復陽氣第此事臨時慌張故多不能救者然此以即病者言之實不多見其有不即時病者而為病死者則實多也何以言之以其精洩過多精去於緩而氣亦脫於漸故每於房慾二三日後方見此證因其病不在即每多諱而不言而不知中年之後每因此受病者是皆所謂色厥也庸醫誤為中風中痰而治死者誠謂冤沉海底此等證當其尺脈無神十有六七急宜大補命門陰精如[百七]之十全大補[八一]之回陽救急[百八]之經驗參附理中等方皆可速用以圖挽回必要日服二三劑不可游移若稍遷延必誤事矣

一色厥之動血者以其慾火上炎血隨氣上必其情慾過極不能盡遂其意或大吐血或鼻衄不止或汗出不止或喘急眩暈此皆陰火上衝先以[三六]之經驗抑陰煎暫抑其勢旋即以[百四三]之經驗全真一氣法日夜不斷大劑救之倘血厥不止而再危者非用[百八]之經驗參附理中湯必不能救待其勢定仍以[百四三]之方一日一劑必數十劑始得復元

一痰厥證無論男女老幼或因偶爾外感一時痰壅昏憒葯不能進或開或吐先行其痰得通然後察其因寒因火而治之如因火者以[百十二]之清化飲或[百四五]之抽薪飲均效如因寒者以[六十]之養陰輕解法或[五九]之做大溫中飲均為近時之大應驗也

一酒厥之證極多或素係大量而一時過飲或素不善飲而一時強飲或大醉後為事觸怒或年力就衰或秉賦素薄或大病之後尚未復元而高興強飲以致卒倒昏迷不知人事急用綠豆搗碎以開水沖用筷即速絞涼灌之或用藕汁灌之先抑其熱大忌姜湯俟甦醒後即以〔三二〕之加減一陰煎或用〔九八〕之滋陰潤燥法內加枳椇子四錢均宜

一崇厥之證其人平日無病或偶然乘夜外出或即在屋內忽然跌蹼昏迷不知人事面青痰壅四肢冰冷此係精神素虛為崇所觸急以病者之左角頭髮間燒燈火一狀以回其陽再以姜湯緩緩灌之俟稍明白時即用〔八二〕之回陽救急湯或用〔九七〕之姜附湯均效

陽痿證論

經曰二陽之病發心脾有不得隱曲女子不月二陽陽明胃土也土藉火生胃由脾運今病發心脾是火不能生土脾不能運胃也二陽為水穀之海精血之所資生有不得隱曲者男子精虛不得為房幃之隱曲也女子不月者女子血虛月事不以時下也又曰思想無窮所願不得意淫於外入房太甚宗筋弛縱發為筋痿及為白淫思想無窮所願不得則怫鬱於內肝氣傷矣意淫於外者其意淫縱於外不靜存也入房太甚宗筋弛縱者房勞過度陰器衰弱也夫入房太甚則為筋痿相火不寧則為白淫也又曰陽明虛則宗筋縱陽明胃府主潤宗筋故陽明虛則宗筋縱縱者不能束骨而利關機所以不能舉也又謂諸痿起於肺熱又謂治痿獨取陽明是則兩說何所從違也然細繹經文實為至理蓋肺金體燥居上而主氣畏火者也脾土性濕居中而主四肢畏木者也火能炎上若嗜慾無節則水失所養火無水制則肺得火邪而熱矣木性剛急肺受熱則不能管攝一身脾傷則四肢不能為用而諸痿作矣諸矣者謂脈痿筋痿肉痿骨痿者是也何謂脈痿心息脈心病於內而血脈即應於外心臟之氣血升降不能自如則脈痿矣脈痿則脛骨不能任地也脛骨無力由於心氣不與腎交也此為脈痿何謂筋痿肝息筋肝藏血肝病於內則血液竭而筋膜乾則筋無血養筋枯則筋急而拘攣甚至麻木不仁不用麻屬氣虛木屬血虛氣虛則不仁不仁者不為我用也血虛則不用不用者不知痛癢也如不仁又不用是以偏枯癱瘓半身不遂諸病名作矣即男子莖物屬肝之經絡是筋痿者生於肝之內使也此為筋痿何謂肉痿有漸於濕居處相濕以水為事若有所留則肌肉濡潰痺而不仁痺者閉也血氣凝濇不行也痺之為病或痛或不痛不仁痺而不仁發為肉痿肉痿者得之濕地也此為肉痿何謂骨痿如經云有所遠行則身體勞倦復逢大熱則津竭而渴渴則陽氣內攻陽氣內攻則熱舍於腎腎者水熱則其應骨今水不勝火則骨枯而髓空是以足不任身周身無力而兩足不能行矣是骨痿者生於大熱也亦或生於腎虛也腎虛之源生於大熱者十之三四生於房幃者十有六七此為骨痿痿之為義如委棄不用之意舉動不能陽痿者即莖物不能舉動也夫男子陽痿不起者多由於命門火衰精氣虛冷或七情勞倦損傷陽氣或濕熱熾盛以致宗筋弛縱而為痿弱者譬如酷暑時則諸物綿萎經云壯火食氣亦此謂也陰陽應象大論云壯火食氣少火生氣壯火者亢盛之火即相火也相火過旺可以散氣故曰壯火可以食氣也少火者和緩之火即君火也君火以旺可以生氣故曰少火可以生氣也二火貴得其平即陰陽亦貴平耳

陽痿證治指方

一命門火衰精氣虛寒而陽物不舉或下部極冷而為陽痿者宜用〔六部〕之右歸飲或用〔百五七〕之水中取火法均須多服必能大驗如妄用助興之葯雖強助一時而元陰愈竭矣戒之慎之

一火不甚衰而陰氣薄弱者或一時難舉或舉不甚久者亦為陽痿不宜過服熱藥宜用[六部内]之左歸飲或用[三五]之做歸腎元法或[百五六]之補陰益氣煎或[四一]之經驗人參桂附膏倍用熟地均可用之以多服為妙

一因憂思驚恐過度者致令脾腎虧敗肝氣受傷而為陽痿者必須大開懷抱方得振興徒資藥力終難見效宜用[九六]之五福飲内加枸杞菟絲各三錢或早用[四五]之扶脾養元法一劑晚用[六四]之做寧志膏加味法一劑每日如此以百劑後當強壯而起色矣

一肝腎濕熱以致宗筋弛縱而陽痿者當察其必有火證火脈内外相符方是濕熱之害即屬如此亦不可盡用苦寒瀉之當知腎無瀉法也宜用[三六]之養陰退陽法或[百八]之六味地黃湯或[三二]之加減一陰煎均極穩妥

脚氣證論

經云陽受風氣陰受濕氣（風為陽邪故陽受風氣濕為陰邪故陰受濕氣）又曰傷於風者上先受之傷於濕者下先受之（陽氣在上極則乃下陰氣在下極則始上凡陽病者上行極而下陰病者下行極而上故傷於風者上先受之極乃下也傷於濕者下先受之極乃上也所謂上病下取下取上取是也）令時脚氣之證古無此名即經之所謂痺也（痺者閉也血氣凝滯不行有風寒濕三氣之痺六臟六腑皆有痺證痺之為病或痛或不痛或不仁或寒或熱或燥或濕皆為痺證以氣血不和故也）其有縱緩不收者即經之所謂痿也甚則痛而上衝者（俗謂脚氣上衝之證）即經之所謂厥逆也且脚氣本水濕下壅之病而實非陽邪外感證也（腎屬水脾主濕脾腎之氣不得上升而壅滯於下故脚壅而痛）治此證者純用補劑愈助其壅純用通劑愈耗其元總宜相其虛實於滋補中而以宣通之味斡旋之則無論謂之痺證可謂之脚氣可斯治之得當耳

脚氣用藥論

凡治脚氣之藥如活人等書云服補藥及湯淋洗者皆醫之所禁也此亦一偏之説耳蓋補有宜禁者以邪壅氣實秉賦素強受證亦實是補之當禁也淋洗有宜禁者以明受濕或居處濕地或身被風雨未曾疎散而濕邪壅於下部又或皮膚明見濕瘡是水濕淋洗之當禁也如果下部虛寒沉軟沉細之脈或因病後或因血虛不能營筋或因氣虛不能運用豈尚堪禁補乎又若寒邪濕熱壅結不散而為腫為痛者最宜辛香蘇散之藥煎湯薰洗則退邪極速豈禁洗乎總之補以補其弱也洗以逐其滯也夫何禁之有但用藥貴乎靈通補瀉相其虛實如蒼术白术防己南星以去濕羌活獨活木瓜檳榔行氣利關節以去壅佐木通牛膝以引經當歸生地以和血熟地淮藥以補精此必用之藥也變通活法無一定也是活人等書所言治此證之法而一味破耗投之施之於實證則真可活人若施之於虛證吾當謂殺人耳讀書用藥臨證治病總須揣情度理萬勿膠柱鼓瑟為要余諄諄告誠無非為家庭計實難與俗醫言也

脚氣證治指方

一脚氣有因寒濕外侵而成者其證疼痛拘攣惡寒清厥脉多弦細重按又兼緊象者宜溫經除湿為主如〔二五八〕之鷄鳴散或〔三一〕之五積散或〔五一〕之消風百解法或〔二五九〕之立效散或〔二六十〕之當歸拈痛湯皆可擇用

一脚氣有因湿熱内蒸而成者多因酒食不節其證必煩熱多渴脉見滑数而沉部有鼓指之象又或二便不利治宜利湿清火為主如〔百四三〕之經驗茯朮湯或〔二六二〕之做防已飲或〔二六三〕之加減桂柳湯及〔二六三〕之小續命湯均屬可用

一脚氣凡屬实邪者壅盛腫痛二便秘結腰脊脹疼胸膈飽悶脉来洪大而实治宜疎導通利為主如〔二六四〕之羌活導滞湯〔二六五〕之枳实大黄湯〔五八〕之清理導滞法〔八三〕之清理觧痛法皆可斟酌用之

一脚氣凡屬虛邪者或因病後失調或因憂思隱憾或因感慨暗悲或因劳慾不節或因酒後拂意或内有虧損而外有脚氣者蓋脾胃肝腎之脉皆出於足邪則乘虛而入故肝虛則筋病腎虛則骨病脾虛則肌肉病胃虛則宗筋病或脚膝無力或癱瘓頑木或遍體疼痛或兩脚疼脹異常二便不結口乾不渴懶言少食煩躁不寧皆屬陰虛之證急宜滋其陰血而肝得所養其痛自除宜用〔二五三〕之神應養真丹或〔百八〕之八味地黃湯以毋〔二五四〕之虎骨酒空心隨量飲之不必過醉如痛甚不能落地者當用〔二五七〕之加味地黃湯主之其痛處外用〔二五六〕之敷葯方敷之無不見效但此證必宜平日養氣使心氣和平而营氣調暢自然易愈倘急躁之性不除此病竟難全可久之筋縮液乾必致痿痺不仁而步履維艱則成癈人矣病者治者可不慎欤

辨腫脹氣水虛實總要

凡腫脹之證分臟腑分水氣分虛实如五臟之脹心脹者心煩短氣卧不安肺脹者虛滿而喘欬肝脹者脇下滿痛引小腹脾脹者四肢煩身重卧不安腎脹者腹滿引背央央然腰痛此五臟之脹也六腑脹者胃脹者腹滿胃脘痛鼻聞焦臭不思食大便難大腸脹者腸鳴而痛飧泄不化小腸脹者小腹䐜脹引腰而痛膀胱脹者小腹滿小便癃閉三焦脹者氣滿於皮膚中輕輊然而不堅胆脹者脇下痛脹口中苦善太息此六腑之脹也其次分水腫氣腫酒腫色腫虛腫實腫可治不可治之證均詳於左宜細玩之

水腫證治指方

凡水腫之證按之窅（音查深也）而不起此其水在肉中如糟如泥按而散之猝不能聚此其候也蓋水之為病多屬陰證陽旺則氣化而水即為精陽衰則氣不化而精即為水是水之不能化必

因氣之虛豈非陰中無陽乎此水腫之病所以多屬陽虛也必當速救本源庶保萬一盖以此證分而言之則脾肺腎三臟相連而病合而言之而病本皆歸於腎故凡治腫者必先治水治水者必先治氣氣不能化水必不利惟下焦之真氣得行始能傳化下焦之真水得位始能分清據莫妙於[百七九]之薛氏加減金匱腎氣湯誠對證之方極為大效其方內之妙處者何如用附桂者以化陰中之陽也熟地山葯牛膝以養陰中之水也茯苓澤瀉車前以利陰中之滯也能使氣化於精即所以治肺也補火生土即所以治脾也壯水通竅即所以治腎也此方補而不滯利而不滑其應如響實無出其右者且脾土非命門之火不能生肺氣非命門之火不能化人知土能制水而不知陽實治陰人知氣化為精而不知精化為氣也虛則補母正此謂耳又有素係陽盛而三焦多火病為水腫者其證必煩渴喜冷或面赤便結頭面諸腫或脈見滑實此濕熱相搏陰虛之證也而附桂辛熱之葯又不可投宜用[百八]之六味地黃湯加牛膝車前麦冬各叁錢大劑服之均須守方多服難圖速效

氣腫證治指方

凡氣腫之證其色蒼其內堅其脹或連胸脇或隨按而起無窅形者此其候也盖腫有氣虛氣實之別如氣實腫者必大便鞭結小便紅黃脈滑有力形色紅黃氣息粗長此氣實之腫也經曰中滿者寫之於內宜用[百八十]之做廓清飲主之然必察其果係實證方可投之倘非實證不可妄用如氣虛之腫者必大便沛溏小便清白而脈見浮弦微細重按無力形容憔悴声音短促此氣虛之腫也經曰足太陰脾虛則皷脹也急宜速培元氣以救根本如[四五]之扶脾養元法[百八]之經驗參附理中湯以及[百四三]之全真一氣法皆為大應之劑再以[百八一]之神香散日服三次與煎葯間之再無不愈人謂单腹脹無一能生余以此法治愈者亦復不少但萬不可圖速效據須數十劑或百劑方得見效至若古方之舟車丸神祐丸巴豆丸感應丸名色雖美皆大攻大伐之葯施之於藜藿勞力之輩間謂神方用之於膏粱勞心之人則為鬼路可不慎歟

腫脹險證

凡水腫先起於腹而後散於四肢者可治先起於四肢而後歸於腹者難治○掌腫無紋者死○大便滑泄水腫不消者死○唇黑唇腫齒焦者死○臍腫突出者死○缺盆骨平者死○陰囊莖物均腫者死○脈絕口張足腫者死○足附膝腫如斗者死○壯上青筋大見瀉後腹腫者死○男從身下腫上女從身上腫下皆難治即俗謂男怕穿靴女怕戴帽者是也

積聚癥瘕括要

凡積聚之病男婦大小皆有之惟婦人得此證者極多諸書辨

又曰肝之積名曰肥氣在左脇下如覆杯有頭足久不愈令人發欬痎瘧連歲不已○心之積名曰伏梁起臍上大如臂上至心下久不愈令人病煩心○脾之積名曰痞氣在胃脘覆大如盤久不愈令人四肢不收發黃疸飲食不為肌膚○肺之積名曰息賁在右脇下覆大如杯久不已令人洒淅寒熱喘欬發肺壅○腎之積名曰奔豚發於少腹上至心下若豚狀或上或下無時久不已令人喘逆骨痿少氣當如之

論亦繁學者亦難了然於心余以淺近譬之蓋積者如日積月累推之不動按之不移痛有定處也聚者聚散無常有時而聚有時而散痛無定處也癥者有物可徵之謂癥推之不能動也亦屬於積瘕者假也假物成形之謂瘕推之亦能動也亦屬於聚總而言之不外乎氣血二端推之不動者其病在血推之能動者其病在氣審脈之虛實人之強弱攻之補之相機而行至若在臍之左右者為痃在兩脇之間者為癖在小腹而牽引腰脇者為疝此三者痛即現不痛即不現也難經以積為陰氣聚為陽氣是無形之聚其散易有形之積其破難治此證者當詳審脈之虛實人之強弱年之老狀不可孟浪也

論積聚虛實證治指方

凡治積聚之要全在乎攻補得宜而攻補之宜又當於孰緩孰急中辨之如積聚未久而元氣未衰故不容緩〻則內勢猖獗當速攻之所謂除暴安良者是也倘積聚日久元氣漸虛若一味攻之而積氣本遠攻不易及胃氣切近先受其傷愈攻愈虛是不能死於積而死於攻矣每治新病實邪者急攻無難惟治久病虛邪者緩治不易緩治者何只宜專補正氣養胃扶脾和肝滋腎以固其本使主氣日強經氣日通則積痞自消經云養正邪自除是即萬全之策即治諸病屬虛者亦宜於此

一堅積氣實者審其脈實視其體強趁此攻之如[三九]之秘方化滯丸或[二三]之赤金豆[二五]之百順丸之類皆攻剋之極竣者也又如[二一七]之陳米三稜丸[二八]之溫白丸[二四]之太平丸[二一五]之勝紅丸[二一六]之助氣丸之類皆攻剋之次者也其中有以丸方而減分兩作煎劑者已於方內註明須詳察而善用之

右八方雖為治積聚之攻法總須詳察其受病未久元氣未衰方敢用之潔古云壯人無積虛人則有之脾胃怯弱氣血兩衰六淫有感七情有傷皆能成積若徒以磨堅破結之藥治之病雖去而人已衰矣然攻法不得不備未必全無實證誠恐用時則暫快藥過則依然氣愈消病愈大有何益哉故治積聚者當先養正則疾自除譬如滿座皆君子縱有一小人自無容地而去但令其真氣實胃氣強積則消矣治積之法全在乎相其邪正虛實而詳審之斷不可孟浪造次慎之慎之

一無形氣聚時作時止者如[百七]之神香散[三十]之服蠻煎以及[百三]之經驗排氣飲加味法皆可擇用愈後以[四五]之扶脾養元法或[四十]之養陰益氣法以多服為妙

一凡脾胃不足及虛弱失調之人多有積聚之病總宜培補脾腎或用[百三七]之五君子煎加味法再用[百七]神香散間服或

用〔百五〕之七補三攻法所謂養正積自除也

一凡堅鞕之積不受補藥者或外用〔目〕之阿魏膏或〔目三〕之琥珀膏或〔目三〕貼居琥珀膏或〔目四〕水紅花膏之類以膏藥攻其外再以乾桑枝燃火於患處照之令火氣內透以通其內然治堅硬之積非此不消午後以〔百二九〕之三補七攻法服之每日一劑其桑火照法仍一日一次照時避風然治新起未久之積而體強壯者用之虛弱者不可妄用

欬嗽證論

欬嗽之證內經言之固詳而初學難於領畧即巢氏亦有十欬證陳氏亦有三因證其說亦繁余撮其要而言之夫五臟六腑皆令人欬非獨在肺不過由於肺之傳耳欬者有聲而無痰嗽者有痰而無聲有聲有痰則謂之欬嗽也其證非外感即內傷外感者多實邪內傷者盡虛邪蓋外感之欬其來在肺故必由肺以及諸臟然肺為本而諸臟為標也內傷之欬先傷他臟故必由他臟以及於肺當以他臟為本而肺為標也經曰治病必求其本正此謂也且外感之欬其來也暴內傷之欬其來也徐外感欬嗽或溫或散治之頗易內傷欬嗽必和必補治之較難老少男女欬分虛實清沸稠濁痰辨陰陽痰欬在可治之間乾欬多不治之證須察脉聽聲宜問明久暫老弱妨其喘促嬰兒妨其驚風孕婦妨其動胎幼女妨其經閉欬嗽一證可輕視哉

欬嗽證治 指方

一外感欬嗽無論四季男婦老幼悉由隨時風寒客於肺中莫妙於〔四三〕之六安煎一二劑即愈若年老而素係陰虛者先服大安煎之後再用〔百五三〕之金水六君煎連服數劑無不應驗倘內有火證所欬之痰稠濁異常舌胎黃白相兼而口微渴者亦宜先用大安煎投之再用〔十七〕之玉女煎一二劑即愈或用〔百三〕之清化飲亦可此數方每治外感欬嗽者屢試屢應均稱神劑

一內傷欬嗽其來日久其欬日漸或因五臟之氣分受傷則自上而下由肺內胃而腎中之虛火復刑於肺或因五臟之精分受傷則自下而上由腎由脾以極於肺倘精氣俱傷而肺腎俱病他臟更屬不免所以勞損之欬最為難治最為纏綿正以病在根本診治不易為力也然治上者必從下取治下者必從上取當知氣中有精精中有氣斯可以言虛勞之欬嗽矣然辨之之法必得以外證察之脉象憑之倘外證並無燥象唇青而白脉見虛弦重按力薄所欬之痰清沸或淡味或辛味而病者朝輕暮重（陽虛喜陽肺上半日陽氣正旺以陽氣帮扶病人故朝輕而暮重也）且不時惡寒喜煖此氣分受傷之欬也宜用〔百五六〕之水中取火法或〔二三三〕之理陰煎放心多服萬勿游移倘寒之甚者則又當以〔四十〕之經驗回陽飲與前方相間服之必數十劑後

始能漸愈○倘外證頗有燥象唇紅面赤脈見弦数重按頗燥及至重按附骨而力又薄所欬之痰稠濁或鹹或臭而病者朝重暮輕陰虛喜陰助下半日陰氣正旺而以陰氣帮扶病人故朝重而暮輕也且不時思熱喜涼此精分受傷之欬也宜用〔八八〕之滋陰潤燥法或用〔三二〕之加減一陰煎或〔四十〕之養陰益氣法或〔三五〕之做歸腎元法均為對證之方多服自愈倘燥之甚者即以〔三六〕之經驗抑陰煎與前方相間服之百發百中

一乾欬無痰之證聲亮者易治聲啞者極難或因誤服寒涼過甚或因已病而起居不謹病勢至此無論有火無火而臟腑之受傷已極倘再治不得法再用苦寒是速其亡也且肺屬金金空則鳴金破無聲倘聲已啞而肺金之氣將已憊矣凡此等證於一切辛香動竄之葯毫不可犯惟宜至靜至純之劑以生精潤燥為主稍用辛散必致汗脫稍用瀉利必致下脫診其脈必弦細而微察其色必日經屢變惟以上半日用〔百四〕之秋露飲一劑夜間用〔三九〕之經驗還元飲一劑每日如此煎服再用〔三八一〕之經驗既濟膏每夜五更後用開水冲化一兩臨睡時冲化一兩服至一月之久能飲食畧加聲音畧開方可望其生機耳此證近時甚多余亦活人不少照此治法成敗亦無悔也

危逆證論 兼明五臟

宣明五氣篇曰五氣所病心為噫肺為欬肝為語脾為呑腎為欠為嚏胃為氣逆為噦為恐大腸小腸為泄下焦溢為水膀胱不利為癃不約為遺溺膽為怒是謂五病五氣所病者五臟本氣為病也病氣在心則為噫噫微噯也病氣在肺則為欬欬氣上逆也病氣在肝則為語語多言也病氣在脾則為呑呑舌本不和也病氣在腎則為欠為嚏欠者陰陽相引嚏者陰出於陽也此五臟本氣不和而為病也五臟不和則六腑不利故胃病則為氣逆不能上出於肺則為噦噦呃也不能下交於腎則為恐恐戊癸不合也大腸小腸病則為泄泄水穀下注也下焦病不能決瀆則從溢而為水膀胱病則氣滯而為癃癃小便不利而閉也氣虛不約則為遺溺胆病鬱而不舒則為恐此五氣為病波及於六腑也凡此是謂五病所謂有諸內必形諸外宜細心察之呃逆之證即經云胃為氣逆為噦為恐是也噦者即呃逆也非欬逆也欬逆者欬嗽之甚者也非呃逆也今醫忘以噦即乾嘔殊不知乾嘔者無物之吐即嘔也非噦也又云欬逆即噫也殊不知噫者食飽之息即噯氣也非欬逆也當以此為謂勿隨俗醫所言擬之呃逆一證有兼寒兼熱者有食滯氣滯者有中氣虛腎氣竭者若偶尔之呃人之常情氣順則止本不必治惟屢呃及呃之不止者而更以病中元氣大虛而忽然大呃不止連聲呃逆者此元氣敗極最為危篤一日不止即難治矣詳證治於左宜細玩之

呃逆證治 指方

一因外感風寒而呃者或多食生冷致令胃寒而呃者宜〔二七乂〕之加味橘皮乾薑湯主之若寒之甚者即以〔乂三〕之四逆湯投之或〔乂五〕之茯苓四逆湯亦可

一因胃火上逆而呃者其證必喜冷口渴口臭胸中煩悶脈亦滑實必用[二八二]之安胃飲一二劑即止

一氣逆而為呃逆者宜用[二七六]之加味沉香降氣飲加柿蒂二錢主之或用[二八三]之三因丁香散均效

一脾胃虛寒喜熱惡寒而為呃者宜用[七六]之加味烏梅理中湯或[二八四]之丁香柿蒂散均效

一肝腎虛寒下焦之氣不能暢達而上升致令悠悠作呃腰膝無力宜用[二八七]之傚歸氣飲極妙

一傷寒熱證有呃逆者係陽明燥糞作祟宜用[三四]之加味調胃承氣湯下之無熱脈者不可妄用

一傷寒邪尚未解而用補太早致中焦壅遏而呃者宜用[百十一]之神解散主之或[二八二]之安胃飲亦可

一傷寒及雜病而誤攻誤下誤汗誤用寒涼峻利之劑致令脾腎胃氣大虛大寒頭身冷汗如珠而呃逆者極為凶險遲則難救急用[第一]之大補元煎或[四十]之經驗回陽飲[八一]之回陽救急湯均為大效倘服此數方而猶不止者難治

一呃逆連聲不歇服藥不效者急用[二八六]之奧艱法治之倘此法再不應不必治矣

嘔吐證論

嘔吐之證經義辨論極詳按條引證頭緒紛繁揔而言之一虛一實而已實者有邪去其邪自愈虛者無邪則全有胃氣之虛也所謂邪者或暴傷寒涼或暴傷飲食或因胃火上衝或因肝氣上逆或淡飲水氣聚於胸中或表邪傳裏聚於少陽陽明之間皆令人嘔此嘔吐之實邪者也虛邪者本無內傷亦無外感而易於嘔吐者此既無邪必胃虛也或遇微寒或遇微勞或飲食稍有不調或肝氣微逆稍有所觸動輙嘔吐總屬胃虛也虛者實者皆以胃氣為言使果脾健胃強運行不息何至嘔吐且嘔吐在傷寒中或有熱在上焦宜用攻下之法若襍病而凡嘔吐者非胃寒不化即脾虛不運脾胃既虛豈可攻乎蓋上下之病氣或不相涉而上下之元氣無不相依正恐病在上而攻其下下愈虛而上愈困此嘔吐之所以不可攻下者萬仞孟浪而致後悔莫及也至若經有云諸逆衝上皆屬於火此傷寒證中有之而雜病中未必盡然也今醫一見嘔吐無論虛實皆引此語以亂人意是亦讀經之全未用心領畧只徒記得幾句內經公然行醫一味惑人一味射利真令人可鄙可憾

實嘔證治八條指方

一寒邪犯胃而嘔吐者或因飲食寒涼致傷胃氣宜用[二八]之大和中飲或[百二七]之神香散或[百三二]之傚和胃飲均效

一因陰寒瘀氣而嘔吐作泄者亦惟[百三三]之傚和胃飲最佳或用[二七五]之加減六和湯亦妙

一傷寒瘧疾外發寒熱而嘔吐者此表邪將次入裏宜〔百九〕之加味柴胡雙解散主之倘素係陽虛者惟〔十四〕之大溫中飲最佳

一中焦有火胃火上逆而嘔者外證必發熱作渴煩燥不安形色壯麗脈必洪數有力審的真屬火邪惟以〔百四五〕之抽薪飲或用〔百十三〕之芳香飲或〔二十六〕之經驗抑陰煎均可擇用倘非火證萬不可用蓋以胃性喜煖不喜寒故須審的不可荒唐

一痰飲留於胸中水停中脘甚至瀝瀝有聲而嘔吐者或痰或水宜用〔百二三〕之做和胃飲或〔二十七〕之加味橘皮干姜湯或用〔二九十〕之茯朮二陳湯均應

一因鬱怒致動肝氣犯胃而嘔吐者其人必素係胃虛所以易於觸犯須顧其胃氣宜用〔四五〕之安胃扶脾法或用〔七六〕之加味理中烏梅湯均效倘氣逆甚而嘔不止者即以〔八五〕之木香調氣散加減法投之或〔百六〕之神香散均妙

一瘧痢兩證而作嘔吐者必因表邪內陷胃氣虛寒若再作火治其危速矣惟用〔三十〕之服蠻煎最妙

一嘔蚘蟲不必治蚘嘔止而蚘自不出矣老小皆有此證如因胃火者宜用〔百四六〕之徙薪飲主之倘胃氣虛寒倉廩空虛或久病胃弱或小兒體虛或孕婦胃氣胎氣不和均以〔三九一〕之做仲景烏梅丸作煎劑投之立效

虛嘔證治 指方

凡胃虛作嘔者其證不一若胃脘不脹者非實邪也胸膈不痛者非氣逆也內無熱燥者非火證也外無寒熱者非表邪也無食無火而忽然嘔吐者胃虛也嘔吐無常而時作時止者胃虛也食無所停而聞食作嘔者胃虛也氣無所逆而聞氣作嘔者胃虛也或身背或飲食微冷即嘔者胃虛也或吞酸或噯腐時若惡心兀兀然泛泛然冷嚥不安者胃虛也或因病誤治妄用尅伐寒凉本無嘔而致嘔者胃虛也或朝食暮吐暮食朝吐食入中焦而不化者胃虛也食入下焦而不化者土母無傷命門虛也凡此諸虛必皆宜補是固然矣然胃本屬土非火不生非煖不化是土寒者即土虛也土虛者即火虛也故曰脾喜煖而惡寒土惡溫而喜燥所以東垣脾胃論特著溫補之法蓋特為胃氣而設也庸可忽哉第在河澗則言嘔因胃火是火多實也玆余言嘔因胃寒是寒多虛也一熱一寒是皆失中和之論不知嘔因火者余非言其必無但因火而嘔者少因寒而嘔者多耳因胃強而嘔者少因胃弱而嘔者多也故不得不有此辨

一虛嘔之證但當以溫胃補脾為主如〔百一八〕之經驗參附理中湯〔七五〕之茯苓四逆湯主之

一胃中寒甚者即以〔四十〕之經驗回陽飲主之

一腎虛水泛為痰而嘔者宜用〔二三三〕之理陰煎或〔百五七〕水中取

火法主之

一偶因飲食中陰毒之物如菌之等等此陰霾之毒非大加辛熱莫鮮急用[八一]之回陽救急湯最為大應百發百中

喘促總論

逆調論曰夫不得臥臥則喘者是水氣之客也夫水者循津液而流也腎主水臟主津液主臥與喘也夫不得臥臥則喘者是水寒之氣客於肺也夫水者循腸胃之津液而流行也腎為水臟津液之主今水氣客之故主不得臥與喘也此經言肺邪而實喘也又調經論曰氣有餘則喘欬上氣不足則息利少氣喘欬上氣者肺氣內逆而有餘息利少氣者肺氣內虛而不足息利鼻氣出入也本神篇云肺氣虛則鼻塞不利少氣實則喘喝胸盈仰息此經言虛實而象又至真要大論曰諸氣膹鬱皆屬於肺言諸氣而胸膈膹鬱病皆屬於肺以諸氣通於肺也

夫氣喘之證辨清虛實二字治無奇特稍有錯亂生死關頭然則何以辨之蓋實喘者有邪邪氣實也虛喘者無邪亢氣虛也實喘者氣長而有餘虛喘者氣短而不續實喘者胸脹氣粗聲高息湧膨膨然若不能容惟呼出為快也新病可暫治標虛喘久病仍當培本虛喘者慌張氣怯聲低息短皇皇然若氣欲斷提之若不能升吞之若不相及劳動則甚而惟急促似喘但得引長一息為快也此證近時更多其肺腎虛寒者十有八九肥胖人更多虛喘以胖人血實而氣虛也總之實喘者其責在肺虛喘者其責在腎蓋肺為氣之主腎乃氣之根以肺居於上焦而邪氣犯之則上焦氣壅即為喘喘為氣之壅滯者輕則清之重則破之腎主精液居於下焦若真修虧損精不化氣致令腎氣不得上升則下不上交而為促促者斷之基也氣既短促而再加消耗如壓卵矣卵者蛋之謂也蛋壓即破且以脈象言之氣盛有邪之脈必滑數有力氣虛無邪之脈必微弱無神此脈候有不同而外證有當別也至於哮吼之證非另有一種即喘促之甚者有新病而即哮吼者或因肺有實邪未能清利而妄用參耆白术以助其邪治之亦易易者消之破之清之利之而肺中乾淨邪出自愈倘久病而每哮喘者偶有所觸無論寒暑一發即劇治之較難難者以其元氣大虛腎根虧損也總宜大補真元滋水助火始為正治萬不可行氣化痰更有久病喘促之甚者而動輙哮吼治之尤難尤難者何難於除根也更須節慾忌酒凡辛辣耗消之物毫不可犯倘不自安自貽伊戚其治虛實之法畧具於左不必另尋奇路照此按法極為穩妥勿為庸惑也

實喘證治指方

凡實喘證如因風寒外感發熱而欬喘並行者宜用[四三]之加味六安煎再加細辛五七分○如因寒而微有火而欬喘者宜用[八二]之羌活冲和湯或用[八十]之養陰輕解法主之○如肺有實火濃稠臭痰腮紅口辛而喘者宜用[四六]之經驗潤燥法或用[百四五]之抽薪飲或[十六]之經驗甘露飲皆可擇用均效

虛喘證治指

凡虛喘證十居八九男婦老幼皆有之若脾肺氣虛不過在中

上二焦化源未斷其病猶淺若肝腎氣虛則病出下焦而本末俱病其病則深此當速救根元以接助真氣庶可回生且虛喘病象非止一端各列於左治無餘蘊矣

一虛喘並無風寒欬嗽等病而忽見氣斷以喘或在洩精之後或在大汗之後或在大病之後或在大小便之後或婦人月事之後或產後去血過多之後或小兒驚風之後痲痘之後而喘促更甚氣道壅塞上下不相接續勢劇垂危者捻莫妙於[二三四]之倣真元飲或經驗之[百四三]全真一氣法二方極效

一脾肺氣虛上焦微熱微渴而喘者宜用[六六]之生脈散主之或用[三六]之養陰退陽法亦可

一肺經虛火過重時欬稠痰口中辛臭嗜臥困倦脈亦浮數無力煩渴多汗而喘者宜用[百八]之六味地黄湯或用[囙六]之經驗抑陰煎均效〇倘在夏熱則以[十七]之五女煎極效

一喘促或因腫脹之病日久纏綿而發喘者或經誤用攻伐太過致令發喘者皆以[百七九]之加減金匱腎氣湯多服郎效

一老年人或久病氣虛發喘者但當以養肺為主如[蜀三]之春和膏[百四]之秋露飲或[三四]之倣歸腎元法均為大效

喘促難治證

一喘不得臥而脈浮大按之空虛者元氣大虛難治

一喘促通身振振慌張不寧微勞郎喘多言郎喘小便不禁此情慾受傷元氣無根難治

一喘促昏不知人六脈糢糊痰

吞酸吐酸嘔酸總論（須細心領會諸病郎能貫通余遡也遺命苦心此道願見姪子孫勿忽）

夫吞酸之證其說不一如內經至真篇云諸嘔吐酸暴注下迫皆屬於熱又曰寒氣客於腸胃厥逆上出耳云心胃生寒胸中不知唾出清水及為噦噫此言嘔吐之有寒也由此觀之則此處為熱彼處為寒豈內經自相矛盾耶殊不知內經之理圓通詳撤無所不備故有此言其常而彼言其變此言其順而彼言其逆讀書務宜悟其源流察其分合悖而為千為萬約而捴理一理管窺之見為足以盡宗旨之妙哉蓋察病當察以理察理當察以真勿為見之所偏始領經之正旨此證河間言其為熱東垣言其為寒是見之偏者也故後世各宗一說各守一據是全不細繹經旨而各具一見所以寒熱殊途蓋內經係以司天之運氣概言病應非以嘔吐注瀉皆為內熱病也如果言熱而又何以言寒也且夫飲食之酸言由乎熱似亦近理然食在釜中能使化不能使酸者此以火力強而速化無留也若起置器中必久而後酸此由停積而酸非因熱而酸也嘗見水漿冷積既久未有不酸者此豈熱也因不行也又云造酒者熱則作酸似亦近理然必於二三日之後鬱熱不開然後成酸未有熱作及時而遂成酸者且人之胃氣原自大熱所以三歃入胃頃刻

消化方是真陽火候之應若如造酒者必待竟日而後成則日不再發胃氣能無憊乎若必如冷作之不酸方云無火則飲食之化亦須旬日此胃中陽氣不已竭乎是可見胃氣本宜煖稍涼不可也酒甕本宜疏鬱悶不可也故酒甕之化亦安能如胃氣之速而胃氣之健又安可同酒甕之遲乎總之飲食在胃速化為貴若胃中陽氣不衰健運如常何酸之有假使火力不到其化必遲食化既遲則停積不行而為酸為腐此酸即敗之漸也而尚可以苦寒投之乎且其證有三如喉間噯噫即有酸水如醋浸心嘈雜不堪者是名吞酸即俗謂作酸此病在上脘最高之處不時見酸而泛泛不安者是也其次不在上焦而在中焦胃脘之間者或時作悪嘔所吐皆酸即名吐酸而渥渥不行者是也又其次者則本無吞酸吐酸等證惟或偶因嘔吐所出或酸或苦及諸不堪之味此皆腸胃中痰飲積聚所化氣味每有濁悪如此此又在中脘之下者也但其順而下行人所不覺逆而上出則喉口難堪耳凡此三證其在上中二脘者則無非脾胃虛寒不能運化之病治此者非温不可其在下脘偶出者則寒熱俱有但當因證以治其嘔吐嘔吐止則酸苦無從見矣治之之法辨虛實之微甚年力之盛衰實者暫治其標虛者速治其本凡反胃噎膈之證再未有不從吞酸吐酸始也亦未嘗不因治此證而不得其法以致釀成巨案也余不孝罪無可贖

嘉慶丙子偕二弟入都丁丑春吾
父始患吐酸證醫以為吾
父性剛氣旺胃陽有餘過投苦寒消耗之劑未幾即成反胃噎膈及是年秋初偕弟旋里病入膏肓不可救矣嗚呼痛哉不孝兄弟等全不知醫為妄談謬借者所惑致令吾
父一病莫起竟成永訣嗚呼痛哉不孝之罪百世直無可贖矣緣謹遵吾
父遺命曰吾見急於究醫俾家庭中無病得知調提有病得知從違可以壽我之子孫亦不啻壽我世世矣但須明乎此道萬不可同乎流俗以醫為射利之具也余長跽泣遵秉讀礼時窮繹内經力究脈理十餘年來頗識古人門户故將素所閱歷者不憚其勞不揣其陋親手輯録以為家庭中小補可若爲行醫射利之具則斷斷不可知我者尚其鑒諸

吞酸吐酸嘔酸證治　指方

一凡胃氣強壯偶有所傷或因酒食太過或因飲食不時而為吞酸等証者當用消導使下行之宜以〔因八〕之清理導滞法主之或用〔百二三〕之經驗扶脾内消飲或〔因五〕之安胃和脾法或〔因六〕之沉香降氣散均屬效驗

一脾胃氣虛或中年漸弱或幼年稟賦本虛飲食而併減少而動輒吞酸吐酸者惟宜温補胃不可過於消導宜用〔百三二〕

之做和胃飲主之〇倘命門火衰而水邪泛上為酸者則莫妙於[二三三]之理陰煎及[百五七]之水中取火法均屬最妙總須多服每日一劑不必妄聽更方必然見效否則諸證蜂起矣

一方飲食後倘受風寒無論老幼而為吞酸吐酸嘔酸者此為風寒凝滯宜用[三一]之五積散或[四三]之加味六安煎或用[二七五]之加減六和湯均效

反胃要論

夫反胃之證多由於吞酸治不得法而成者十居其半故前於吞酸證論中而詳晰言之原為後患計也反胃之義言食已入胃而復出也故曰反胃非胃之反也蓋反胃之病總由於胃陽不足而又有上中下三焦之辨若多作惡心或泛泛欲吐者此胃脘之陽虛而寒在上焦也若食入不化每食至中脘或少頃或半日復出者此胃中之陽虛而寒在中焦也若朝食暮吐暮食朝吐此食已過胃而胃之下口即小腸之上口名曰幽門其屬丙火火足始能受盛糟粗而傳入大腸此由丙火不足不能傳化故久而復出即係命門之陽虛此寒在下焦也庸醫不究此理每多治而不愈誤入膏肓械之

反胃證治指方

凡治反胃之法當辨其新久及致病之因或酒濕過傷或縱食生冷或因勞思憂鬱耗散中氣統屬內傷之甚致損胃氣治之之法不外乎扶脾養胃為主尤知胃乃腎之關脾乃腎之海脾胃又統屬於腎是又兼理乎腎也但新病未久者胃氣猶未盡壞若果停滯未消則當兼去其滯若果鬱氣未調則當兼解其鬱倘病即久又或氣體素弱之輩則當專用溫補不可標本雜進妄用消導化痰行氣等劑以致損傷胃氣無可挽回矣慎之慎之詳治於左

一寒在上焦時作惡心泛泛欲吐者或食入即吐輕則姜湯最妙或用[百三二]之做和胃飲或[百二七]之神香散或[二七七]之加味橘皮乾姜湯均效

一寒在中焦食入不化或少頃或半日復出者宜用[百三七]之五君子煎加味法或[百一八]之經驗參附理中湯或[百四十]之經驗沉香附桂丸均屬相宜之至再以[二七八]之二汁飲相間服之

一寒在下焦朝食暮吐暮食朝吐宜用[百五七]之水中取火法或用[六部內]之右歸飲或用[四十]之經驗回陽飲均為屢應但此等證見功甚遲非經兩三月不能倘圖速效而妄用速方是速其死耳可不慎歟

一反胃證每多大便不通或登廁難難者皆由上氣不得下降所以下氣不通此血枯於下閉結不行實真陰枯槁之象也萬萬不可通利通利即死宜用[三百十]之生血潤腸湯以大黃用人乳蒸一次煎服即通或用[九八]之滋陰潤燥法均妙

噎膈大論

凡噎膈之病再未有一病即成總由受病之初治不得法或病者失於調理由漸而緊由緊而危病勢至此情何以堪夫反胃之病食猶能入入而反出噎膈之病隔塞不通食不能入食能入而反出者以陽虛不能運化或溫或補其治尚易食不能入者以氣結不行或開提中宮或扶助中氣其治實難內經通評虛實論曰隔塞閉結上下不通則暴憂之病也又曰憂愁者氣閉塞而不行是噎膈一證無不由於憂愁思慮積勞積鬱而成其次即因酒色過度大損真陰所致也蓋憂思過度則氣結氣結則傳化不行酒色過度則傷陰〻傷則精血枯槁氣不行則噎膈病於上精血枯則結燥病於下脾之運化失職腎之精液又虧血脈不運水火不交所以病噎膈者十有九而大便閉結醫猶誤為火結每有妄用硝黃良可殺也且閉結之候宜辨陰陽夫陽結者熱結也因火盛爍陰所以乾結此惟表邪傳裏及陽明實熱者有之傷寒瘟疫雜症實熱者有之然熱結者必有煩渴發熱等證洪大滑實等脈脈證兩符最易辨也攻之下之最易治也如陰結者正以命門無火氣不化精凝結於下治節不行大氣不得下降也氣不得上升天地之氣否塞不通正噎膈之病象也內傷既已如此倘再不救本培元而尚妄言火結何其造孽於是也但病成噎膈晚年極多能專以脾腎主治專以溫補主方胸有成竹耳無妄聞養心靜性寡欲節勞能如是者十可延其一二否則惟徒嘆奈何而已

噎膈證治指方

一噎膈初起微虛而尺脈尚有力者宜用〔三七九〕之微玉燭散法緩〻投之○如氣有不順者宜用〔三七六〕之加味沉香降氣飲中病即止不宜多服○如痰氣不清上焦不利者宜用〔四三〕之加味六安煎主之○或統用〔三八十〕之五膈寬中飲亦佳揔之稍應之後即速以〔四五〕之扶脾養元法連日進之愈多愈妙不可急圖速效養心靜性庶可挽回萬勿為庸醫混攻也

一噎膈受病或有一月之久而氣血俱虛者即不可毫用攻伐專以補脾救腎為主如〔百五七〕之水中取火法〔四一〕之經驗人參附桂膏〔百六〕之十全大補湯〔百三〕之倣胃關煎〔九六〕之五福飲皆為治本之劑隨其擇用每日一劑多服必應倘服數劑而病未見稍減又若妄聽更方妄用通利只圖暫時舒暢是舒暢速而死期亦速矣所以此病多有不起者皆由抱此毛病殊不知愛之反害之耳

戒治噎膈證勿為庸俗所惑說

凡治噎膈用溫補之法人皆疑其壅滯殊不知中氣之敗證惟噎膈為最使非速救根本何能挽回生氣即用溫補而噎塞愈甚亦不過於所列各方內量加丁香厚朴陳皮麦芽枳殼等味

而暫鮮之必得再四斟酌從元氣中酌用方可保全性命如用補之後未見功効但得服葯後全無窒碍不減不加即是葯病相投趂此連日急進始能漸次見效不可性急能三五日減其一二分即屬大幸倘一曝十寒皆自誤以速其死耳每見圖目前之快以行滯開鬱之劑而用大黃芒硝三稜莪求桃仁只實蘇子大力子萊菔子梹榔大戟滚痰丸牛黃丸越鞠丸百順丸等等之類非性不能見效必致胃氣日傷萬無生理況患此證已屬傷心倘輕聽庸醫妄用攻伐而再速之悲夫悲夫

噎膈不治證

一年老得此病者多不可治以氣血虛敗故也

一糞如羊屎者不可治以大腸無血也

一吐痰如蟹沫者不可治以脾元敗絕也

一腹中疼痛嘈雜如刀割者不可治營氣敗絕也

一吐紫黑血條血塊者不可治以肝腎敗絕也

一大渴惡熱面紅唇黑者不可治以元陽無根而外浅也

以上不惟噎膈難治即諸病見此亦不可治也

霍亂證論指方

夫霍亂者押霍撩亂之謂也上吐下瀉名溫霍亂此霍亂之輕者吐瀉之後而轉筋名霍亂轉筋甚至囊縮此霍亂之重者吐不能吐瀉不能瀉名乾霍亂此霍亂之最危者其病或由暴風疾雨偶中寒邪或由口腹不謹縱飲強食或由夏末秋初作寒乍熱忽於調攝或山嵐陰毒痧氣內侵或飢飽不時驟难運化揔皆寒溫之邪陰陽混亂清濁不分且此證於夏末秋初之時更多以新凉初起易於感受悉由寒邪作崇謂其霍亂為火證者實皆淺陋之甚者也詳治於左按條擇用

一霍亂初起忽然吐瀉兼作或傷生冷飲食或脹或痛以[百三三]之倣和胃飲主之或[六五]之五苓散或[二九十]之苓朮二陳湯或[二八八]之大和中飲或[一九二]之藿香正氣散皆可酌用取效惟吐瀉止後萬不可急進飲食恐邪滯復聚為害不小謹記

一霍亂不脹不痛而但嘔吐者此脾胃虛寒即用[百三七]之五君子煎加味法主之

一霍亂先瀉清水而又嘔清水者不脹不痛四肢發冷頭身冷汗此寒邪頗重中焦虛寒已極宜用[七八]之加味理中烏梅湯主之或[百五七]之水中取火法或[百三]之倣胃關煎或[七七]之姜附湯皆妙

一霍亂轉筋腹痛者宜用[百三]之倣和胃飲內加肉桂末一錢木瓜三錢或用[三三]之理陰煎內加肉桂木瓜亦可〇又治轉筋之法男子以手挽其莖物女子以手扭其兩乳即愈

一乾霍亂最為危候先以塩一塊燒紅淋湯或即用塩湯而探吐之使清升濁降然後以[百三二]之經驗排氣飲加味法主之

或用[百二三]之神香散或[百六三]之做排氣飲或[二九五]之局方七
氣湯均屬相宜

一霍亂各救急法在[三九三]內查取用之均效

鬱證總要

五臟致鬱之由前於篇首言臟腑合中分論中百病由於氣也一節已詳言之又於肝者風木之主一段亦詳論自自悲其由無庸重贅搃而言之凡結聚不得發越者即鬱也當升不升當降不降當變化不得變化故傳化失常而鬱病作矣大抵諸病皆有兼鬱者情志不遂思想無常名利嗜慾富貴貧賤無不有之或鬱久生病或病久生鬱或用葯雜亂而成鬱又疏五過論曰凡未診病者必問嘗貴後賤雖不中邪病從內生名曰脫營（營猶榮也凡人先貴後賤一切隱情必外耗於衛內奪於營其病生於內名曰脫營至此受病則並營衛而耗奪矣）嘗富後貧名曰失精（凡人先處順境養尊處優精神充暢倘先富而後貧感慨交集必身体日瘦而氣虛無精彩矣）五氣留連病有所并（人情世態炎凉無不勢利至此凡遇事鬱結病深氣與病并矣）脈見結促者固有所鬱即見有氣血不順脈不和平者其中即皆有鬱也又如弦緊沉澁遲細短數諸脈亦皆能為情志之鬱是以診病貴乎圓通活潑用葯貴乎體察機宜診治之法豈易言哉

諸鬱證治（指方○分怒鬱○憂鬱○思鬱）

一怒鬱之證有四○若由暴怒傷肝而為脹滿為疼痛者宜用[百二八]之經驗舒肝理氣法主之或用[二九五]之局方七氣湯以及[三十]之服蠻煎均效○若怒氣傷肝因而動血者宜[九四]之平肝止血法或用[百一]之水火既濟法亦可○若鬱怒不解內而生痰者宜用[二七五]之加減六和湯或用[三八七]之做歸氣飲亦可○若怒氣後氣雖順適而為倦怠食少此肝脾受傷宜用[百七十]之大營煎或[百三七]之五君子煎皆為調養用也

一思鬱之證有七○若初有鬱結不開者宜用[二六七]之加味沉香降氣飲或[百三三]之做和胃飲或[百二七]之神香散均效○若婦人思鬱不鮮致傷沖任之源而氣血日虧漸至經脈不調或短少漸閉者宜用[百六四]之做決津煎或用[百九三]之加味逍遙散或用[百七十]之大營煎均屬極效○若思欲不遂或男或女致令遺精帶濁各病而不能收攝者惟以[二四六]之做秘元煎多服極妙○若思慮過度或男或女致令遺精滑泄及經期錯亂病在肝腎不固者宜用[三二七]之做固陰煎加減法極為應效○若思鬱動火陰虛肺热煩渴欬嗽見血骨蒸夜热宜用[三二]之加減一陰煎或[九八]之滋陰潤燥法均效○若思鬱動火以致崩淋失血赤帶內热經期錯亂者惟[二九四]之加味保陰煎極妙○若儒生蹇厄思結腸枯及任勞任怨心脾受傷致令怔忡健忘倦怠食少漸至消瘦或為噎膈嘔吐者宜用[第二]之壽脾煎或[九六]之五福飲均佳倘胸膈氣有不順或微疼者宜用[四五]之扶脾養元法或[百二七]之神香散

合服最妙

一憂鬱內傷有四○若初鬱不開尚未成內傷而胸膈痞悶者宜用[百三三]之俲和胃飲或[二九五]之局方七氣湯或[三十]之服蠻煎均效○若憂鬱傷脾而吞酸吐酸者宜用[二五]之安胃和脾法主之或兼用[百二七]之神香散最隹○若憂鬱脾肺俱傷而為怔忡倦怠食少者惟[第二]之壽脾煎為主連日投之愈多愈妙○若憂鬱太過飲食日減肌肉日消精神頹敗者急以[第一]之大補元煎投之或[九六]之五福飲[百四]之經驗青娥飲均為神劑百發百中余歷驗甚多俱見回春也

壽身小補家藏卷之四終

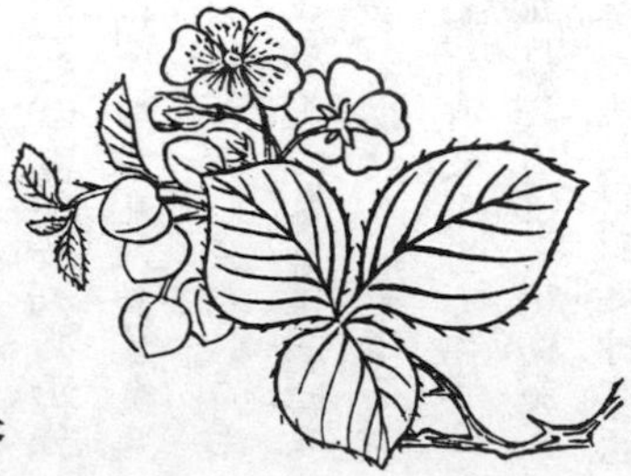

壽身小補家藏卷之五

婦科總論扼要

諺云能醫十男子不醫一婦人蓋以婦人之病非男子直切痛快而言之女子之病有許多難於直言者如天癸之或前或後顏色之或紫或赤或多或少如似受孕而似無如似無孕而疑有又如下部有痛癢處有淫濁處此等皆其常證而更有下部許多怪異處此其所以難於直言也且陰陽之性一達一伏男子性陽諸達於外女子性陰諸伏於內達則易洩而少鬱故男子之病易治也伏則易鬱而少洩故女子之病難療也更有難者又若大貴婦女復有以綿帕幪其手者既不能行望色之形又不能盡切脈之巧使脈有弗合未免多問問之覺繁必謂醫學不精往往弃藥不信殊不知問亦非易能善問者正非醫之善者不能也所以醫貴能明而不宜行耳吾人讀書稽古貴乎融會貫通每讀肯堂先生所論婦科準繩全部千奇百變纖悉無遺論證則有二百餘條用方則有三百餘法可謂至周且備無以復加矣然在世業岐黃而又勤於讀書者自當專習一經藉醫覓食者何幸如之余輯是書原為家庭中全不知醫恐為庸俗所惑而欲各壽其身者起見故一切引經繁文或奧深義均不列入使其開門見山直由捷逕以免望洋之嘆如前部之天真捷要論以及陰陽水火括要諸篇於業儒之暇以餘力而細心推求雖婦科千病萬態又何難哉茲分類立方各有專條諸為余之素所應手而極經驗者其中有古方有自製有做照有變方無不準經酌理因時制宜而為近時之捷要良規耳

調經通論證治指方

凡婦女天癸應時而下百病不生其有不應時者或先或後先期而至陽太旺也為血中有熱後期而至陰不及也為血不盈經先期者當養陰以抑陽後期者當補陰以益氣又如腰痛腹痛腳痛在天癸將行之前者為血中氣滯當和之散之如腰痛腹痛腳痛在天癸既行之後者為血中氣虛當調之補之至若色之淡紅者固為虛即色之紅紫者亦不得盡為實且更有燗瓜豆汁各色諸由脾腎虧損不可妄用苦寒致成痼疾當知期之先後閉之久暫下之多寡色之順逆總不外乎寒熱虛實以盡之矣均列方於左按條查用可也

一調經必貴補脾腎以資血源養腎氣以安血室凡虛閉者十有八九實閉者十止一二近時婦科不察虛實一聞天癸閉塞妄投通利每致血枯經竭而成癆瘵者良可慨也

一經水因虛閉者其脈左心弦細無力右關亦必軟弱精神困倦飲食減少此非閉也譬如小溝之水少而不能流入大溝何能外溢宜大滋化源使血充氣運自然行矣當用第六之

八珍湯或[百一七]之十全大補湯或[百六四]之倣決津煎均為極應之劑極穩之法愈多愈妙倘妄投破血通利則大誤矣

一經水因實閉者其人平日體必壯盛飲食必強若必弦濇有力此有餘之閉也譬如溝中之水原可外溢而因溝內渣滓堵塞蕩之即通莫妙如[百六五]之倣決津煎加減法極效若腹痛拒按是即瘀阻不行又莫妙於[百六六]之經驗通瘀飲極效

一經水或先後不對或時多時少或腹腰腳痛或顏色不正或飲食減少此由血虛經亂不足之證也萬不可通利倘妄投剋削必成癆證而難治矣急當補腎扶脾隨時多服久之至然應時而下諸證自除宜用[百七]之十全大補湯或[九六]之五福飲均為極效之劑且須每日投之數十劑後必調矣

一房勞太過亦主經事不調此由腎虛經亂宜用[九七]之一陰煎以熟地倍用極效或用[三五]之倣歸腎元法均屬屢驗

一凡秉賦本虛向係嬌柔弱質飲食減少而天癸不調者不必他法惟以[第一]之大補元煎日日服之久之必調屢試屢驗

崩帶淋漏不止證論

經曰陽搏陰別謂之崩百病始生言婦女寸口脈大而尺脈弱小也又曰脾和化血脾不和化帶帶之有白有赤悉由脾元之不足也淋漏不止者血中之氣虛而不能收攝也凡此等證皆經亂之甚者也非大滋化源必致綿纏而日見消索一經作瀉飲食難進則難望起色矣近時此等之證極多余經驗諸方皆係本乎內經陰陽大論篇內推求用之雖非古方覺遵古法其應驗而大效更不知幾也

一崩漏不止總由元氣不足或因勞心過度或因情志不伸或因鬱怒傷肝致令血無所歸氣不能攝其脈右必浮大而虛左必弦緊而細是無論口渴不渴有熱無熱總宜補血益血活血為要因名之曰三助濟生飲即於[百六七]內吞[閱]加減處用之百發百中或用[三九四]之加味保陰煎均妙如崩漏止後宜以[百五六]之補陰益氣煎或[三五]之倣歸腎元法多劑調補極為神效

一帶下有各色者如色白者其病在肺宜用[百五六]之補陰益氣法內加炒梔二錢○如色赤者其病在心由於思慮過度宜用[三六]之遠志湯內加當歸四錢川連錢半炒梔錢半愈後以[九二]之益陰海參丸調補更妙○如色黃者其病在脾宜用[百三七]之五君子煎加味法內再加炒梔錢半○如色黑者其病在腎宜用[百八]之六味地黃湯或[九七]之一陰煎內去牛膝均效總須數十劑方可見功○若氣血俱虛者其人或時作眩暈四肢無力少食懶言則無論所下何色皆以[第六]之八珍湯逐日一劑必得百劑方可見效○若氣短神疲喜煖惡涼兩腿發冷此陽虛下陷亦無論所下何色皆以[第二]

之壽脾煎多服極妙此證婦女極多其所以每多難愈者無不由於服葯不專致成痼病果能守方日進必操全可也

辨白濁遺淋與帯病不同指方

凡婦女病帯出於胞宮精之餘也淫濁出於膀胱水之濁也蓋帯病多由於脾腎之虚滑而成淫濁多由於膀胱之濕熱而作此其所以有辨也詳治於左

一淫濁初起而見熱澁者宜用[三九]之倣大分清飲主之

一初起無熱而窒者宜用[百四二]之經驗萆米湯或[百六八]之滑石散均妙

一因怒後肝火旺而為下流者宜用[五一]之消風百解法主之

一因過服涼葯以致下焦不固者宜用[百六九]之萆薢分清飲主之

一因元氣大虚而下陷者惟用[第三]之壽脾煎最妙揔宜多服

一通治淫濁遺淋虚證如[百五六]之補陰益氣煎[三九四]之加味保陰煎[百三]之倣胃関煎均為應驗守方專服必見全可

凡人之不生子者不得盡委之於命有男子不能生子者有女子不能生子者而種子之法諸書所說甚繁徒亂人意以逐測之悉由於病如男子不能生子之病則有精滑精清精冷以及酒色過度強固強留或素有痃氣夢遺等證不得盡諉之於婦人緣男子所在精也如婦人不能生子之病較之男子尤多則

辨子嗣要論

有血枯血少血熱血寒以及子宮虚冷而為命門火衰者以及衝任氣虚而不能凝結真精者更有氣痞血痞癥瘕之類而經期之或先或後顏色之或淡或濃甚至奇怪各色或脾虚虚弱而化為帯濁淫穢或肝強脾弱而秉性暴戾或心緒煞紛而素多鬱結致令血海空虚精射空處真陰先損何以成胎亦不得盡諉之於男子緣女子所重則在血也知其在精在血則求子之法男則勿使傷精女則勿令傷血其在精則用填之益之之法也其在血則用助之活之之法也以此調治則天下之男女再未有不生子者矣

種子男女調補證治指方

一男子精滑或由用心過度或由房労過多致令腎虚不能葯束焉能望子宜先塞腎氣大補陰精即以[百五六]之補陰益氣煎内去柴胡加生北五味一二錢固脂酒炒三四錢煅龍骨四五錢以補塞之或用[三五]倣歸腎丸法加生北五味亦可

一男子精清精冷者命門火衰焉能望子每有用黒錫丹助春丹之類害人不淺深為可殺當以陰中求陽方為正治宜用[百五七]之水中補火法内再加菟絲三四錢胡巴酒炒四五錢並將熟地儘可用至二三兩一劑每日一劑百劑後必見精稠精熱充實氣旺矣

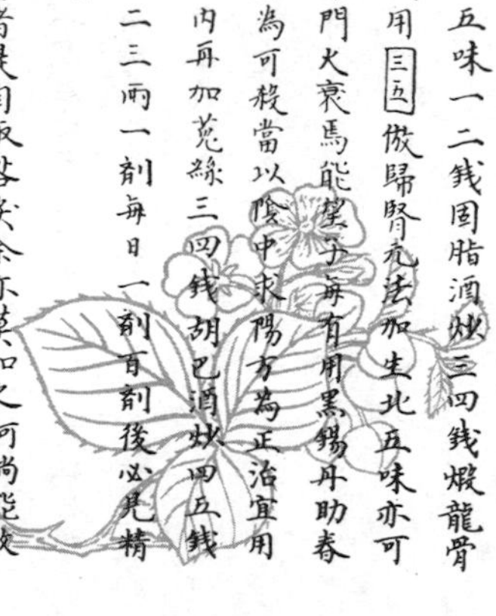

一酒色過度強固強留者是自取咎戾余亦莫如之何倘能改

怡亦惟以[百四一]之經驗青娥飲及[百七十]之大营煎均效

一素有疝氣夢遺等證房事維艱焉能望子乘其於末發病之日即以[百四三]之全真一氣法去牛膝加固脂三四錢用核桃肉十枚拌炒黃色煎好臨睡時服之百餘劑必效

一男子陽痿精衰者焉能望子即以[百七七]之調元賛育法每早晚一劑數十劑後以此方加十倍作丸每早晚各服五錢

一婦人面無潤澤身體瘦弱必然血枯血少經期必然退後來時色淡亦少莫妙於[百七五]之十全種子湯極其神效

一婦人月事先期而至難於受孕其後必口渴舌尖唇紅易饑經色紅紫此血中有熱也莫妙於[百七六]之定經抑陽法均為余得意之方應驗無數

一婦人實係氣血兩虛體瘦神疲或帯濁過多隆於房事情意冷淡焉能受孕則即以[百七四]之倣毓麟珠加減法百劑投之必能生子均為屢應種子之方盡於是矣

認胎脈捷要

凡婦人懷孕者其血留氣聚胞宮内實故脈必滑數倍常此當然之理也然有中年受胎及氣血虛弱之婦則脈見細小不數者亦之有但於微弱之中亦必有隱隱發動之象此正陰搏陽別之謂是即受孕之脈有可辨也又胎孕之脈數而勞損之脈亦數大有相似然損脈之數多兼弦濇胎孕之數必兼和滑此當於幾微中辨其邪氣胃氣之異而再審外證自有顯然可見者再有三部脈而浮沉正等無他病而不月者娠也又認胎脈之象如坎離二卦坎中滿陽在内也其脈多沉實有中滿之象所以為男離中虛陰在内也其脈多浮虛有中虛之象所以為女以此辨之百無一失且受孕之脈有六象弦緊牢弦滑利能六象全則胎必全無妨碍得四象者亦能穩固六象中僅得二三其胎宜謹慎調護稍有不安察其所因而治之可也

認分娩脈括要

凡欲產之脈必離經離經者即蹶至之脈至時勿止其來大小不匀啟蒙云離經之脈認分明其來大小不調匀或如雀啄屋漏應腰疼腹痛眼花生再拈中指三節跳產在須臾知非病

胎候養胎分男女要論

五臓論中有耆婆論曰一月如露珠二月如桃花三月男女分四月形象具五月筋骨成六月毛髮生七月遊其魄男能動左手八月遊其魄兒能動右手九月三轉身十月成氣足且天地之氣始於春而人以應之所以受胎一月名胎胚肝脈養之二月名始膏胆脈養之三月名始胎心胞脈養之當此之時形象始化未有定儀因感而變欲子端正莊嚴口談正言身行正事欲子美好宜佩白玉欲子賢能宜看詩書是謂外象而内感者也四月始成其血脈三焦脈養之五月始成其氣脾脈养之六

月始成其筋骨脉養之七月始成其骨肺脉養之有七月内即產者其兒元氣轉弱雖然成人疾病必多八月始成膚莫大腸脉養之九月始成毛髮腎脉養之十月兒於母腹之中受足諸臟氣脉所養然後待時而生此誠至理間有十月已足而不產甚至十三四月而生者此係孕婦氣實血多先天之由無足怪異蓋胎有男女懷有向背男胎動在三月陽性早也女胎動在五月陰性遲也女胎背母而懷故母之腹軟男胎面母而懷故母之腹硬此皆得理之談所當察也

安胎證治要論指方

凡胎之不安者或虛或實或寒或熱必有所因倘無所因再未有胎之不安也故凡胎之不安者察其所因而治之是即所以安胎也時醫徒一味以香附芩連白朮即為安胎聖剤未有不悞事者也余以孕婦秉賦之虛實相體施治無不大小咸寧

一胎有因孕婦體素虛弱而不安者其人必多眩暈脉亦虛細力薄必得大補元氣助其氣血其胎自安宜用[百八三]之做胎元飲主之或用[新因]之八珍湯或[百七]之十全大補湯又或用[凡六]之五福飲皆可擇用如實察其虛寒之甚者煎剤内加入熟附片二三銭均宜

一胎有因孕婦體本強健或有氣滞氣實而不安者其脉必弦实力大或為惡阻或為脹滿等候宜用[百八三]之凉胎飲加減法或用[三因]之養陰退陽法或用[三十]之服蠻煎均可擇用如實察其內熱之甚者煎剤內加入犀角屑二三钱均宜

一安胎有可用之葯而宜慎用者如黃耆白朮人参固為可用之味然其性升提須防閉胃是當慎之又有全不可用而宜慎用者如瞿麦牛膝神曲之味其性下行皆能墮胎以及野物草葯怪異之罕見罕聞者尤為禁用又有必不可少之葯而宜斟酌体之強弱而輕重佐之者如陳皮只殼砂仁蘇梗皆為善調胎氣之品最當佐用是以受胎無恙起居飲食如常萬萬不可服葯果有不安亦不必他求即以此数方随机運用必見太平而易產矣

胎前子懸子氣子種子煩子嗽子淋子癇子瘖各證指方

一子懸證其候胎氣不安湊上胸腹心脇俱疼者是也其脉必右寸實大左関不足宜用[三二七]之紫蘇飲或[三八]之苓朮湯亦可

一子氣證其候胎婦数月雙足浮腫或流黃水喘悶不食者是也此由抑鬱感寒其脉必右寸沉實宜用[三二九]之天仙藤散二三剤即愈

一子腫證其後胎中挾水漏身浮腫是也此由脾土虛而不能制水其脉必右関虛浮宜用[四五]之扶脾養元法主之

一子煩證其候孕婦五月內必驚胆怯煩悶不休者是也其脉

必左寸洪實宜用【三三十】之竹葉麦冬湯主之

一子嗽證其候不時欬嗽者是也此由胎火上衝其脈必右寸洪大有力宜用【三三】之紫苑湯加味法主之

一子淋證其候小便淋滴者是也此由孕婦不謹房劳觸動相火而然其脈必左関虛弱左寸洪数宜用【百七十】之大营湯或用【三六】之養陰退陽法均效

一子癇證其候孕婦偶受風寒忽然口角流涎吐味角弓反張昏不知人是也其脈必左関尺兩部虛弱兩寸畧旺火候必見緊数宜用【三三三】羚羊角散主之

一子瘖證其候孕婦將次分娩或在八九箇月時忽然失音不語者是也此係腎脈養胎之時而胞絡系於腎當此分娩不久腎不系胎胞絡之系絶其系上貫舌本系絶則不能言不能言則瘖矣凡此者並不傷胎無足怪異不必驚慌不必服藥候分娩後自能言語倘妄投藥剤反致悞事或常用白茅根泡水當茶或常用訶子敲破一二個泡水當茶亦可然亦不能開聲不如聽之而已倘滿十個月尚不分娩又非腎脈養胎即不生而亦能言矣

胎漏證治總論 指方

凡胎漏有因病後而脾元虧損氣不攝血者有因稟賦本虛而衝脈氣虛不能束胎者有因血中有火而經血隨火亂者有因暴怒傷肝而為肝火漏血者有因憂鬱悲傷而肺氣下陷者有因負重跌蹼而為用力血漏者各有所因其漏不一必察其脈尚屬穼強方急安之塞之倘脈過於滑利即不必勉強安塞反變生他脈

一病後脾虛不能攝血而漏者其兩関脈必浮弦無力外證必力怯神疲宜用【第二】之壽脾煎或用【四五】之扶脾養元法加炒阿膠珠四五钱主之

一稟賦素虛而营氣不足不能束胎而漏者其脈雖滑利而重按無力或弦細而軟宜用【百八四】之經驗加減固陰煎連日大進或【八六】之五福飲內重用熟地再加炒阿膠五钱更妙

一血中有熱胎火內熾而漏者宜用【百八五】之經驗清胎飲極效

一因房事下血作痛而漏者宜用【第六】之八珍湯加炒阿膠八钱艾葉醋炒一钱立效

一因跌蹼觸動而漏血者宜用【百八六】經驗安胎散或【百五六】補陰益氣煎均可立愈

胎動欲墮並屢墮胎 指方

凡胎動欲墮或因喜怒過度或因葯食誤傷或因氣体虛弱或因房事不謹或因負重跌蹼皆能墮胎倘動之不甚而下血亦微者即於前之安胎方中隨宜擇用倘動之實甚而下血亦多者即不必強勉塞之宜用【百六四】之倣決津煎即刻投之最為穩

母若舌黑而赤脹滿吐悪胎已死矣當速救其母以大劑倣決津煎加芒硝四五錢童便一杯熱服則死胎自下下後以滋補之劑如[第一]之大補元煎連日大進內加益母草五錢童便一杯兌服若舌紅而黑是母死也而舌俱黑是母子俱死也又每有婦人易於受孕而亦屢屢三五月內墮之者亦無非由於七情失節勞房不謹之故宜於未受孕之前大補氣血既受孕以後諸宜珍重方免滑胎之患倘先已有屢墮之病而一經又受孕者宜多服[百八七]之加味固胎煎數十劑再為珍重即無虞矣

胎不長及鬼胎胎證治 指方

凡胎之不長皆由氣血兩虛間有因鬱怒而氣凝血滯者如果係氣血虛損宜以[百一七]之十全大補湯或[又八]人參養營湯或用[第一]之大補元煎皆可擇用倘係鬼胎皆虛無之謂亦因元神不足或因邪思妄想凝結而成非真鬼也此由邪氣客之欲補中兼行者莫若[百六四]之倣決津煎欲攻利者莫若[百四三]之經驗通瘀止痛湯均為大應

臨產要論大畧

一孕婦臨月忽然腹痛時作時止或一二日或三五日胎水少來其痛綿綿不已者名曰弄胎非正產也不必驚忙惟靜以攝之又如一月前或半月前忽然腹痛餘無大證名曰試胎亦非正產也果當正產之痛其痛一陣緊一陣連腰牽痛者當產也蓋腎脉系於腰胞脉系於腎故當正產必牽腰痛通孕婦中指本節跳動即當產也然後服催生藥如[百四]加味芎歸湯[百八八]脫花煎之類此時兒逼產門穀道挺迸水血同下方坐草所謂瓜熟蒂落聽其自然而平安也

一產室不宜人多如用穩婆必擇其老誠謹慎者靜坐房中間談暢事毋許病聲慨嘆形色慌張切不可早令產婦坐草若早坐草兒尚未逼產門而產母用力太早及至兒將出來力竭神疲所以每每有逆產橫產之患皆坐草太早之誤也果係水胞先破血即同出逼兒產門一經著力即快生矣此時胞衣同出愈妙如胞衣未出萬萬不可驚嚇即令產婦以髮稍攪其喉中似令作嘔衣即出矣倘実未出即按胞衣不出

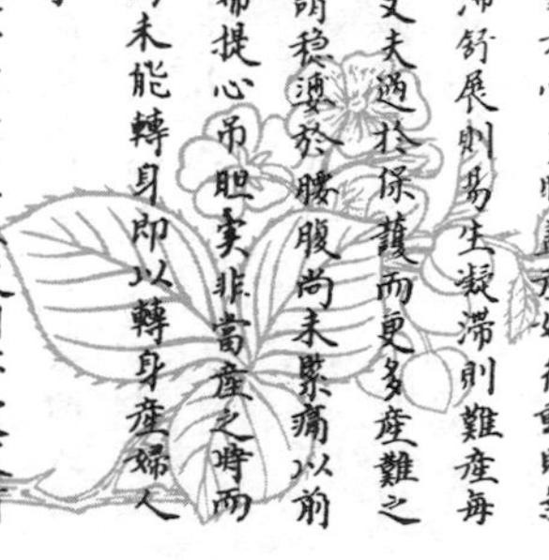

一產婦腹痛未甚令其在房行動不必多睡蓋產婦行動則氣血舒展產婦嗜卧則氣血凝滯舒展則易生凝滯則難產每見富貴之家產婦過於嬌柔丈夫過於保護而更多產難之患何也其間必預為驚擾預請穩婆於腰腹尚未緊痛以前今日一摩明日一問致令產婦提心吊膽實非當產之時而使其用力以致胞破漿流兒尚未能轉身即以轉身產婦人心慌力竭難產之患豈能免乎

一產室過寒天必宜溫煖過熱天必宜清涼溫煖則不受寒清

凉則不受熱房內不可燒香點燭妄見鬼神恐有別家難產之事不可使孕婦知覺至為緊要

一臨產不宜燒香問卜反增產婦驚疑揔宜若無其事暗地留神自然順利

一產婦分娩時不可過喜凡七情太過皆能大傷且不可令產婦多飲酒醉產前醉則乏力產後醉則動血令食白粥不宜過飽凡硬滞冷物萬不可食

一初次受孕三四月後以新白布一幅束於腰間名束胎之法不惟使胎氣固結且免胎氣下墜將次臨產十餘日以前去之則分娩極易全不吃力此法最妙

一初次受孕不可多服補藥氣血初孕尚未虧損若過於溫補反致誤事

以上皆舉其大畧揔須丈夫節制孕婦自愛毋嬌養太過毋劳倦太過貧賤富貴諸宜執中以養之自然瓜熟蒂落也

催生要論 指方

凡催生之藥不宜太早必得試痛数次脉見離經非催生也乃以藥助其氣血而利導之耳果係將次臨盆宜用[百八]之脫花煎或[百九]加味滑胎煎又近時多用[百九四]之加味芎歸湯均為妙劑若產婦實係困倦無力急用人參煎湯徐徐服之然後以煎藥接服不必慌張擾亂自然順利而生矣

胞破產難 指方

凡產婦胎未順轉而胞先破者或因氣血俱虛胞衣不固或因用力太早舉動所傷若胞破太久而血干則產路滞濕必致難生急用[百八]大料六味地黃湯或[百八]脫花煎或[第六]八珍湯均以十劑之料作為一劑加益母草四五兩濃煎令產婦不時服之亦有得生者倘無他證而亦無危證即經日不下揔以脫花煎日投數劑極為應驗萬不可慌驚也

胞衣不出 指方

凡胞衣不出或因用力太過而氣竭神疲不能傳送者急用大劑之[百六四]俊決津煎以三劑作為一劑服之或用[百九]加味滑煎亦可倘腹脹甚者即用[百九十]牛膝散或[百八二]黑神散[百八三]經驗滑石散皆救急之方也○一法用產婦髮稍攪入喉中使其嘔吐其衣即出○一法用產婦鞋底烘熱熨小腹上下即出

交骨不開產門不閉子宮不收三證 指方

凡交骨不開係陰氣不足氣不能達所以不開宜用[百九四]加味芎歸湯或[百一七]十全大補湯補而開之大有奇效或[二四五]之開門丹亦妙切不可令穩婆用手強開必致誤事

凡產門不閉由陰氣大虛不能收攝若氣血俱虛者宜[百七]十全大補湯內加北五味二錢搥碎補而斂之如痛而覺熱者宜用[百九三]薛氏加味逍遙散若憂思傷脾而血熱者則又當

以[百九五]加味歸脾湯若暴怒傷肝而動火者即以[百九六]龍胆瀉肝湯臨證察用可也

凡子宮不收而外墜者宜用[百九七]補中益氣湯內加醋炒白芍二三钱歛而舉之或外以黃耆五六兩煎湯薰洗亦妙

小產要論

凡小產因体弱氣虛而產者十僅三四因嗜慾不僅而產者十有六七今以隨孕隨產者而切言之蓋受胎一月如露珠二月如桃花三四月而後血脈形体具五六月而後筋骨毛髮生方其初受亦不過一滴之玄精耳此其橐籥正無依根荄尚無也犟之則固決之則流故凡受胎之後急宜節慾以防泛濫而少年縱情罔知忌憚雖胎固保全者亦多其有無人之勇者或恃強而不敗或既敗而復戰當此時也主方欲靜客不肯休落花與粉蝶齊飛火棗與交梨並逸合污同流隨波共逐已莫知其昨日孕而今日產矣朔日孕而望日產矣隨孕隨產本無形迹蓋明產者胎已成形小產亦覺暗產者小產似水直溜靡知故凡恃強過勇者多無子以強弱之自相殘也縱肆不節者多不育以溢損胎元之氣也小產之過豈悉由婦人之罪哉

小產證治指方

凡小產後亦與大產調理相同仍須去盡惡露宜用[百九八]生化湯主之倘小產後瘀血心腹疼痛者又當用[百九九]當歸川芎湯主之若氣虛而血不止者即以[二百]人參黃耆湯立投若小腹痛甚而脈微細者則又當以[二百一]殿胞煎投之滿月後即須大補元氣宜用[百五六]補陰益氣煎或[第六]之八珍湯急為調補方無後患否則連次小產即成滑胎且更須節欲方能再孕諺云寡欲多男宜自愛之

下胎斷產辨要

下胎斷產本非仁者之事然有婦人臨產艱危或病軀不勝產孕者或中年氣血虛而畏受孕懼產者是此二法有不得已而用之故亦不可廢也至若水銀蝱虫班猫之類不惟傷胎且傷母矣用者不可造次均列方於左

下胎指方

凡虛弱人欲下胎者宜用[二百二]扶羸小品方主之倘孕婦因病胎不安而宜下者莫妙於[二百四]良方桂心散最為穩妥若胎死腹中則非[二百五]桂香散不可自若[二百三]之廣濟下胎方則生胎死胎均可下之若因無故而妄下之或苟合而竊下之為上干天譴不惟絕子滅孫且報施即在目前當世世為禽獸矣

斷產指方

凡欲斷產者若因生產太多而氣血過虛者莫如[二百七]斷產小品方或用[二百六]千金斷產方均屬應驗倘有私情而暗昧不明斷產者一用此方即遭　天譴大禍臨身世世不得轉人身也

余於此二法特為弱婦保命者備之倘不肖子孫而以為苟且之用必不昌盛謹之

論產後四禁

凡新產之後雖云氣血隨胎而去然以壅滞之餘不過皆護胎隨後之物去者當去生者旋生不出數日必已來復此生化自然之理因有生化不易之方何至產後皆虛乾迷大補氣血要知有虛者有不虛者不虛者而妄補固已有壅塞之虞即虛者而驟補難免阻滞之患此產後不可妄投補劑其禁一也產後偶有寒熱或頭疼身痛或喜熱畏寒或喜冷畏熱縱有外感現證其由皆因臨盆時非受寒即受熱當此之時腠理發洩元氣無所主持倘誤為發汗而元陽既傷於分娩用力之前又復傷於表劑大洩之後焉得不隨汗而亡此產後不可妄投表劑其禁二也產後大便多秘以惡露去多大腸枯槁津液不足倘妄為攻下而脾元更傷必致元陰同下不能復遂隨下而脱此產後不可妄投下劑其禁三也產後小便多有不利皆由胃中枯燥津液不充而膀胱無所入者即無所出倘愈利小便愈利愈無愈無愈虛必致脹滿乾枯胃陰先絶此產後不可妄利小便其禁四也但使不犯四禁營衛自和諸證自去即有病證亦易治之此產後之第一要訣也

產後腹痛諸證指方

一產後腹痛必問其分娩時惡露多寬倘惡露甚多而為瘀血未盡作痛者即以[百九八]生化湯連日服之俟瘀血盡自然不痛且痛時必然手不可按或由下衝上此血實痛也或服生化湯之後継以[百六四]之倣決津煎又或[百四三]之經驗通瘀止痛湯皆為最應倘瘀去亦多而腹猶痛喜手摩按愈按揣安得食稍緩飲熱畏寒此血虛痛也仍先以生化湯服二三劑之後即以[二百一]之殿胞煎日服二劑極為大驗若問其腹痛而一味為瘀血不分虛實概投通瘀之葯難免不悞事也

一產後腹痛有惡露未盡始則產婦不覺継而產婦大意或一二夜即欲安逸以平時矮枕熱睡致令未盡之瘀上衝作祟忽然腹中堅痛異常甚至牙関緊閉昏迷不知其脉亦伏心細問產婦近身之人詢其原委或大小便俱不痛或痛時手不可按此即大瘀阻塞不急推之而惡露攻心不可救矣急用[六九]桃仁承氣湯或[百六五]之倣決津煎加倍分兩濃煎徐徐灌服外用葱薑桃仁同搗爛以酒炒極熱用舊絹包好乘熱於臍之上下更迭熨之聞腹內隱隱響聲人亦漸次明白而宿瘀即出緩緩以稀粥食之切不可過飽更防停滞

一產後腹痛有瘀血已盡而腹痛綿綿不止或在六七日以內十日以外者其脉按之虛細外證亦無口渴而大便溏瀉小便清利四肢困倦者此由臟氣不足脾腎兩虛宜用雌雞之

隻嗽清湯退盡油以此湯煎〔百三七〕之五君子煎加味法投之
或煎〔百二二〕之倣胃關煎亦可
一產後腹痛而悪露仍然通利或在嚴寒天氣於分娩時露体
受寒或牽引小腹腰脊而刺痛者宜用〔三二五〕之加減蟠葱散
主之
一產後腹痛而悪露仍通或在暑热炎天而保護太密受热作
痛或口渴喜冷目赤唇紅口臭舌乾脈見洪滑此内热盛也
宜用〔百四五〕抽薪飲主之或〔三六〕養陰退陽均妙
一產後腹痛悪露仍通或因望子甚切而又生女者或因丈夫
嗔怨翁姑咀唔以致鬱悶而氣滞作痛牽引兩脇胸脐隱隱
刺痛或大疼痛問其所因察其脈濇此氣鬱痛也宜〔百六三〕倣
排氣飲主之或用〔八五〕木香調氣飲加減法或〔百二六〕茘香散
又或〔百二七〕神香散皆爲對證之方
一產後腹痛或因富貴之家過服參者保護嬌嫊太重而内热
為大補攻痛者宜用〔三二六〕經驗解毒湯時時赶服緩則不可
救矣

產後發热指方

凡產後發热其證各異有因受寒發热者有因受熱發熱者有
因水虧陰虛發熱者有因分娩時劳倦用力太過而發热者有
因去血過多眩暈悶亂煩燥發热者詳方於左宜細審用

一產後因感寒而發熱者不宜發表宜先用〔百九八〕生化湯一二
劑即以〔三二五〕加減蟠葱散主
一產後因受熱有火而發熱者不宜過用苦寒之劑宜〔百四五〕抽
薪飲或〔百四六〕徙薪飲〔百十二〕清化飲之類皆為穩妥之極
一產後因水虧陰虛發熱者其脈必弦数宜先服生化湯二三
劑俟悪露盡後宜用〔百七三〕之五陰煎或〔百五二〕金水六君煎或
用〔三三〕之倣三陰煎皆可擇用
一產後因劳倦用力太過而發熱者其脈必弦細無力宜先服
生化湯二三劑後必俟悪露已盡即以〔四五〕扶脾養元法或
用〔百五六〕之補陰益氣煎内加炮姜一二钱主之
一產後有因血去過多而發熱者亦以生化湯服二三劑之後
即用〔百八〕六味地黄湯或〔五二〕加減一陰煎均宜
一產後悪露已盡而發熱喜飲熱物無有冷汗者此外熱内寒
必宜温補宜用〔百五七〕之水中取火法或〔百四三〕全真一氣湯極
為應驗如不應急加附片三四钱倘妄投凉葯必誤大事不
可不嚴加謹慎也

產後乍寒乍熱指方

凡產後乍寒乍熱悉由氣血虧損即有外感不可發汗經云陽
勝則乍熱陰勝則乍寒此之揔不宜耗散正氣此要訣也
一陰勝而多寒者其脈必檿數無力宜用〔二三三〕理陰煎主之

一陽勝而多热者其脈必浮数無力渴不喜冷宜用[三三]倣三陰煎主之

一陽氣陥入陰中懶言少食乍寒乍熱者宜用[百五六]補陰益氣煎主之

一陰陽俱虛四肢困倦不渴不食六脈虛弱而乍寒乍熱者宜用[第六]之八珍湯或[百七]十全大補湯或[百四三]經驗全真一氣法均效

一血實氣壅而乍寒乍熱脈必洪数宜用[三一]之五積散主之此係産後敗血未盡經云敗血流閉諸陰經流閉諸陽經則热所以氣壅而乍寒热也

産後蓐勞證治指方

蓐者草薦也產婦坐草艱難勞心用力太過故曰蓐勞其陣或寒热如瘧或頭痛自汗或眩暈眼花或困倦喘足不思飲食皆其候也凡此在氣血大虛宜培補元氣為主如[第一]大補元煎以及[九六]五福飲[百七]十全大湯[第二]壽脾煎皆可酌用

産後喘促指方

凡產後發喘有二及一以陰虛之極一以寒邪入肺經盖産後大虛血去陰虛孤陽無主腎陰不足而浮越於上此係肝腎無根將脱之兆最為危症經曰肝苦急〻食甘以緩之正此謂之惟急用[三三四]倣貞元飲即特速服不必遲疑或用[第一]大補元煎均妙倘妄用破氣化痰開提之葯是速其死耳如實因外感而喘者必呼吸氣粗與虛喘之上氣不接下氣之様大有不同且胸膈必然脹滿脈亦浮緊而愈按有力痰亦稠濁而愈咳愈多此病在肺也雖然如此亦不宜大為疎散宜以[百五三]金朮六君煎或[四三]加味六安煎均為對證最妙之方

産後發痙指方○即俗謂産後中風

凡產後忽然角弓反張戴眼直視手足抽搐四肢強勁俗謂產後中風然非風也此由元氣虧極血液枯敗之候當問其分娩時有許多惡露分娩後又曾出惡露否再問腹曾痛否病者雖昏迷不知而近身之人無不知之且發痙或在分娩一二日是惡露恐未盡也當以[百九八]生化湯内加熟地一二兩投之再加用[八大]之陰陽交感煎相間服之倘在三日分娩以後而見此證者必得大補氣血或[第一]大補元煎或[三三]理陰煎[百七]十全大補湯均為可用倘誤作風痰而妄為發散消導死矣疑矣每遇此證臨時自無主見萬勿妄聽旁言致貽後悔慎之

産後惡露不止指方

一產後惡露不止若血色淡紅綿〻不已者此氣血俱虛宜先服[百九八]生化湯二三劑即以[第一]之大補元煎連日投之

一產後因怒氣傷肝惡露不止者此肝不藏血宜服生化湯之後即以[百八]之六味地黃湯或[百二八]之經驗舒肝理氣法

一產後因血熱而惡露不止者其色必深紅或紫黑而外證必喉乾咽燥口苦舌焦宜用[百十二]之清化飲或用[三六]經驗抑陰煎均效

一產後脾虛不能統血而惡露不止者其後四肢困倦食後飽脹宜用[第二]之壽脾煎或[百五六]補陰益氣煎均應

另備惡露不止止血二方

一產後去血過多而不能止者無論虛實或用[三三七]故人參當歸湯或[二三八]止血救急湯皆可倉卒用之

血崩二方 胎前產後均可用

一產後血崩勢危或胎前見此證者即用[三三五]七灰散暫止之或用[三三六]龍骨散均可救急俟止後再投滋補之劑

產後乳少或乳不通專方

凡產後乳少皆由氣血不足即不通者亦由乎氣血虛也總莫妙於[三三九]經驗生乳湯百發百中

乳吹乳妬 指方

凡產後因兒飲乳為兒口氣所吹致令乳汁不通壅結腫痛宜急治之緩則成癰外用[三四一]南星散敷之急服[三四十]連翹金貝煎最妙此治乳吹之法也○如無兒吮乳或兒未能吮餘乳而蓄結作脹或婦人氣血充實乳房作脹致令腫痛憎寒發熱不急通之必致成癰即用[三四二]之麦芽散煎服立消此治乳妬之法也○又治乳吹詩云在[三四三]內查用屢效

乳癰乳巖兩證 指方

乳癰者即腫脹日久不消而成也先仍以[三四十]連翹金貝煎多服數劑再以[四九]加減人參敗毒散服之或用[百九三]薛氏加味逍遙散均宜倘過用苦寒之藥日久潰後不斂濃清脈浮則難治矣此治乳癰之大法也○若產後因鬱怒傷肝乳內結核堅硬疼痛肉色如故名曰乳巖致令五心發熱肢體倦瘦面無血色若漸久漸大內潰深洞終為难治宜用[四五]扶脾養元法或用[又八]人參養營湯可延歲月若用消耗危殆速矣○每有孕婦亦有此證名曰內吹凡用藥亦如之然不可用牛膝瞿麦等藥以犯其胎

乳自流出 指方

凡產婦乳自流出乃陽明胃氣不同當察其有火無火而治之如無火而流不止者宜用[百七]十全大補湯或[第六]八珍湯主之若因血熱而溢者宜用[九八]滋陰潤燥法主之若肝經怒火上冲而溢者宜用[三二]加減一陰煎主之若乳多脹滿而溢者宜用[三四四]溫帛熱熨法最妙倘未產而乳自流出名曰乳泣必主生子不育

前陰各病證治 指方

一婦人陰中忽挺出如菌如芝甚至挺出數寸者名曰陰挺此

由胞絡傷損或分娩時用力太過或氣虛下陷或濕熱下注總以升補元氣固塞真陰為主○如陰虛滑脫者宜[二四七]做固陰煎加減法或[二四六]做秘元煎均為最應○如氣虛下陷者宜用[百五六]補陰益氣煎主之○如因分娩用力太過而下墜者宜用[第二]之壽脾煎或[百九七]補中益氣湯皆效○如係鬱熱下墜者宜用[百四六]龍胆瀉肝湯或用[三十]之服蠻煎均為屢效

一婦人陰中生物大痒大痛時作寒熱牽引腰痛亦曰陰挺此由房事太過或因淫慾不遂非禮之為宜用[二四八]薰洗木楊湯每日薰洗數次仍服前滋補升提之劑不謹再發難治

一婦人陰户忽然腫大類於陰挺然挺者多虛腫者多熱○如氣陷而腫者以升而清之宜用[百十三]清化飲或[百四四]抽薪飲主之○若因分娩受傷而腫者不必治腫調養自退○若由損傷無関元氣而腫者莫如[二四九]只亮散數次即愈

婦人陰中痒甚手不能住或流臭水名曰陰慝此由肝脾濕热陰中有虫宜用[百九六]龍胆瀉肝湯外用[二五十]椒茱湯薰洗每日數次即愈

一婦人陰中生瘡奇形怪狀或潰流濃水或時痒時痛床褥呻吟不思飲食經水不調四肢無力此由濕熱下注或七情鬱火而成惟用[二五一]做芍葯蒺藜煎極效或用[百四五]抽薪飲亦可每日仍以[二五十]椒茱湯薰洗再以[二五二]蛇退散末藥洗後乾摻患處約半月即愈後百日内不宜房事

一婦人陰中清冷有真寒假寒之分倘口不渴肢體無力小便清利或常下白濁脈見遲若者此真寒證也宜用[百五九]术中取火法或[四一]經驗人參附桂膏或[百七]十全大補湯主之倘口渴心煩小便短赤大便堅實脈見沉數重按有力此濕熱内鬱假寒證也宜用[百九六]龍胆瀉肝湯或[百四七]徙薪飲均為應驗

一婦人交接出血而痛者皆由陰氣薄弱腎元不固宜[百五六]補陰益氣煎或用[三八]做化陰煎加味法均須多服為妙

壽身小補家藏卷之五終

壽身小補家藏卷之六

允楣手輯

小兒總論

凡小兒之病古人謂之啞證以其不能言語也謂治之極難然治之之法能細心體察而治之又易夫易者何貴能審苗竅察形色此六字中而表裏寒熱之證明矣明乎表裏寒熱而再辨之以虛實則治之非若男子婦人之病態百端也蓋以小兒之病非外感風寒即內傷乳食外感者必有表證而無裏證如周身發熱無汗清涕擿撕之類是也內傷者必有裏證而無表證如上熱下冷嘔吐泄瀉腹痛驚痫積聚之類是也熱者必有熱證如口渴煩燥唇紅面赤二便秘結或小便短黃熱澀吮乳口熱驚啼聲雄之類是也寒者必有寒證如冷汗無熱小便清利大便溏瀉唇白面青手足發冷虛驚聲雌之類是也於此四者之中而辨以真虛真實假虛假實以小兒如渾沌一團嗜慾罔識治之能得其法投劑立見奇功但小兒柔弱之體氣血未充臟腑嬌嫩即有實證不宜峻攻今舉世幼科動徹謂小兒純陽之體無論其先天之孕薄稟賦之盛衰一經有病非謂氣裹食即曰寒色火或妄投丸散其所用之藥無非消散剝削而並施或混套閑方其所主之方無非補瀉升降而齊用更有一種愛子情切者或見其兒黃瘦神疲乳食減少或詢之於庸俗不云痰火即云食積亦以肥兒丸保和丸為父母者徒聽其肥兒保和之美名視為神聖之藥而極力投之殊不知肥兒丸多苦寒之味最敗胃氣保和丸多消耗之葯極傷元陰謂其肥兒也而適足以瘦兒謂其保和也而適滋以違和耳嗟ゝ小兒之元氣無多倘妄聽庸醫徒知去病而不顧其還元今日一破明日一消其有不萎敗者未之有也慎之慎之

小兒初誕論

凡小兒初誕飲食未開脾胃未動是誠清虛之腑此時調燮得宜嬰兒必無他證然而調燮之法視其父母秉之強弱受胎之多寒而開口之法有相体而用者諸云小兒落地口含血塊即時當用手挖出如嚥下即有毒此理未必盡拔然小兒無非血氣所生獨此一塊而為毒也即使嚥之亦必從大便而出試問今之生子者有個ゝ口中之血落地即挖出乎如有未挖出者者又試問能毒幾小兒乎是此說實無憑也投之開口之法莫如相其嬰兒之強弱而用之宜於[二卷]初生開口法查取斟酌用之實為妥善之至

看初生兒病法

凡看初生嬰兒之病以手捻其頭摸其顖頷不作聲者為無病縱有病以手指探其口雖發聲而從容咂子答切入口也指者其病輕若即發聲不咂指而色或青紅黑紫者此落地受寒之甚也其

病重若牙関緊閉不能納乳牙根硬勁其病極重此驚邪入於膀胱及胃經也須急治之止初生嬰兒若見肥胖而面目覺好看此根本不堅甚非佳兆必易感邪凡父母肥者不可生肥兒父母瘦者亦不可生肥兒生而肥胖其氣必虛一切葱薑湯不可多服如面轉微黃則吉生兒怯弱其血必虛一切寒涼之藥不可妄投若七日之內肌肉頓肥則必疾矣過此以往漸肥者又為吉兆

看小兒壽夭法

凡看小兒以聽聲為先察色為次其聲音清亮者壽澁者病散而無出聲者夭○忽然大聲而無病者須細看其身恐有瘡毒又或衣沾針刺之類○臍帶中無血者壽臍帶銀白色者壽短帶紫脹者於斷帶之後捻去紫血可保無虞○額皮寬者壽○卵縫通達黑色者壽初生卵如水泡者險○初生二三日內面微轉黃色者吉○生下粉白花色者必主臍風而夭○生下皮寬肉瘦五六日頓肥者必有臍風之患○生下皮肉不光者必夭○泣不出聲者夭○泣不無淚者夭○舌如豬肝者夭○口角上有紫色如蝦鬚者夭○無糞門者夭○臀肉不生者夭○股肉不生者夭○面無彩色者夭○臍帶短大紫色者夭○生下渾身銀白色者夭○生下有齒者大凶不傷父母即傷自身生下未裏即撒尿者殺父母蕩家財在世一生勞苦

審察小兒病源法

凡病有諸內必形諸外小兒之病既不能語言惟先憑一望法次以脈應之斯為醫理夫望之法審其苗竅察其形色而虛實寒熱已得其大半矣舌乃心之苗紅紫心熱也腫黑心火極也淡白虛也鼻準與牙床乃脾之竅鼻紅燥脾熱也慘黃脾敗也牙床紅腫熱也破爛脾胃火也唇乃脾胃之竅紅紫熱也淡白虛也如漆黑者胃將絕也口右扯肝風也左扯脾之痰也鼻孔肺之竅乾燥熱也流清涕寒也耳與齒乃腎之竅耳鳴氣不和也齒如黃豆腎氣絕也目乃肝之竅勇視而睛轉者風也直視而不轉睛者肝氣將絕也以目分言之又屬五臟之竅黑珠屬肝純是黃色凶證也白珠屬肺色青肝風侮肺也淡黃色脾有積滯也老黃色乃肺受濕熱疸證也（疸音旦即黃病也目發黃溺黃赤安臥者黃疸也已食如饑者胃疸也疸有五種曰黃曰黃胖曰酒疸曰穀疸曰女勞疸）瞳人屬腎無光彩又兼髮黃腎氣虛也大角屬大腸破爛肺有風也小角屬小腸破爛心有熱也上皮屬脾腫脾傷也下皮屬胃青色胃有寒也上下皮瞼合不緊露一線縫者脾胃虛極也面有五位五臟各有所屬額屬心離火也左腮屬肝震木也右腮屬肺兌金也唇之上下屬腎坎水也五臟裏也六腑表也小腸心之表小便短黃澁痛心熱也清長而利虛也胃乃脾之表唇紅而吐胃熱也唇慘白而吐胃虛也唇色平常而吐作傷胃論大腸肺之表閉結肺

有火也肺無熱而便閉心血枯不可通下脫肝肺虛也胆乃肝之表口苦肝热也閉聲着嚇肝虛也膀胱腎之表居臍下氣海之右有名無形筋腫筋痛腎水之寒氣入膀胱也面有五色一曰紅紅病在心面紅者熱一曰青青病在肝面青者痛一曰黃黃病在脾面黃者脾傷一曰白白病在肺面白者寒一曰黑黑病在腎面黑而無潤澤腎氣敗也望其色若異於平日面苗竅之色於面也相符則臟腑虛实無有不驗者矣

診小兒脈法并闢諸家看筋紋之謬

通評虛實論曰乳子病熱脈懸小者手足温則生寒則死乳子病風熱喘鳴肩息者脈實大也緩則生急則死此軒岐之診小兒未嘗不重在診脉也亦未嘗不兼證為言也是小兒形体既具經脈已全初脫胞胎便有脈息故薛氏診小兒脉訣云一二至脫三至卒四至為虛五至損六至和平曰無疾（大人之脉以五至為和平六至爲數脉太過有病小兒之脉以六至爲和平五至爲虛脉不及有病當詳察之）七至八至病熱凶九至十至病熱急十一二至死無疑此訣萬中無一失由此觀之而小兒实有脉可辨矣至若水鏡訣及全幼心鑑等書乃有察虎口以寅卯辰分風氣命三關以寅関直透辰関十不一救此不過言其病勢極險而余亦每治之多活者又近時醫家多以筋紋紫色為風紅為傷寒青為驚白為疳又云青是四足驚赤是水驚黑是人驚黃是雷驚之數其此一線之色果能辨悉如此無稽之言烏足憑也試問其心果有確見欤試問其法果出內經欤又如王損菴之幼科準繩以三関之紋有十三指形曰流珠形長珠形環珠形來蛇形去蛇形弓反外形弓反裏形鎗形鍼形魚骨形水字形透関射指形透関射甲形竟不知此形出於何典又曰治之亦不專執其形而投剂者是諸各形色竟先輩亦有不足凭者今醫世相傳誦貽害匪輕更可笑者以筋紋尚有八段錦名色是全不知內經之旨而徒然信口糊猜以惑人耳要知小兒之脉非此大人之多端但察其強弱緩急四象強者實弱者虛緩者輕急者重能明此四象則無論小兒諸證隨其病而合其脉将必左右逢源所遇皆通毋細心審察苗竅之形又何道情之有哉

論小兒變蒸不必盡信說

巢氏云小兒變蒸以長氣血變者上氣蒸者体熱變者變生五臟蒸者蒸養六腑以小兒落地之日起三十二日一變六十四日一蒸一變生腎二變生膀胱三變生心四變生小腸五變生肝六變生胆七變生肺八變生大腸九變生脾十變生胃至五百七十六日蒸變乃畢兒乃成人每經蒸變時情態即異輕則發熱微汗其狀似驚重則狀熱脈亂而數或吐或瀉或煩啼燥渴等證輕者五日解重者七八日解又薛立齋曰此證小兒所不免者雖勿藥可也惟景岳曰小兒變蒸之說古所無也至西

晉王叔和始一言之繼之隋唐巢氏以來則日相傳演其說益繁然以余觀之則似有未必然者何也蓋兒胎月足離懷氣質雖未成實而臟腑已皆完備既生之後凡長養之機則如月如苗一息不容有間百骸齊到至當時異而日不同豈復有此先彼後如一變生腎而變生膀胱乃每變必三十二日之理乎又如小兒之病與不病余所見所治者蓋亦不少凡遇違和則不因外感必因內傷初未聞有無因而病者豈真變蒸之謂耶又見保護嬰兒得宜而自生至長毫無疾病者不少抑又何也雖有暗變之說終亦全無憑據余恐臨證者有執迷之誤故道其愚昧若此況儒道總不外乎四書聖人所不言者必無是道醫理總不外乎內經軒岐所不言者必無是理斷不可以巢氏所云而即奉為神明者也特詳細表而出之以為家庭中了然難與俗醫言耳

小兒診治大法

小兒之病本不易察但其受病之源多有所因故凡臨證者必先察父母之氣而母氣為尤切如母多火者子必有火母多寒者子必有寒母之脾腎不足者子亦如之況骨軟行遲齒遲語遲囟門開大疳熱脾瀉之類多有由於母氣者雖父母之氣俱有所稟但母氣之應在近父氣之應在遠或以一強一弱而偏得一人之氣者是皆不可不察至若稍長而縱口縱欲或調攝失宜而自為病者此又當察其所由辨而治之如果先天不足而培以後天亦可致壽雖曰先天俱成而或父母多慾撫養失宜則病變百端雖強亦夭此中机圖理微貴在知常知變也

護持嬰兒諸法

凡小兒誕生調和湯水冷熱得宜勿令兒驚冬久浴則傷風夏久浴則傷熱浴時當護其背凡風寒皆從背入所浴之水內用金銀煮者則除驚癇客忤用銅鐵煮者則辟惡氣用桃根黃連甘草煮者則不生瘡丹毒用麥冬荊芥鉛錫煮者則安心氣至第三日俗謂洗三用桃柳桑槐等樹枝煎湯浴之亦除瘡毒並辟諸邪至各護持之法細詳於后為父母者留心鑒之

一小兒平時無病忌服藥餌否則遇疾無效

一浣小兒之衣不可露於星月之下易惹邪祟如偶失收當以醋炭薰過方可衣之古書相傳有鳥名隱飛鳥其鳥純雌無雄遇陰雨飛鳴能細其羽置兒衣中令兒作癇必死化其為鬼故小兒生至十歲浣衣不可夜露

一嬰兒面紅色蒼者為外實大便色黃稠膩者為內實不須妄投藥餌

一兒生六十日後則童子成能笑認人切忌生人懷抱勿使兒非常異物恐為驚嚇百日則任脈成能自反覆一百八十日則尻骨成母當令兒學坐二百四十日則掌骨成母當扶教

囟囟三百日則髖骨成母當扶教兒立三百六十日則脿骨成母當扶教人行皆育兒一定之法若日捧懷抱重襲綿裘致令筋骨綫弱稍有失護疾病乃生此皆保育太過之處也更凡戲謔之物不可恣棄刀鈍免其無使摸捉莫近猿猴近則傷意莫抱鴉雀抱恐傷眼會坐勿久令腰似折行莫令早筋骨柔弱甘肥生冷勿令過食夜莫吹燈晝莫説鬼睡莫當風坐莫近水笑極與和哭極與喜笑哭之後切莫與乳心經有病忌食鹽鹵（水尅火也）肺經有病忌食焦苦（火尅金也）肝經有病忌食辛辣（金尅木也）脾經有病忌食酸味（木尅土也）腎全有病忌食甘甜（土尅水也）助其病邪貽害於我五味飢飽勿令太過〃甜成疳過飽傷氣過酸損志過冷成積過苦耗神過鹹閉氣過辛傷肺過肥痰益淡薄滋味脾強胃充百脈得潤臟腑氣清血實色華病從何生護持得法百子千孫詞雖鄙俚告誡家庭

一剃胎頭之日須就温煖處避風及剃之後用薄荷葉三皮杏仁三粒去皮尖同搖爛用香蔴油三四滴薑汁一二滴以宮粉拌和在兒頭上搽之可避風邪及一切瘡毒其剃頭日期宜擇與兒年命相生之日丁未日切不可用又於五月初九日大忌剃頭萬不可用

一藏小兒胞衣用潔淨瓦罐裝好置青銅錢一文於衣中以罐口用青布紮緊數層擇黃道日或三日後採其向陽潔淨處入地深埋三四尺用土築緊主兒長壽聰慧不生惡疾倘爲豬狗所食以及無知庸愚夫婦有以置於糞坑內者其兒必貧賤而夭否則一生勞苦惡瘡惡疾必損其身然此皆爲明理者知之而庸夫俗子不足計也即諄諄言之而亦謂吾輩讀書人何若是之迂拘也矣

小兒補腎論

觀王節齋曰小兒無補腎法蓋小兒稟父精母血而生男至十六而腎始充既滿之後妄用虧損則可用藥補之若受胎之時稟之不足則無可補稟之原足又何待於補耶嗚呼此言之謬謬亦甚矣夫二五之精妙合而凝精合而形始成此形即精也精即形也治精即所以治形治形即所以治精也第時有初中則精有盛衰故小兒於初生之時形体雖成而精氣未裕所以女必十四男必十六而後天癸至天癸既至精之將盛也天癸未至精之未盛也兹以其未甚而遂謂其無精也可乎且精以至陰之液本於十二經之生化不過藏之於腎原非獨出於腎也讀上古天真論曰腎者主水受五臟六腑之精而藏之此精之所源其不止於腎也可知矣王節齋止知在腎而不知在五臟若謂腎精未泄不必補腎則五臟之精其有稟賦之虧人事之傷者豈因其未泄而總皆不必補耶夫小兒之精氣未盛稜天之陰不足也父母之多慾水虧先天之陰不足也陰虛不知

治本又何藉於人為以調元贊化乎此本源之理有當深察者如此再以小兒之病氣論之凡小兒之病最多者惟驚風之屬而驚風之作則必見反張戴眼斜視抽搐等證此其為故總由筋急而然蓋血不養筋所以筋急真陰虧損所以血虛此非水衰之明驗乎夫腎主五液而謂血不屬腎吾不信也肝腎之病同一治今筋病如此而欲舍腎水以滋肝木吾亦不信也且太陽少陰相為表裡其筋行於背脊而為目之上綱今以反折戴眼之證偏多見於小兒而謂非水臟陰虛之病吾更不信也矧以陽邪元極陰竭則危臟氣受傷腎窮則死此天根生息之机元於小兒為最切然則小兒之病其所關於腎氣者非耿而顧可謂小兒無補腎法耶決不信決不信

撮口臍風證治 指方

凡初生撮口臍風之證總在三朝一七之內皆由胎中受熱或初生不慎為風熱所侵遂至唇聚口撮眼閉舌強啼声如鴉或聲不能出或口吐白沫或氣息喘急每遇撮口之證口鬆稍能吮乳頗屬易治急用[二六七]保赤散調服或[二六八]龍胆湯一見此證急宜用此二法下之愈後微加補益至若臍風者以斷臍之後為水濕風邪所侵至令腹脹臍腫啼不吮乳甚則發搐若臍青黑手拳口噤是為內搐即不可治倘口尚能吮乳以[二六九]之保生湯急投之或以艾火炙臍中至若臍風燈火之法甚捷

驚風證論

驚風之證固由於肝而脾腎心肺亦未嘗不同病也蓋小兒之真陰未足柔不濟剛故肝邪易動肝邪動則木能生火火即生風風火相搏則血虛血虛則筋急筋急則掉眩反張抽搐強直之類皆肝木之本病也於是肝邪侮土則脾病而為痰為吐瀉木盛金衰則肺病而為喘促為短氣木火上炎則心病而為驚叫為煩熱木火傷陰水不勝火則腎病而為水涸為血燥為乾渴為無汗為搐為痓（音字即此驚風病也）驚風未有不傷五臟也法此之法有要存焉一曰風二曰火三曰痰四曰陽虛五曰陰虛但能察其緩急則盡之矣今人鮮明此義不分虛實不察強弱一味驅風概行發散不知外來之風可散而血燥之風不可散也夫驚風之實邪惟痰火為最而風則次之實治之法止於是矣然邪實者易治主敗者必危蓋陽虛則陰邪不散而元氣不復陰虛則營氣不行而精血何來所以驚風之重重在虛證不虛不重不竭不危治虛之法當辨陰陽陽虛者宜剛宜燥陰虛者宜潤宜溫且善用陽者必於陰中求陽善用陰者必於陽中求陰陰陽互為其根造化相須之妙是不可須臾離也設有謂此非小兒之藥非驚風之藥者豈驚風之病不屬陰陽而小兒之体不由氣血乎若此等人開口便見本領言醫即知學問焉足與論乾坤合一之道哉

急驚證治指方

凡急驚之證必由於風寒乳食錯雜以致陰陽桼乱營衛不調
或在初生後百日之內或在週歲之內或在兩三歲之內者皆
有之其候壯熱痰壅竄視反張抽搐顫動牙関緊急口中氣熱
頰赤唇紅二便閉結脈浮洪數此肝邪風熱陽盛陰虛證也凡
此皆實邪之盛者莫妙於[二六九]保赤散視兒大小輕則三分重
則五七分極為應驗若痰盛喘急者或[二七十]抱龍丸[二七一]牛黃
散[二七二]利驚丸又或用[二七三]抑青丸作煎劑皆可服用若外感
風寒甚重而身熱為驚者當解其表宜用[三一]之五積散投之
或用[四八]之傚參蘇飲加減法皆可倘驚氣漸退而火未清者
宜用[二七四]安神鎮驚丸主之。以上皆急驚治標之法倘得痰
火稍退速即補其氣血以防虛敗此幼科最要之訣如薛氏云
小兒攻伐之藥中病即止不可過劑誠至言也總之治急驚之
要蔫蔫不可盡用祛風化痰之藥必得於治風痰劑中仍以熟
地七八錢為君生淮藥三四錢佐之以保其元陰若概用消耗
必成慢驚甚至不治每用小兒之葯可不慎歟

慢驚要論

凡小兒慢驚之候或一起病即發搐而成慢驚者或因病後失
調而成者或先因急驚而治不得法元氣倍虛而成者或為用
藥攻伐消導太過致損脾腎而成者又有痲痘之後為庸醫所
悞名曰掃毒因復傷元氣而成者又或因吐瀉日久脾陽虧敗
內寒已極而成者種種治慢之由無非一虛證而已急驚者固
謂實邪亦邪氣之實非正氣之實果正氣實何急驚之有至若
慢驚則全無實證即言邪而邪亦虛邪至云正而正亦微正正
既微而尚可以不急救正乎邪既虛而尚可以孟浪驅邪乎今
醫每多以驅風化痰為治慢驚之聖劑及至腸鳴作瀉不可救
葯而後止此等幼科竟不知幾千里年作豬狗也總之小兒之
實證無他惟東方之實中央之滯耳蓋東方木實則生火生風
而為熱為驚中央土實而為濕為滯而為痰為積知此二者則
知所以治實矣若小兒之虛證五臟皆有之如心虛則驚惕不
安肺虛則氣促多汗脾虛則嘔吐暴瀉為不食為痞滿倦卧為
牙緊流涎為手足牽動肝虛為筋急血燥為抽搐勁強為斜視
目瞪腎虛則為二便不禁為津液枯槁為聲不出為戴眼為肢
體厥逆為火不歸元知此五者則知所以治虛矣然虛實之證
又多有欵似者外證如果聲低息短面色清減唇淡眼青二便
不結脈亦弦細無力此內外顯然其虛易辨有等外證面赤唇
紅二便短少甚至眼赤舌乾脈亦似乎洪大於此等證外雖似
實更屬大虛其兒必係服苦寒之葯太過遏陽於外倘在悞認
火證即殺之矣是知一成慢驚惟有專顧脾腎使根本完固諸
證悉除如昆陵莊在田先生著福幼編一書誠為保赤金針其

功莫大實足起死回生然其所用之方係已成危篤者言之余每治幼兒福幼之方用不到此以其病勢未到此也病勢之未到此者以其初病之時而施治之法使其病不到此耳噫小兒慢驚之由豈非由於起病時治之不得其法而成哉

摘錄莊在田先生辨慢驚病象

一慢驚吐瀉脾胃虛寒也
一慢驚身冷陽氣抑遏不出也服凉藥之後往往如此
一慢驚鼻孔煽動真陰失守虛火爍肺也
一慢驚面色青黄及白氣血兩虛也
一慢驚口鼻中氣冷中寒也
一慢驚大小便清白腎與大腸全無火也
一慢驚昏睡露睛神氣不足也
一慢驚手足抽搐血不行於四肢也
一慢驚角弓反張血虛筋急也
一慢驚乍熱乍凉陰血虛少陰陽錯亂也
一慢驚汗出如洗陽虛而表不固也
一慢驚手足瘈瘲音治縱手足伸縮之狀血不足以養筋也
一慢驚顖音信門下陷虛至極也
一慢驚身雖發熱口唇焦裂出血却不喜飲冷茶水進以寒凉愈增危篤以及所吐之乳所瀉之物皆不甚消化脾胃無火可知唇之焦黑乃真陰之不足也明矣

慢驚證治指方

凡小兒忽然手足微掣吮乳口鬆卧時露睛者即防驚風成慢即用[百三乂]五君子煎加味法連進三四劑即愈〇如痰多者急用[二三三]理陰煎救之〇如吐瀉不止而手足抽掣愈勤者即放心大胆以[四十]之經驗回陽飲煎服萬物游移悮事〇如身有微熱驚雖稍緩而泄瀉不止者惟[百二]健胃關煎極為大效止此數方則無證慢驚斷不致令其危篤抛宜胸有定見勿為庸俗及婦人女子之見妄言驅風化痰推拿燈火必致愈見沉重倘實係危篤或先已被苦寒蕩驚之藥悮服太過而十分緊急則又當以[二九六]莊在田先生逐寒蕩驚湯刻即救之倘病勢重者即用[二九七]加味理中地黄湯急投亦見回春萬不可偏聽近時幼科卑漏不通之語動輒謂小兒純陽之体何能用此等大補大熱之藥亦非治風治驚之劑是出此言者既已為無知無識之人而偏聽此語者尤為自愚自昧之極為人父者務其慎諸幸勿自貽伊戚其藥不可增減分兩實為萬應之至〇再慢驚一切忌用寺藥悉錄於[二九八]中宜熟玩之倘執迷不悟偏聽妄投必悮大事如以我言為謬吾亦莫如之何也已矣

大驚卒恐證治指方

凡小兒並無他病而或被大驚或突如被大人高聲喊叫或平

空為木石墜蹈振聲或見異物飛禽走獸或滾落床下或扒高
跌撲或忽見火炎或忽聽炮嚮皆能令兒大驚卒恐致令心胆
受傷神氣陡離如作急慢驚風治法謬亦甚矣蓋急驚慢驚一
因風熱之感一因脾腎之虛所因不同其證亦異胡可以同日
而語也治此之法當以收回神氣為主宜用[二九九]倣秘旨安神
法或[九六]七福飲主之愈後宜用[又八]人參養營湯調補多劑
否則心虛胆怯易於受驚不可忽畧

驚啼證治　指方

小兒驚啼一證與急驚慢驚不同與大驚卒恐更異蓋驚啼者
以小兒肝氣未充胆氣最怯凡耳聞驟聲目視驟色皆能怖其
神䰟醒時受怖寐時驚惕或振動不安或忽然啼叫亦或曾被
大驚而神氣尚未復元者此皆神怯不安之證揔宜安神養氣
為主如[三百]茯神湯或[九六]七福飲或[第八]益營湯皆可擇用
○若煩熱者宜用[三六七]保赤散主之○若啼而多淚時哭時止
是驚惕啼而無淚聲長不安戞戞戚戚者是腹痛

夜啼證治　指方

凡小兒夜啼不能作驚啼治也日間安然一到夜間神即不安
而啼者此心氣不足陰盛陽衰宜用[三九九]倣秘旨安神法主之
或用[九六]七福飲亦佳○如面青手腹俱冷腰曲而啼不思乳
食者此脾中虛寒宜用[三百六]經驗理中湯主之○若過傷乳食
停滞作痛邪實不虛者宜用[五八]清理導滯法○若面青手冷
心神驚怯而啼者宜用[百三七]五君子煎加味法或用[九六]之七
福飲內加炮姜肉桂各八分○若吐瀉不乳而啼者宜[百三]倣
胃關煎主之○若見燈火而愈啼面赤手腹俱煖口中熱氣薰
蒸此心經有火宜用[六六]古方生脉散○若怒氣煩燥啼哭聲
雄吮乳不多而口熱啼時手足間見微搐以肝胆熱甚木火相
搏者宜用[三百五]柴胡清肝湯○以上審明用藥無不即愈若因
驚夜啼則又當從前驚啼論治不可混用倘乳火而啼或黑夜
燈滅而啼者則又不可以病治或於[三百七]燈花散查用亦可

發熱辨虛實要論

凡小兒發熱各有所因不可一概見熱即表其中有因虛邪有
因實邪有因自內之外有因自外之內有宜溫宜涼宜補宜瀉
自有一定不易之治隨時施治之法非詳加審察能無悮乎
一小兒虛邪發熱面色清白氣怯神倦恍惚軟弱口鼻微冷不
喜寒涼飲湯安靜泄瀉多尿嘔惡驚惕抱腹喜按乍涼乍溫
乍哭乍笑愁眉聲低手足指冷夜則出汗卧則露睛口張体
歪乳食少思脈息緩弱皆為虛證雖有外熱不可妄用消耗
表散尅伐苦寒之劑必得培補正氣而虛邪自退矣近時幼
科每謂小兒何虛何堪此補並云補住邪氣皆寸光之見昧
理之談烏足信哉

一小兒實邪發熱面赤氣粗口燥唇焦作渴喜冷大便多結小便短黄、揪衣露体煩啼暴叫氣長聲洪伸体而卧轉側不停睡不露睛手足多热脉息洪数皆為實證或散邪或清火審直酌用中病即止

一小兒發热有因自内之外者或因瘡疹痲痘或因痘後痲後元陰受傷或因癰痢血虚、或因五臓各傷或因先天不足或因後天失調其中又有陰虚陽虚之辨再未有自内之外而發熱者不本於内證也内證之熱虚實二字當詳審勿忽

一小兒發热有因自外之内者或因暑热外侵或因目見耳聞驟時驚嚇或因偶然不正之氣或乳食太過而為凝風受热受寒、或沐浴當風或遊街著雨此皆自外之内而發热者其中尚有半實半虚之證果使小兒強壮外邪難侵内元充足惟由内之不足所以外邪易入果察其内外皆實凉之散之攻之利之中病即止不可過剤倘外邪雖重而稟賦係不足者尤當於解散消導之中兼顧其脾胃使免病去而元氣隨病而去萌芽嫩葉何堪斧鋤至若苗竅神色當於前論諸邪發热條内審之

發熱虚實證治 指方

一小兒陰虚發热面唇雖紅並不發渴小便雖黄、並不燙手大便雖結並不堅鞭或因稟賦本虚或因痲痘後陰虚未曾還元或因曾病泄瀉或因驚後失調嬰兒妨其、慢驚小兒妨其劳損即俗謂之童子劳凡脉見弦細而弱者是宜用[百八]六味地黄、湯、或[三三]理陰煎或[八六]五福飲之類皆奴

一小兒陽虚發熱面白唇青手足身腹均冷間有微微冷汗小便清利大便渧漮白珠發青神氣困倦乳食不化飲热得安飲冷即吐喜煖畏寒、哭聲慈柔清涕冷淚脉見遅細而軟者是也宜用[百五七]水中取火法或[百四一]經驗青娥飲或[百四三]全真一氣法均奴○倘陽虚之甚者則即用[三百六]参附理中湯或[四十]經驗回陽飲皆為大效尚須多服数剤不必畏懼

一小兒脾虚發热唇口淡白燒热亦微四肢軟弱困倦大便淡黄、而漮小便清長而利乳食半化睡則露睛張口山根青筋脉見寸口無力右関鐖弱者是也宜用[四五]扶脾養元法或用[百三七]五君子煎加味法或[百九七]補中益氣湯均須多服最為穏妥

一小兒未及周歲多有大便緑色渾身微热者間亦有变蒸之説不必服藥三五日自愈倘日久緑糞、則用[百三七]六君子湯

一小兒偶因外感風寒以大人懷抱微、厚蓋令取微汗避風乳母忌暈数日不必服藥即愈總之小兒表散太過腠理更爲不密容易受邪即如科鉄鏡中之天保采薇湯為彼書之第一方動徹即用若用之於表實及悞補伏表者偶然神剤

否則小兒如稟賦不足一經妄用元氣大傷不可不慎

一小兒飲食內傷並無發热之證蓋內停飲食或脹或痛或吐或瀉其所以發熱者必外感風寒內傷飲食內外俱病方法热也審其果有內傷無外感者方可消導即以[五八]清理導滯法或用[一八]大和中飲均妥倘內無停滯而徒因外感發热妄為消導者則中氣被傷外邪更屬難解必致另生他證今之幼科一見小兒發热即謂夾食热不知出自何典獨不思調經論曰邪之生於陽者得之風雨寒暑生於陰者得之飲食起居陰陽喜怒此自然之理也蓋邪生於陽方有發热表證邪生於陰全屬裏證若停滯而又發热是表裏俱病以裏邪重而浮越於表故亦有內傷飲食而為發热者此證內傷外感表裏同病為小兒之大證候亦非動轍於是也

一小兒傷風受寒發热必週身有热鼻流清涕或無欬嗽或吐乳食口氣薰蒸或時睡時醒啾唧不安脉見緊甚者是也輕者以生薑三大片葱白三個去鬚泡湯服之令取微汗即愈重者即用[六二]固元兩解法或[四二]固脾解肌法或[四三]加味六安煎均為穩妥取效倘大热而出冷汗畏寒者則莫妙於[五九]做大溫中飲最佳

一小兒發热獨耳冷中指冷者須防痲證另詳痲症門若週身热而十指尖俱冷者即防驚風審指訣云十指稍頭冷驚來不可當若逢中指热必定是傷寒中指獨自冷痲痘疹相傳女右男逢左分明仔細看以此察之無不應驗

夏禹鑄先生辨热症似驚風傷寒指方極為應驗

夏禹鑄曰小兒傷寒燒热每日到晚不減一分不增一分始終毫不間斷只是平平而燒不抽不驚此乃傷寒之燒热也驚風燒热似乎傷寒而多一抽搐蓋由筋屬於肝肝風動故筋抽肝風入脾脾動痰故驚此乃驚風燒热之辨也

燒瘧燒热雖同而證實有別或飲滾茶滾湯或大哭大叫頭面上必有汗一有汗燒热即退二三分少頃又照原便是热瘧此一辨也

自早至晚必有一時更甚或眼泛去或手足掣一掣出汗燒热即退少頃又燒每日皆然定是热此一辨也

喉內必有痰一哭必嘔嘔即痰出定是热瘧若驚風之痰盤踞乎肺必不到胃何得吐出此一辨也

热瘧一望而知面色非黃似黃非白似白精采似倦不倦面皮慘慘而無潤澤毛孔爽爽而不直豎兩眼瞧人却象個無病的光景热瘧昭然此證多多發於五六七八九月之間莫妙於即用[三〇]清脾飲無有不效發一二日者定要服五六劑發至五六日只須三四劑亦有悞作驚風傷寒治者或至十日二十日甚至一月不愈只須一二劑切不可以一劑不愈遂

作別證更方而悞事也

又有热瘧一日一發發有定期其候不冷一來只發熱或自下午起至半夜汗出便解手心肚腹热不盡解或不包午後發亦不拘定亦宜清脾飲為主倘見体瘦弱热退或弱死去則即以[三百九]六君子湯以補脾出而鑄治小兒熱瘧之法極為得理如前論熱退弱死去者余有用[四五]扶脾養元法更應

吐瀉霍亂證治指方

凡小兒吐瀉與大人治法雖同然大人能言病源小兒全憑審察此其所以不能不另詳也總之虛寒者十居八九實熱者十僅二三○如面色青白精神倦怠肢体清凉或吐或瀉或吐瀉兼作脉或浮大無力必因寒邪傷胃或乳母悞食生冷致令小兒受病宜用[三百十]溫胃飲主之或[三二]養中煎甚者[三百六]參附理中湯皆妙○如多痰涎吐瀉或兼喘足宜用[三三]理陰煎為主若謂嘔吐不宜用熟地是近時俗醫不通之語也○如偶有所觸雖吐而不甚者即用[三八三]安胃飲亦可○如傷食及悞食不宜之物以致吐嘔者宜用[四三]和胃飲或[三八九]小和中飲均可○如停滯嘔吐而兼吐痰者宜用[四三]加味六安煎主之或用[三九十]苓朮二陳湯主之○若雖因食滯吐瀉而所吐瀉之物多不運化者悉由脾虛所重在脾不在飲食不可妄用消伐宜用[四五]扶脾養元法或[三三]理陰煎均妙

吐乳證治指方

凡小兒吐乳手足指熱者屬實手足指冷者屬虛此其驗也更須望其神色如有狠狽之狀即是因病作吐倘小兒乳多滿而溢者無關病吐不必治也若形色憔悴或食乳即吐即係虛寒宜用[三一三]參薑湯最妙○倘因小兒自受驚或乳母恚怒致見吐瀉青色者宜用[三百五]五味異功散○若母食厚味煎炒飲酒之故而乳熱令兒吐者宜用[三一三]東垣清胃飲主之○若母食生冷停滯而乳冷令兒吐者其母宜服[三一四]人參養胃湯而兒宜用[三百六]理中湯極效皆吐乳之神劑也

疳證治預防治已成○均指方

凡疳證在小兒為五疳在大人即為五勞蓋疳者乾也由於脾敗腎虧津液乾涸總屬陰虛假熱之證雖有虫疳蛔疳脊疳腦疳無辜疳丁奚疳以及疳渴疳瀉疳腫疳勞甚至走馬牙疳口爛齒蝕諸書治疳之法無不具詳又如古方之雄黃散蟾蜍丸蘆薈丸皆為治疳之聖藥余每見近醫以此治之未得一效可知今人之下如古人稟氣厚也蓋小兒其所以成疳者或哺食太早或嗜食甘肥或既飽之後而又食生冷或未餐之前而菓飴並進或乳母厚味太多或乳母七情所致又或因麻痘托裏未清而麻痘後餘毒上攻名為走馬牙疳者其患甚速至此邊爛萬無可治余每治其預防或已成者無多法而取效極應

一小兒或因雜病後或痙痢後或麻痘後或驚風後日見消瘦面黃眼青飽後困倦預防痘證急須填補陰分宜用【百四三】經驗全真一氣法或【三九】經驗還元飲每日一劑不可更觧必三四十劑精神必健必能預防其不成痘矣

一小兒或不知何時受嚇飲食日減疲倦日甚時見泄瀉懶言惡耍面無光采預防痘證急宜温補脾胃使上旺則四臟相隨而旺宜用【四五一】扶脾養元法或【四四】倣參苓白朮散加減法均效必守壽方非數十劑不可可決其不成痘證矣倘更曝十寒未有能生者矣慎之聽之勿貽後悔

一小兒忽然喫土忽然喫炭或欠便緑糞或喜飲茶水或咬指甲或挖鼻孔此係肺胃虛火陰不勝陽預防痘證宜【百七一】之玉女煎服三四劑後前證稍退即以【百四三】五陰煎多服必效

一小兒已成痘證無論有盂無盂痘之名色亦多而古方所治痘證之劑非胃不善無如今時小兒禀賦更薄非此古人是以古方而施之今日之小兒以元氣不能敵也非獨治之不應亦必治之必危倘有未到大喘者雖見七分沉重急以余自製之【三五】經驗濟生湯每日夜各一劑按連投之放心大胆萬勿更換余以此起死回生不知凡幾愈後即以【百四二】之經驗青娥飲十余劑多見少而壯壯而成立者實為余之喜出望外也多矣

盜汗自汗 指方

睡中汗出曰盜汗隨時汗多曰自汗凡小兒盜汗自汗由於腠理不密氣血未充且汗多亡陽若忽畧不治而精血必日漸消耗元氣必日漸退敗非慢驚即痘證將見百病蜂起為父母者當思患預防治未病莫治已病也治之之法當以益氣補陰為主使陽氣外固則陰液內藏而汗自止矣

一小兒無故自汗或一飲食即行大汗此陽虛而衛氣不固宜多服【百三七】五君子煎加味法或【三九】六君子湯或【九八】人參養營湯均妙總須數十劑方可萬勿妄用寒凉

一小兒卧後即行出汗甚則露睛此陰虛而營氣不固每到上床睡熟頭汗更多宜用【百五六】補陰益氣煎或【百七】十全大補湯或【三五一】倣歸腎丸法均屬虛症總須每日一劑愈多愈妙

一小兒或因大病後或大吐大瀉後或悞服尅伐藥後以致氣虛氣脫而大汗不止日速用【百一八】經驗參附理中湯放心大胆接連投之方可挽回或用【四十】經驗回陽飲大劑進之若已見大喘即不能治〇若角弓反張而又大汗則無論盜汗自汗速用【百七十】大營煎大劑速投方可挽回倘誤作風治則萬無生矣

一小兒自汗或因心經有熱而為煩渴者宜用【九七一】陰煎主之外證必唇紅舌尖紅小便短黃者是也

一小兒無論盜汗自汗或因於脾有火熱汗薰蒸脈見洪滑口渴心煩宜用[三三]加減一陰煎主之

一小兒汗出而大渴者或飲食時頭面大汗而飲食並不減火此陽明胃熱宜用[三七]竹葉石膏湯主之倘非實熱萬不可服必安見外證唇紅發渴脈見洪滑有力者方可用此

一小兒盜汗多有因痲後痘後元陰大虛者甚至汗後多發潮熱此陰虛虧損以極宜用[第一]大補元煎每日兩劑否則難望保全此證近時極多皆由於醫之掃毒藥為胎害也

腹痛腹脹證治指方

凡小兒腹脹腹痛多因食積或凉寒傷脾而然經曰病痛者陰也又曰寒氣多也有寒故痛也東垣曰寒脹多熱脹少皆主於脾胃故凡小兒肚腹或痛或脹雖曰多由積滞然脾氣不虛則運化以時何致作脹是脹必由於虛也若胃氣無傷則腹中和緩必無留滯作痛是痛多由乎寒也故治痛治脹者必當以健脾煖胃為主若無火證不得妄用凉藥若無拒按堅实等證不得妄用攻藥慎之慎之

一小兒肚腹膨脹或常時作痛惟[三二]芍藥枳朮丸加減主之以丸作煎劑亦可又或用[三四]大健脾飲或[三九]啟脾飲均可擇用

一小兒偶尔傷脾氣促困倦外見腹脹而內不脹者此脾氣虛也宜用[三百九]五味異功散或[三百八]五君子煎加味法亦可

一小兒肚腹作脹或畏寒或手足冷或兼吐瀉者此脾胃陽氣不足虛寒作脹也宜用[三百七]温胃飲或[三一]養中煎主之倘面白神疲而又兼瀉清水者則即以[四十]經驗回陽飲多服

一小兒腹脹或兼喘促泄瀉而又多痰者此脾腎陽虛不可妄用消導宜以[三三]理陰煎主之

一小兒腹痛有滞而吐瀉者此脾胃氣虛宜用[三百九]六君子湯或用[三八九]小和中飲均效

一小兒偶因停滞而肚腹一時大痛而脹者宜用[百三一]經驗排氣飲加味法或用[三八]大和中飲均宜屢試屢效

一小兒偶有宿食不消而為脹滿者宜用[五八]清理消導法或用[三八九]小和中飲亦可

一小兒如果实有堅積停滞脹痛拒按形氣俱实者宜[三目]亦金至或[三十]百順丸攻下之中痰即止愈後即須大補脾胃即以[第八]八珍湯或[第三]之壽脾煎多服更妙

以上皆大畧如此總之小兒柔嫩之質氣血未充不宜過於消散耗雖偶尔停滞暫用推不可常恃凡小兒病證慢驚童子勞者悉皆攻伐太甚致令病入膏肓能隨時以補腎扶脾雖病亦輕即出痲痘不獨稀少亦更無險證矣

癲癇證治 㨿方

癲者喜笑不常顛倒錯亂也多喜為癲喜為心志故心熱則喜而為癲也癇者有風熱有驚邪皆兼虛與痰小兒有五癇五臟各有所屬心癇其聲如羊肝癇其聲如犬脾癇其聲如牛肺癇其聲如雞腎癇其聲如豬發則卒然倒地口眼相引手足抽搐口吐涎沫項背反張形如死狀悉由血氣未充形氣未實或為風邪所傷或為驚怪所觸或因胎內七情驚怖所致凡治五癇皆隨臟象治之以五色丸叅以各經之葯然發之重者難治病甚者亦難治當詳察之

一心癇面赤目瞪吐舌嚙唇心煩氣短其聲如羊者是也如不發熱不口渴為心虛宜用【三三三】錢氏養心湯主之如發熱飲冷為實熱宜用【三三六】虎睛丸如發熱不飲冷喜飲熱湯為虛熱宜用【三三七】辰砂妙香散主之

一肝癇面唇俱青兩眼上竄手足攣掣反折其聲如犬者是也如抽搐無力聲雌神疲為虛邪宜用【百八】六味地黃湯主之如抽搐有力聲雄氣粗目赤為实邪宜用【三三八】瀉青湯主之

一腎癇面黑目振口吐涎沫形体如尸其聲如豬者是也腎無瀉法宜用【百八】六味地黃湯或【三四】㑊歸腎丸法均可

一肺癇面如枯骨目白反視驚跳反折搖頭吐沫其聲如雞者是也宜用【百五三】金水六君煎主之○如面色白中兼黃者土不能生金宜用【三〇九】五味異功散○如面赤者陰火上衝於肺宜用【百八】六味地黃湯或【百〇三】四陰煎均可

一脾癇面黃目直腹滿自利四肢不收其聲如牛者是也均為脾元不足宜用【三〇九】五味異功散○如面清瀉利飲食少思即以【三〇九】六君子湯加木香連劑投之

凡癇證發熱抽搐仰卧面色光澤脉浮者病在腑為陽證易治身冷不搐覆卧面色黯黑脉沉者病在臟為陰證難治

凡看癇證之法先宜看耳後高骨高骨間若有青脉紋先抓破出血可免其患此皆元氣不足之證㧾宜培補若泛行尅伐元氣復傷則必不時舉發久成危證多致不救

一癇證又有驚癇風癇食癇三種治驚癇宜【三三三】錢氏養心湯或用【三三七】辰砂妙香散治風癇宜用【三四〇】牛黃散或【三三一】抑青丸主之治食癇宜用【三三三】妙聖丹主之

溺白證治 㨿方

一凡小兒小便如米泔或溺停少頃變如泔濁此脾胃濕熱由飲食不節生冷甘甜之物或小兒或乳母任意妄投致傷脾胃亦有因小兒體弱氣虛不陷者治之之法雖有虛實之分必得以顧脾為主倘一味以芩連梔栢而過用之再未有不受其害

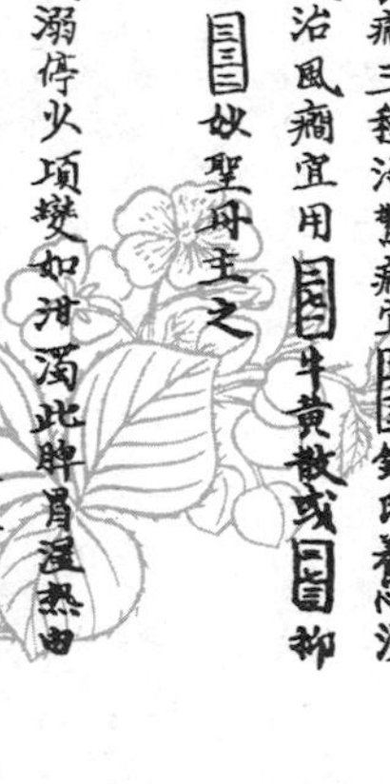

也○若脈無火證而數者宜用[三七]大分清飲或[百四三]經驗苡米湯主之○若飲食過傷無脹滿者宜用[三九]啟脾散主之○若形氣不足黃瘦神疲者宜用[百八七]補中益氣湯或[三百九]六君子湯主之○若肝火而移熱於膀胱必無痛澁煩熱宜[百八九]龍胆瀉肝湯或[百十三]清化飲均妥○若脾胃本虛而為溫熱者宜用[三百五]四君子湯內加炒川連八分最效○若止見溺白而別無燒熱煩渴精神亦無困倦者只宜忌食生冷水菓不必服葯或即用[三三十]之養元粉調補亦妙

六部虛實證治備方

方內有用古方加減者有全遵古方者更有自製多經驗者擇之近時男女老幼虛者十居七八實者十止二三余附脈之虛実而備方之虛實以應之其中用藥權變煩費苦心雖云大畧不無小補

心脈實方 附脈

凡心脈實三候有力為實外證必口苦舌乾煩熱甚則癲狂小便短黃面紅汗熱小兒妨急驚孕婦妨墮胎

三黃湯稟賦素強又感實熱始用此方如小兒則用三分之一不可孟浪

黃連二錢黃柏酒炒錢半黃芩酒炒三錢大黃五錢生梔錢半燈心十節引

倣竹葉石膏湯加減法稟賦不甚強而受症實脈實不若以此方主之小兒則用三分之一

生洋參六錢大麥冬去心四錢川貝去心二錢生石羔五錢淡竹葉十皮甘草錢粳米一撮引

經驗方余治心經實熱之症奏效甚多察之脈息內外相即放心大胆用之小兒則心五分之一

小生地一兩犀角屑五錢黃連酒炒三錢大麥冬去心五錢直川貝去心三錢細甘草三錢赤茯苓三錢炒黑梔錢半灶心土三兩泡水澄清煎藥一日兩劑更好

心脈虛方 附脈

凡心脈無力為虛或浮而大而軟或沉候糢糊或三候俱遲皆為虛象外症必健忘怔忡困乏無力小便清長而利強食

倣養心湯加減法原方內有肉桂余嫌無好桂妨燥有川芎當歸余嫌辛散妨更耗心氣有黃耆恐助虛氣故併易之屢試屢驗小兒驚後以此方三分之一投之実好

防党酒炒五錢熟地一兩大生地酒炒四錢茯苓三錢遠志製五分棗仁炒二錢北五味十四粒柏子仁炒香三錢麥冬去心三錢蓮子去心四十粒引

經驗方余治心經虛者每以前方合此方投之百發百中

大生地酒炒五錢熟地一兩生淮藥五錢益治仁酒炒二錢松子仁三錢棗仁炒二錢茯神四錢炙洋參八錢炙玉竹五錢粉草錢半廣皮錢半蓮子肉四十粒去心引

倣薛氏甘露飲加味法如素係用心人無病時以此方調攝

大生地酒炒五錢大熟地一兩如素不投熟地者則以製首烏一兩代之

茯神三錢茯苓三錢淮藥酒炒四錢廣皮錢半麥冬去心二錢天冬二錢粉草錢半蓮子肉去心四十粒引

肝脈實方　附脈

凡肝脈三按有力為實外症必畏寒惡風遍身疼痛發熱目脹多氣然亦有生來肝脈實者必無此等外症此言實者指有病如此而言之故立此方以備取用

麻黄湯

麻黄炙一錢桂枝炒錢半杏仁去皮尖五錢甘草一錢姜枣引

桂枝湯

桂枝二錢生白芍二錢甘草錢半姜枣引

倣逍遥散加减經驗方

焦於术三錢如無於术以生淮藥五錢代之當歸二錢杭白芍酒炒錢半北柴胡錢半雲苓三錢薄荷五錢厚朴炒錢半青皮八分甘草八分姜引

肝脈虛方　附脈

凡肝脈重按軟弱無力或模糊不甚流利甚外症必兩目多淚朧了無所見眼睛時痛時昏或害火眼而流冷淚兩足無力女子經水差後小兒多驚夜卧不安等症

古四物湯

當歸三錢大川芎二錢白芍酒炒二錢熟地一兩五錢此方女子無病常服甚妙

古七寶美髯丹此方凡男子肝虛者無病十倍和丸每次五七亦妙

製首烏一兩雲苓三錢歸身三錢淮牛膝酒炒二錢枸杞錢半兔絲二錢杜仲酒炒三錢固脂酒炒錢半真紫石英醋淬二錢山茱肉炒焦錢半

倣大補元煎經驗方男子肝經虛多以此方極應小兒以三分之一如小兒驚後更宜

白洋參酒炒四錢歸身土炒三錢熟地一兩五錢即小兒亦宜用七錢白芍錢半末拌炒茯神三錢枣仁炒錢半麥冬去心二錢北五味八分搗碎生用廣皮錢半炒黑梔八分粉草一錢川芎錢半

倣大補血湯經驗方女子肝經虛多以此方極應月事不調者更宜

防党酒炒四錢熟地炭一兩歸身三錢生淮藥五錢枣皮錢半炒黑杜仲酒炒二錢四製香附二錢茺蔚子錢半粉草一錢女貞子酒炒四錢青皮醋炒八分

四陰煎少年人相宜男女同

炙洋參五錢麥冬去心二錢白芍錢半大熟地酒炒四錢百合四錢甘草錢半

三陰煎老年人相宜男女同

酒炒黨參五錢熟地一兩五錢酒芍二錢枣仁炒二錢歸身土炒三錢粉草錢半生淮藥四錢

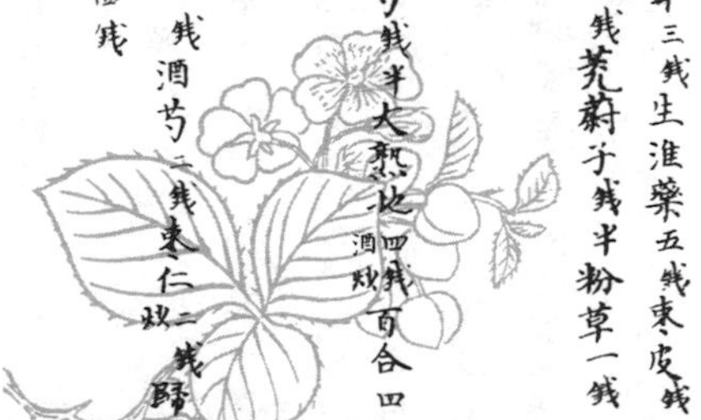

脾脈實方 附脈

凡脾脈搏指有力不甚緩為實其外症必四肢浮腫腹痛拒按牙齒常痛善飢善飽唇乾口臭或大便秘結夜難安臥等證

倣竹葉石羔湯在心脈實方內

古瀉黃散

藿香錢半 炒梔仁二錢 防風一錢 生石羔五錢 甘草錢半

倣清胃散加減經驗方

小生地五錢 川連八分 丹皮錢半 生石羔四錢 石斛三錢

小承氣湯此方必得大便實結舌胎黃而乾腹脹手足發熱察的即男婦老小皆可用孕婦忌

生大黃八錢 川厚朴三錢 只實三錢 小兒以三分之一用之必確實方用 慎之慎之

經驗保和飲此方凡脾實老老小奏效極多

雲苓四錢 焦查肉四錢 炒麥芽三錢 炒曲錢半 連翹錢半

萊菔子一錢 只殼炒八分 廣皮錢半 粉草八分 燒焦飯團一個如蛋大為引

凡脾脈緩而耐按為脾和緩而無力即脾虛其外症必時作溏瀉四肢困倦食後神疲小兒面黃目暗腹大青筋或手足心不時潮熱口唇淡白等證或病後神疲

四君子湯

米拌炒党參五錢 土炒真於朮四錢 雲苓三錢 炙草二錢

前方加熟附片二錢 肉桂八分 名附桂四君子湯

前方加砂仁一錢 香附一錢 名香砂六君子湯

參苓白朮散病後脾胃不足此方多服實妙男婦老小皆同

炙黨參五錢 雲苓三錢 炒白扁豆八錢 大砂仁一錢 廣皮錢半 炒淮藥四錢 土炒真於朮四錢 炙草二錢 炒苡米七錢

桔梗一錢 蓮肉四十粒去心 紅棗十枚引

補中益氣湯

炙綿耆四錢有秉賦不能投黃耆者即以炙玉竹五錢代之 土炒真於朮四錢江西種朮其性橫中如無真於朮即以炒真淮藥代之可加重用之 廣皮錢半 土炒白歸身三錢

川升麻五分小兒只可用三分酒炒不宜多用 酒炒銀柴胡五分 炙草錢半 炙党參五錢 加熟地一兩名補陰益氣煎凡思慮過度最傷脾元必加入熟地方宜重用至二三兩者更好所謂納下不嫌其重也

經驗養元粉男女老小脾胃虛者以此粉早晚調當點心妙不可言

鍋焦一斤即悶飯焦皮 上白灰麵一斤炒黃 苡米五兩 蓮米四兩去心 淮藥八兩 雲苓四兩 砂仁五錢 白扁豆八兩去殼 廣皮七錢 谷芽四兩 麥芽三兩 查肉三兩 欠實五兩 白蔻仁戎

錢去殼陳倉老米二斤除砂仁不見火外餘俱炒微黃
地面退去火氣共研極細末用磁罐收貯吃時用冰糖
隨宜以開水調之
凡肺脈三候有力或鼓而長其外症必胸膈
脹満咳濃痰鼻血鼻乾夾皆汗流或呼吸氣
粗眼内白珠紅絲大便或結或兩腮發紅口
多辛氣甚至吐血

經驗加味瀉白散肺火重者均妙
桑白皮四錢地骨皮三錢生苡米七錢天冬四錢甘草
一錢

經驗加味清肺飲凡肺火過重者用此方主之俗云熱傷風此方一二劑即愈
川連二錢黃芩酒炒二錢連翹二錢麥冬去心三錢天冬三錢元
參四錢真石斛四錢川貝去心二錢白芷八分荊芥八分淡
竹葉十皮米泔水煎藥氣素虛者不用川連亦可

經驗加味香薷散肺經伏熱男婦老小皆可用
薷葉一錢桑皮二錢香附酒炒錢半陳皮二錢甘草八分生
沙參五錢麥冬去心二錢霜桑葉二錢荊介八分
凡肺脈三候無力或糢糊軟細均屬肺虛其
外症必自汗如珠昏迷若飼氣不接續言語
蹇澁或吐黃色濃淡一動即喘促四肢發麻

女子溪帶白濁崩漏小兒面白懶言等症

兩儀膠
党參八兩熟地一斤敖成膠子每次用開水調服二兩
男婦皆宜

參耆湯
人參三錢黃耆一兩

補中益氣湯全前

經驗全真一氣湯此小參試屢驗如腎虛内即加川牛膝麥冬
炙党參五錢酒炒黃耆四錢熟地一兩熟附片錢半淮
藥炒五錢北五味十四粒有真天生白朮三四錢更妙如
藥肆中所賣江西種朮萬不可用以其性横也近日
高麗參頗賤方内再入高麗參三錢另蒸兌入更妙小
兒減半　倘汗出過多以附片不妨用至五七錢黃耆
酒炒不妨用至一兩所謂重病必用重方不必拘泥余
於此等症候即小兒亦有用至五六兩重一劑者無不
立見奇功胆欲大而心欲細者是也
再此方如遇秉賦素弱偶爾外感鼻流清涕惡寒潮熱
身出微汗以此方内去五味易薷梗錢半再以叭噠杏
仁去皮尖四五錢輕則一劑即愈重則兩劑全可余屢經驗之
百發百中所謂虛人中邪宜託不宜散此即用託之義

九利於近時耳

左腎實方 附脈

凡左腎實須三候有力或鼓指有勁挺之象其外症必小便瘀閉或短少澁痛大便或閉結不通眼中如流火甚至妄言耳閉等症凡議下必要尺脈實象方可用之

知柏地黃湯 腎經有熱小便澁痛或赤淋等症

熟地一兩 淮藥四錢 雲苓三錢 棗皮一錢 澤瀉錢半 黃柏錢半 知母二錢 或再加木通三錢 川牛膝二錢 真石斛四五錢亦妙

知柏四物湯 腎經有熱或害火眼熱淚而痛大小便不利似閉非閉似結非結

熟地一兩 當歸三錢 白芍二錢 川芎二錢 知母錢半鹽水炒 川柏錢半鹽水炒

經驗加味大承氣湯 余治腎脈實急凡傷寒瘟疫每遇大便實秘者審脈察症認其的確無不立效均得回天之功若稍認不的実不可孟浪

小生地一兩 生大黃五錢 芒硝三錢 只實二錢 川牛膝三錢 川厚朴錢半 細甘草二錢 白殭蚕八分 余蟬退十個 如症實在實極者再加犀角四五錢更妙此方不在乎老年小兒余曾治一嚴刺史年近八旬范明府年已七旬又吳荷屋方伯年近六旬衆醫均以陰寒論治幾乎為若輩殺之延余診治余力辯其由即以此方連進日服二三劑不等均得立見奇功餘於此者擢髮難數又曾治年方十餘歲者亦不乏人無不應手擬之審脈察症必得十分留神庶幾胎有成竹陰陽虛實生死反掌間耳可不慎哉

左腎虛方 附脈

三按無力甚至模糊纔纔推尋軟弱而細此皆屬虛其外必男子頭暈腰痛心冲兩足無力隻目瞶矇或時流淚或起雲瞖夜間尿多遺精敗濁陰囊多濕或齒痛耳痒或喉痛咽乾女子崩帶腰痛眼矇經徙差少濃精自流又或經水不通腳底作痛小兒先天不足面多黑暗不時潮熱俗云小兒純陽無補腎法此極不通之語也殊不知小兒之虛即由乎腎天一生水之義其理昭然凡小兒腎氣充足百病不生更多聪穎一經有病必從腎補無不回春近時以滚痰抱龍蘇合丸消各丸無論小兒之病一概投之稱為聖藥在先天頗足者施之不過剝其元陰尚不要命倘施之於先天不足者無不殺之寃沉海底余每治小兒多有專補脾腎以熟地有用至二三兩一劑者立即見功每從余得小兒活命者

不下數千無如執迷不悟者每喪於若輩之手攻之伐之消之散之及至肚大青筋肌肉消索或成慢驚或作長瀉必致不可救藥然後從補措手不及悔之晚矣且今時無論男婦老小左腎虛者十有八九右腎虛者十有六七須仔細酌之

歸腎丸

熟地十兩　淮藥七兩　茯苓三兩　當歸二兩　棗皮炒一兩　枸杞一兩伍錢　兔絲三兩　杜仲酒炒三兩　共為末蜜丸如桐子大每服五七錢如作煎劑則以十分之一用之

左歸丸

熟地十五兩　淮藥七兩　棗皮炒焦一兩五錢　枸杞二兩　兔絲三兩　川牛膝二兩　鹿膠三兩　龟膠四兩　共研末蜜為丸　盐開水送下

左歸飲

熟地一二兩均可　生淮藥七錢　茯苓三錢　棗皮炒二錢　枸杞二錢酒炒　炙草錢半

大補元煎

人參如遼東參每劑八分如高麗參每劑叁錢俱另蒸兑服真防党參則用五六錢以盐水炒凡用參隨陰補陰隨陽補陽　熟地或一兩二兩三兩均炒凡補腎之劑愈重愈妙所謂細下者不嫌其重　生淮藥或七錢一兩　當歸三錢滑泄者不用　枸杞三錢酒炒虛火重者不用　杜仲酒炒一錢　炙草錢半

此方與前各古方大有效驗近時對症之神劑其功甚速

經驗補血湯加味法

熟地大人二三兩小兒亦須八錢一兩均炒　即真防党五錢盐水炒　當歸三錢土炒　茯神四錢　棗仁炒三錢　白芍酒炒錢半　川芎錢半　麥冬去心二錢　廣皮錢半　生五味七分　炒黑梔仁八分　生淮藥七錢　炙草錢半　真石斛四錢　如小兒減半用

如作丸藥即加十倍用旱蓮草熬膠和冬蜜為丸早晚用盐開水送下此方無論男婦老小但凡水不足者服之如神如虛而有火則以党參不用換酒炒堅白洋參更妙凡虛而火多者宜用洋參以其能靜陰也

附右腎實方　附脈

凡右腎脈重按有力或鼓指有勁廷之象或與衆脈且長且大均為實候其外症必夢遺淋瀝陽物時舉女子多淫識小兒多癬疥或動血或喉痛舌腫等症

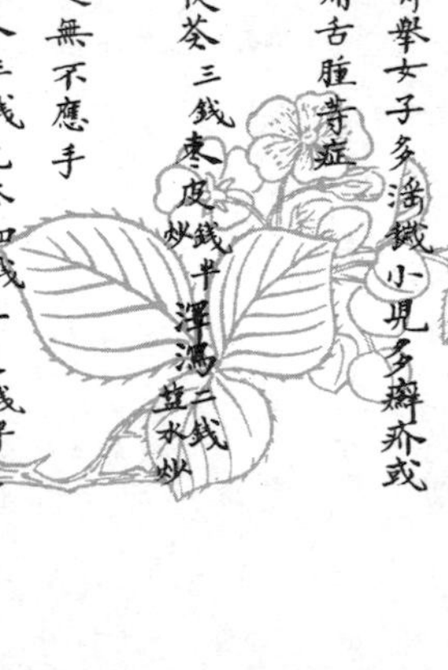

六味地黄湯

熟地一兩　淮藥五錢　茯苓三錢　棗皮炒錢半　澤瀉盐水炒二錢　丹皮二錢

經驗地黄湯此方男婦用之無不應手

熟地一兩　淮藥五錢　雲苓三錢　元參四錢　丹皮錢半　麦

冬四錢去心 澤瀉鹽水炒錢半 石斛三錢 綠豆五錢

經驗加味一陰煎 凡陰虛火重等症必以此方主之其加減隨症斟酌然熟地必不宜輕

熟地一兩 生地五錢 麥冬四錢去心 白芍錢半 牛膝錢半 丹參三錢 甘草八分 此方如吐血則加炒黑荊介錢半 茜根錢半 不用甘草 其效如神

右腎虛方

附脈 凡右尺脈三按無力或指下模糊或其象脈獨小獨遲皆為真火不足元氣虛也宜補火以配水其外症必脾胃吐瀉夢遺滑精陽物不舉或舉而不久或下元冷極或小腹冷痛等症

右歸丸

熟地十五兩 淮藥七兩 當歸三兩 枸杞三兩 兔絲三兩 杜仲三兩姜汁炒 棗皮二兩炒焦 熟附片七兩 肉桂四兩去粗皮 鹿膠五兩 再加人參隨宜 更炒研末蜜丸

右歸飲

熟地以一兩用至二三兩雖補火之劑而陽根乎陰必得以熟地坐重藥力方到 淮藥七錢 熟附片五錢 肉桂三錢研末沖 棗皮錢半炒 枸杞二錢酒炒 杜仲三錢姜汁炒 炙草錢半

經驗加味右歸飲 此方應之不計其數凡命門火虧者大見攻效以之合丸則加十倍

熟地二兩 枸杞三錢酒炒 兔絲三錢 鎖陽三錢 熟附片四錢有用至一兩者 肉桂二錢研末沖 鹿茸三錢 姜汁炒淮藥五錢 固脂三錢核桃肉拌炒 生白五味八分搗碎 淮膝二錢 川椒七錢去閉口炒出汗

耆附湯 凡陽虛中寒者如冷汗而白或青色發嘔以及房事後精不能收或時時滑精必妨脫陽此方可以救急 藥味愈少而力更大也

熟附片一兩 生附片五錢 鹽水炒黃耆二兩 生姜三錢引

右六部虛實診治之方大半皆非拘執古法蓋古方原為後學之法則準繩並不是要後學抄錄陳文也其中即余之經驗者亦掛一漏萬茲分類手輯原為壽兒輩易於入門之法所以余自名之曰壽身小補爾輩當為我會其意也且輯僅五十二方而溫涼補瀉虛實寒熱皆統乎其中即前後用藥亦止八十二味均屬眼前易認之品是以用藥萬不可好偏好奇止在乎用之得法雖病態百出即此數十味能留意推求足夠應手也今之醫者每以稀少之藥而逞奇藥肆中又以假藥代之其中黑地冤枉殺人者實為可憫於此等孽皆庸醫造之不勝切齒之至

四季感冒大畧指方 凡男婦老小孕婦均可用之雖不能十分中肯亦必能漸次退病且要病者自己知其身之強弱而方內之補瀉亦可自己善為斟酌小兒或半用

春三月偶作感冒如頭痛發熱惡寒或欬嗽或時熱時退以做參蘇飲加減法主之方在圖必得避風忌油一二劑後

熱退稍愈即以養陰益氣法斟酌主之方在囲倘大寒
大熱身體疼痛或項強脚氣即用加減人参敗毒散亦
可並治瘴氣不拘老少皆可用方在罡輕則二劑重則
三劑愈後亦用囲方調理

夏三月偶尔感冒或發熱而微悪寒頭疼身痛小便短黃欬嗽
濃痰煩悶内热大便堅難等證俶消風百解法方在囯
如素係陽虛體虧者又當以俶大温中飲斟酌主之方
在圚如素係陰虛體虧者又當以養陰輕解法為妥方
在囨

傷暑不同　經曰脉虛身热得之傷暑其症並不悪寒忽然
大熱之後而頭目昏花莫名其狀或要嘔不嘔
欲瀉不瀉昏昏迷迷糊糊塗塗而脉極虛細者
是也宜清暑益氣湯加減法主之方在圕或人
参白虎湯加減主之亦可圕此男婦老小通用
之劑也倘有暑毒霍乱吐瀉腹痛頭痛昏憤等
症無論男婦老少以五物香薷飲更妙方在圖
愈後調理以安胃和脾法方在圗

秋三月偶尔感冒或頭疼發熱口乾舌燥喉疼大便結小便黃
热以經驗潤燥湯主之方在圜如大熱大渴而舌胎乾
焦脉洪大而人昏迷痰壅者此感燥秋之氣而鬱於中
焦是又當解热清燥法主之方在圝倘秋天陰雨過多
乍涼乍热而忽經失調發熱頭痛微悪寒不甚渴或溏
瀉或腹痛以防痢瘧而證即以清理導滞法主之方在
圞俾痢瘧之患即能堵禦矣古人治未病莫治已病蓋
謂此也余經驗甚多萬勿為今醫所惑所以醫道宜明
而不宜行行之則即類於庸以行之則即其射利邀功
之念如不明説脉症之原妄人以為識見浅薄欲詳辯
診治之主筞人以為言大而誇言之多寡與聽之是非
良可慨也所以余輯此書至再至三叮嚀告誡寔為家
庭中壽見起見萬勿為余播揚恐顯貴漫為輕心而庸
俗視若塗炭則更負余之一團心血耳倘至親至好以
此書珍重則又不妨來家抄録給存之是更余之後望
也秋時瘧痢另有專條於後

冬三月感冒輕則傷風重則傷寒如嚴寒而傷之即病者即謂
之正傷寒或在陽經陰經不外乎六經定法已於傷寒
傳變證治内辯明立方茲以冬間偶尔感冒尚未成正
傷寒者而言之且今之虛者十有八九每一感冒即大
發表無不悮事甚至愈表愈虛致令虛邪内陷日事經
綿以小事而釀成巨案無不從大表中而成也要知邪
從正解治體虛之外感無不神奇耶從汗解治體実之

傷風始得效驗邪從正解者用補法以托之邪從汗解者用表法以驅之托法者十即有其七八驅法者十不過二三也其方均在[illegible]相其體之虛實而斟酌用之

壽身小補家藏卷之六終

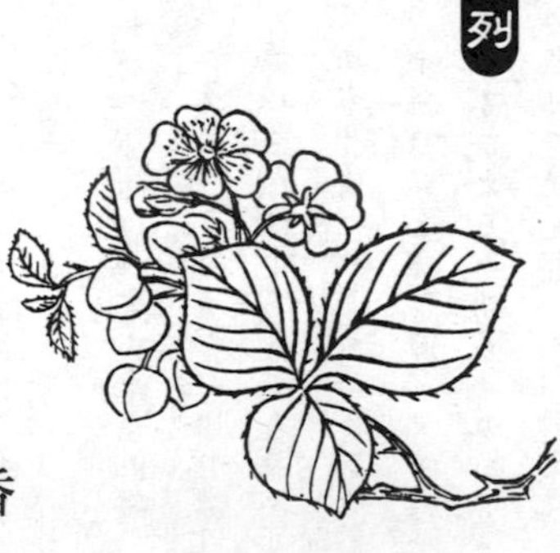

藥性目録（詳見一八八頁）

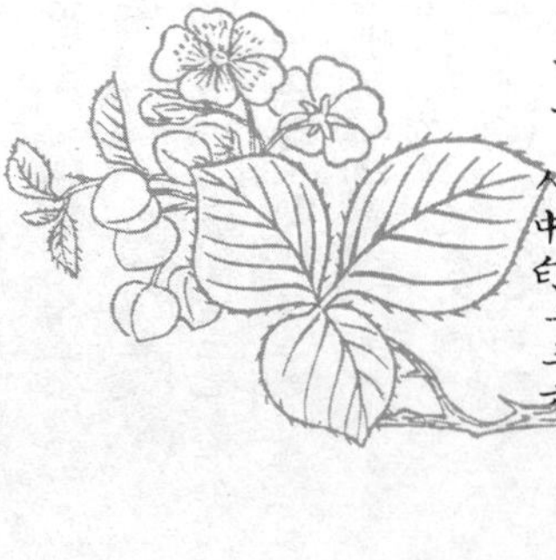

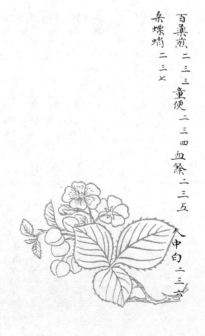

吉凶痘位之圖

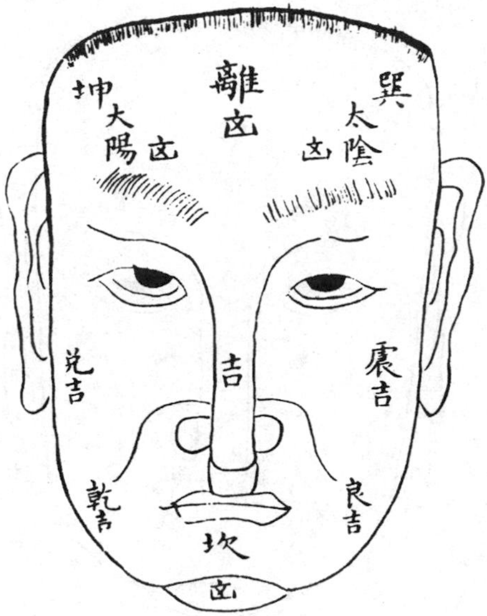

乾宮先出方為吉
坎離首出定然凶
艮宮報點三分数
震位出痘喜匆匆
巽上見標真是險
坤為逆症治無功
惟有兌中真個喜
順逆分明八宮中

凶痘面部之圖

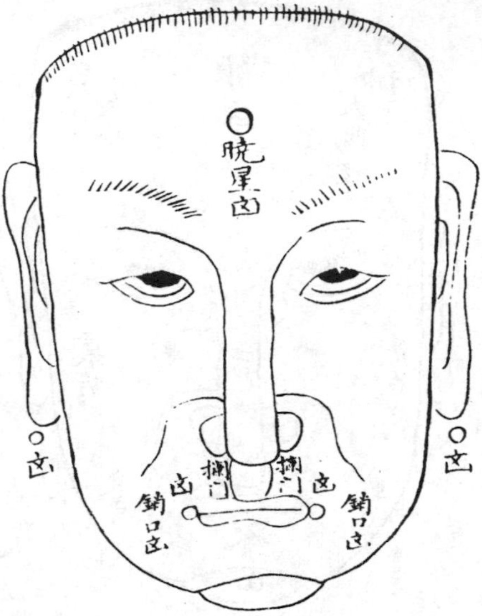

凡痘圖凶痘先出俱能閉毒初見急宜去之

兩顴及眼上下先出吉唇口兩榜出吉元壽人中先出最吉天庭太陽承漿先出凶捻之上下二位水火交攻之處先出必凶初見以燈烙之可減三分之痘

壽身小補家藏卷之七

允楣手輯

麻疹總論

麻者即疹也皆四時偶有沴戾不正之氣隨氣而發故曰疹也然其名有異在蘇松曰沙子在浙江曰瘄子在江右湖廣曰麻子在山陝曰膚瘡在北直曰疹子名雖不同其證則一但出疹在豆前者痘後必復出惟痘後出疹者方為結局痘毒出於臟疹毒出於腑臟屬陰陰主血故痘有形而有汁腑屬陽陽主氣故疹有形而無漿痘有寒而有熱疹則多熱而少寒為證既異治法亦殊痘宜內實可用補劑疹忌內實只宜解散毒雖一而發則殊治法因而有變也且初出之際痘防表虛不可過表疹貴出盡過表無妨既出之後疹則補陰以制陽痘則補氣以生血夫痘疹皆陰陽交媾之火毒所遺也男子陽甚則淫火中於氣而為麻所以發於六腑是以發熱之初大於血分煎熾首尾並宜滋陰抑陽補血為主不可妄用辛熱女子性陰則淫火中於血而為痘所以發於五臟是以發熱之初大與氣分搏擊首尾並宜養陰益氣扶元為主不可妄用寒涼古人於痘疹二字始終歸重於痘並不重疹於時故爾畧之害事者不少殊不知痘則一發足可以放心而麻雖出齊後偶有所觸變態多端稍不經心壞證蜂起是知痘欲盡發而不留疹欲盡出則無病倘邪氣鬱遏則留而不去正氣損傷則困而不伸毒歸五臟變有四證歸脾則泄瀉不止歸心則煩熱不退而發驚歸肺則欬嗽出血歸腎牙齦爛而疳蝕蓋痘本於肝腎出自中下二焦是以始終不妨於食而全賴水穀為主所以能食則吉不能食則凶故治痘者不可不顧脾胃而痲本於肺胃病在上中二焦所以多不能食故治麻者但宜解散火邪〻散則自能食矣然又知人之稟賦不同虛實各判雖痘證屬陰未必全無陽證所以前說有寒而有熱言其寒熱均有也麻證屬陽未必全無陰證所以前說熱多而寒少言其多有而少見也諸書辨論甚繁余慮家庭子姪兒孫輩既以業儒為專經則醫理之一切玄奥精微者恐難兼習特挈其肯要者而詳指之使開門見山不假思索且世知痘證所係之重而不知麻疹之殺人尤多方書多忽畧深太息余數十年閱歷甚多經驗不少望吾家子孫輩世〻相傳即照余之治疹治痘則萬無一失茲先將麻證而首列於左須挨次遂條於空閒時當則醒眼之且留心覽之俾預得了然於心臨事不惧倘視為無足重輕而狂妄自恃縱負余之苦心無甚緊要第恐爾之子若孫一時出疹出痘彼時急抱佛腳恐無所措手必致心忙意亂耳至若親友中信吾言者與之不信吾言者萬不可稍參末議此二證關係匪輕從違去取存乎其人余非存秘守不傳之訣實今時異端之術受惑者多余故至

再至三醫之宜明而斷、不宜行也只當可以保守身家而斷斷不可以管他人事也功則全無過則易起是吾支之子孫者聽吾言不是吾支之子孫者違吾訓

看麻疹審證察脈法

凡麻疹初熱與傷寒相似預先切勿存一定是麻是痘若實係麻疹其候燒熱面頰發赤欬嗽流涕聲必稍啞目中有淚呵欠喜睡或吐瀉或面皮微有腫樣或畧出鼻血均吉兆也宜謹風寒節飲食避厭穢戒葷腥忌辛熱使肌膚通暢腠理開張或身有微汗則邪從汗觧而毒即易出耳倘無各候有因寒者微用散寒、散則麻自見有因食者微用消食食消則麻自出萬不可驟用升提俟看耳後兩腮有隱、紅點者再行升提發散且出麻疹之脈自熱起至收完但看右手一指脈洪大有力最為順吉雖無別證亦不為害存心要法莫妙於此且痘疹之屬又有四種曰痘曰疹曰麻曰班也痘則陸續漸出自小而大或稀或密部位顆粒有辨也疹則一齊發出大者如蘇子次者如芥子小者如蚕子而成粒成片者是也麻則最細而碎如蚊迹模糊者是也班則無粒惟成片紅紫如雲如錦者是也然麻與班疹皆屬腑毒治亦同類其病在表必宜發散而痘係屬臟毒治故不同其病在裏又當詳察於後痘證中不可一槩論也

麻疹日期不宜升提太早說

凡麻疹發熱必五六日而出一定之規也若升提太早必耗散元氣又至出時變害多矣或欬變喘或出一二日即隱或作大瀉或合目而喘此皆醫者用藥升太早提太急之為害也治之之法必待三四日外見有隱、紅點方用徐、升表次第緩、進之況麻疹在皮膚之間若性之太急每致譫語煩躁不得不慎須知麻疹發熱四五日必出矣一日出三遍三日出九遍至六日間當出盡漸次收斂漸次退熱至八九日麻始收齊而熱亦退盡也倘發不出者故危出不盡者亦險出而旋收者更險今時有為父母者見兒發熱四五日醫人用藥見不能散父母見藥不效醫人又無主見見熱欬不能除或以別證治之或為父母者又或更醫此世之所以悞者更多以余之見揔莫妙於疑似之間不服藥為中醫也果有確證確見即行漸次升提用藥緩急之間必察其日期審其確實可也

論痲證輕重吉凶

或熱或退五六日而後出者輕

透發三日而漸收者輕

淡紅滋潤頭面勻淨而多者輕

頭面不出者重

紅紫黯燥者重

冒風收早者重

移熱大腸變痢者重
黑黯乾枯一出即收者不治
鼻煽口張目無神光者不治
鼻清糞黑者不治
胸高氣喘心前煽動者不治
腹痛不瀉用疎通藥不應者不治

麻證四忌

一忌葷腥生冷風寒

夫穀氣平和肉氣凝滯凡是葷腥俱能滯毒所以忌也菓子則難尅化冷物則能氷伏氷伏不化毒乃滯留所以忌也若不謹避風寒鬱遏毛竅則腠理不開毒何能出所以忌也倘犯此数端輕者变重者不治

一忌驟用寒涼

麻雖熱證固不宜用辛熱之劑但初熱之時虛實未分輕重未見若驟以苦寒之藥而攻伐太過如同氷伏毒必難達势必内攻故善治者宜達毒而不宜鬱毒宜解毒而不宜氷毒也即如用疎表之劑亦宜輕揚而不宜大汗如用蕩滌之劑亦宜輕抑而不宜大下斟酌盡善始為良法

一忌悮用辛熱

麻本熱證若復投辛熱之藥是猶火上添薪其毒愈熾更有一種麻證内火實甚而四肢發厥者即經所云熱深厥亦深熱淺厥亦淺也切不可悮認虛寒而妄投参附辛熱之藥即遇天氣嚴寒只宜安養煖室中切不可因嚴寒而妄投辛熱以助内火如果察其證微脉微唇白面青冷汗清瀉面上並無痕迹燒熱亦無往来口鼻亦無薫蒸之氣方可以虛寒酌之即用葯亦須少佐表味多用温平而已

一忌悮用補澀

麻毒之發最喜疎通尤嫌補澀俗謂痘子宜結麻子宜瀉盖疎通則毒得外洩而補澀則滯内留為害為殃多成不治初發之時證多吐瀉每有愚夫愚婦急欲止之倘悮用参朮砂仁肉蔻補澀之劑則閉門閉盗毒滯於中必作腹痛内陥也如此四忌於麻證未見黙之前而斟酌用葯百不失一耳

麻證初熱三日内外易出難出及諸證治法指方

夫痘為陰毒陰性遲其势緩判吉凶於成漿之日麻為陽毒陽性速其势急判吉凶於方出之時故發熱三日當現於皮膚所以痘則慮難成漿麻則畏其不出麻前痘後最為緊要爾頭用藥不精禍如反掌余特詳其諸證先後緩急用藥之法次序於左按部就班必見全美而平安也

一麻證發熱三日内頭上身上有現紅點顏色淡紅滋潤燒熱亦微精神亦健此大吉之兆即謹守前之四忌即不藥亦可

如必須服藥莫妙於余之自製〔三三三〕經驗達邪飲最為妥當萬應之至

一麻症發熱三日內而出不快或隱隱難出或因風寒阻遏毒滯於內急防變症一經入腹即难挽回急〔三三四〕宣毒發表湯神乎其神一二劑即出與方不論四時照加用皆能快發發透那百發百中

一麻證發熱三四日內外大熱薰蒸肌膚乾燥目赤唇紫煩渴不寧驚狂譫語或二便結秘而出不快或即而標色而過於紅紫黑黯者皆為熱毒壅甚須防變症急用〔三三五〕枝仁解毒湯照症加用不遲疑

一麻疹發熱三四日內外或為穢物所觸或為風寒所阻或一出即收赶緊煎服〔三三四〕之宣毒發表湯一劑另於〔三三六〕中查用烟薰法不可遲疑豆症如此亦可同用

一麻發熱時遍身自汗者此毒從汗散腠理開通其麻易出也原屬佳兆不必止汗但汗出過多或睡後盜汗亦甚則妨津液耗散表虛太過必致變生他症宜用〔三三七〕當歸六黃湯加麦夫以止之如汗不太甚而見周身潤澤即屬大吉不可妄用止法

一麻症鼻中出血者此內證不閉肺氣疎通毒從衄解其麻易出不可遽止然以少出為隨出自止最為佳兆倘鼻血過分多或出不止則津液亦耗亦屬犯忌大非所宜必致陰血耗甚不能生津降火必變他證當以〔三三八〕茅花湯止之倘汗多衄多置而不治勢必元氣虧而精神敗正氣弱而邪氣横麻毒內攻倒戈反掌致成莫救良可慨也

一麻症初熱未有不口渴者如煩渴要飲冷水此不必禁但頻頻飲此不必禁以多次只要不為太過其毒亦可隨解倘煩渴太甚而大渴飲冷者內火實甚即當以〔三五三〕加味人參白虎湯主之另用綠豆煎湯與飲

一麻症初熱未出或疹出之後一切咽喉腫痛不能飲食者乃火毒上攻宜用〔三三九〕加味甘結湯煎水嗡之外用〔三四〇〕玉鎖匙吹之萬萬不可刺破刺破必爛即成壞症不治切要切要

一麻症初熱二三日內微瀉微吐俱能洩毒是為順症不必施治俟麻出而吐瀉自安所可慮者欲吐不吐時時張口而作乾嘔此毒壅於胃而不能出誠險症也宜用〔三四一〕元參解毒湯主之

一麻疹初熱未出而瀉者雖云順症不必施治此言其及微作瀉也或一日二三次瀉不多也倘泄瀉太甚必致傷脾脾傷必变生他症須用〔三四二〕加味四苓散主之

一麻症初熱未出而頭面紅腫煩渴者此內毒火甚宜〔三五六〕化毒清表湯主之即出後如此亦可用

一麻症初熱未出時欲瀉不瀉或裏急後重或將成利而已成痢者此実熱壅於大腸亦險症也宜用[三四三]黃芩芍藥湯主之不可妄用止塞之劑慎之慎之

麻疹既出諸症治法 指方

夫麻疹既出則毒之重輕症之順逆觀形察色可以立知不可不詳辨也庶使症之輕者不必過慮而妄治症之重者則不容怠忽而不治也

一麻出從耳項腰腿先見者吉蓋腠理既通筋骸不滯故先見於此預知其毒必能盡出不必服藥

一麻出項圓而不甚脹形々小而匀淨者吉蓋氣盛毒輕故圓小而盡送於皮膚之外也不必服藥

一麻出紅活潤澤明光彩者吉蓋血活毒輕必能化毒也以不必服藥

以上順症但宜慎風寒節飲食忌葷腥禁生冷善為調護而已即欲服藥莫妙於[三三三]経騐達邪煎兩三劑足矣倘麻出既順而不慎風寒則毒入內攻必致變而為渾身青紫雖有仙丹不能救矣凡為父母者不可不加意小心切記切記勿以順症而忽畧可也

一麻出其色不紅而白者此血不足也宜用[三四四]養營湯主之俟服一二劑而顏色轉紅者仍以[三三三]之方服之

一麻出其色紅赤如珠者此血熱而火毒盛也若不急治而变紫色則險矣急宜先服[三四五]化班湯或[五三]人參白虎湯以二方相間服之

一麻出其其色惟紫乾紅慘暗不明者最為危候此毒盛火急宜涼血解毒滋陰柳楊當用[三四六]加味四物湯主之甚者或用[三四七]大青湯或[三四一]元參解毒湯或[三四八]紫草解毒湯之類救之如服此數方而色不轉紅潤者萬不能治也

一麻出其色盡黑者熱毒尤盛係九死一生之之證惟[三四七]大青湯或[三四八]紫草解毒湯二方救如服葯不轉紅潤不治

一麻已出而復收者或因風寒不謹或因穢物所解若不急治則必內攻而死矣速用[三四九]消毒升麻湯乘勢趕服或能後出以作僥倖之想此證極多總由於愚夫愚婦視麻疹為無足重輕以致後悔無及矣

一麻已出而復收者或因兒之元氣本虧或因大病之後尚未復元又臨痲症其候目閉無神口不能言脉亦無力唇口發白者是也急用[三五十]參連湯緩々灌之即灌至口角流出亦須慢々浸下不可性急慌張且方內葯味分兩萬不可減々則不應蓋非連之多不能解其毒非參之重不能扶其元以重葯而救重症余実騐之多矣倘妄用灯火亂治必悞

一麻症出時咳嗽口渴心中煩悶此毒注於肺 二經而發未盡

也宜用〔三五一〕瀉心湯或〔三五二〕黃連杏仁湯主之

一麻出輕稀其毒本輕即偶微瀉更屬佳兆不可妄止倘麻出雖輕而頻瀉不休者又為險症宜用〔三四三〕加味四冷湯投之如水穀不分而麻出輕稀作瀉者宜用〔三五三〕和胃四冷湯

一麻出紅紫稠密而泄瀉者大幸之至倘泄瀉太甚宜〔三五四〕平胃散解之不可望用塞药發透而收自然瀉止若妄用訶子粟殼肉蔻之類而止澀之則毒滯於中重則腹脹痞滿喘急而死輕則必成痢疾休息之症而終不能挽回矣用药慎之不可不知

一麻已出因兒体素本怯弱或因新病初起忽逢出麻者此無論已出未出宜用〔三五五〕加味逍遙散投之毋服〔三三三〕透邪煎或〔三五九〕托毒快班湯均妙

一麻已出稠密不堪頭面紅腫太甚或一齊湧出者此毒威熱熾已極但已出於外未留於內不致傷生然須清火解毒自獲平安不必驚慌宜用〔三五六〕化毒清表湯數劑而穩妥矣

一麻出之後大熱不退連綿數日不收者此內火太甚毒發未盡臟腑熱毒熏蒸所以难收宜用〔三四五〕化班湯或〔三五六〕化毒清表湯或〔三五七〕消毒飲均效

一麻既出熱宜漸退倘遍身俱出猶沸沸大熱煩渴不安而頻頻惡心作嘔者此毒邪未盡尚留於肺胃二経宜用〔三四五〕化班湯或〔三三三〕透邪煎均妙

一麻見形之後總宜清熱解毒如有前之各症即用前之各方尚無別症其初熱未見時總於妙自製之〔三三三〕此一方萬試萬應即見之後又無別症又莫妙於〔三四八〕鮮毒快班湯又或用〔三五九〕托毒快班湯連服二三劑均為萬安此數方経余保全赤子实不知幾千生命耳

一麻既出形色紅活上升有棗影者其毒盡化最為上吉而收結之時竟有痂殼如芥瘡痂者主兒福壽大吉之慶出齊之後其熱漸退收盡熱亦盡除首尾平安則無餘毒此等麻症亦主家道旺相人口顯達也

麻症收後餘症各治法 指方

凡麻疹既收之後熱宜漸退即無他症若反渾身發熱最宜辨○其虛実不可一槩以掃毒治之雖方書多以掃毒為主而亦未必盡然每見麻後豆後發熱而為掃毒悞事者不少余非親手閱歷経驗何敢妄謬前人總須察形審脈分別虛実方為得法萬不可拘守陳言膠柱鼓瑟視生命如草介也特詳虛實形症於左宜善加体察不可一毫大意自貽伊戚也

一麻疹收後發熱真陰虛者甚多其候必精神困倦飲食少思亦有唇臉雖紅而並不發渴者亦有似渴而飲茶水欲吐者皆由於兒之稟賦既薄陰氣未全故謂之真陰虛損萬不可

仍用寒凉並妄投掃毒之葯宜大滋陰分其熱即退而易復元倘妄投尅伐苦寒之剤多成疳症每致不救當用[三六十]滋陰還元飲此余獨得之方保全無数即豆亦然

一麻疹收後發熱餘毒未盡者其候必口臭唇乾煩燥不安手舞足蹈啼哭不休声音洪亮亦或音啞大便乾結臭極小便短黄亦臭口渴喜飲〻而頻索皮膚枯毛髮竪立此毒甚未散盡尚留於肌膚之間若不清觧必成疳疾慢脾之症宜急用[三六一]養陰觧毒湯二三剤其熱自退〻盡後仍用[三六十]之滋陰還元飲十飲煎必健壯自安

一麻疹收後日夜大熱不退而毛枯髮竪肉消骨立漸〻羸瘦為骨蒸勞瘵之證者恐成疳疾宜用[三六二]柴胡四物湯主之或用[三六三]蘆薈肥兒丸若緩而不治則變為睡則露睛口鼻氣冷脾風瘈瘲不治之症矣

一麻收後身雖不見羸瘦但時發壮熱煩渴不安驚搐顛譫神昏志乱如見神者此陰血衰耗毒邪入肺而傳於心治宜此安営養血定志寧神須用[三六四]當歸養血湯與[三六五]黄連安神丸相間服之至若麻後驚搐宜用[三七四]安神鎮驚丸必應

一麻後面青唇淡精困倦氣血両虚者総莫妙於[三六十]滋陰還元飲每日一剤二十剤後即大健矣神效之極

一麻後調体倦氣虚或成疳疾泄瀉者宜大補脾腎為要脚

用[三五]經驗濟生湯最妙服数十剤愈後即以[三四一]經驗青娀飲多服再用[三十]之養元粉調當點心吃即痘後大病後均可用此神驗之極

一麻後時〻欬嗽此肺金尚有餘毒而未能盡觧也宜[三六六]清肺飲與[三六七]消毒飲主之○若欬太甚氣喘聲啞甚至食穀則嗆飲水則嗆欬嗽出血者名為頓欬此熱乗於肺心宜多服[三六七]麦冬清肺湯加連翹主之○若咳嗽甚至胸高如龜肩聳而喘血從口鼻中出擺首摇頭面色青白或紅而慘暗者則毒留已甚肝肺大傷不可治矣然亦有肺氣虚弱而為熱毒壅遏令肺氣不暢以致咳嗽喘急發嗽連聲不已者但嗽無血出飲食不嗆耳凡於是者當用[三六六]清肺飲加人参主之斷不可因其咳嗽拘於肺熱遂緊用清凉也慎之

一麻後咳嗽内熱不清心神慌乱夜卧不安或脾虚生疥瘡者宜用[三七一]天真膏主之

一麻退後咳嗽聲啞潮熱不退日久綿延而不愈者此火毒未除而火刑肺金也宜用[三七十]清金降火湯主之

一麻退後餘毒未盡燒熱太甚以致口鼻出血宜令熱毒從膀光由小便出則不傷胃而自愈也當以[三六九]犀角觧毒湯内加茵陳一錢木通二錢主之或用[三六八]加味茵梔四物湯

一麻後毒入於胃致牙齦黒爛口臭牙癢時〻出血為走馬牙

疳及兩頰紅腫乆而牙頰破腮缺唇崩齒迫齒落盡而後死
此症極危其初牙痳出血口臭時即宜以【三七二】清胃化毒湯
或噙或服甚則用【三七六】雄黃散【三七五】文哈散搽之又或再亦
用【三七三】人中白散或【三七四】清胃敗毒散與服外又用【三七七】救
苦散以搽患處亦或有能愈者然牙疳既甚則不可治者恒
多倘能僥倖萬一而愈後必要忌煎炒生冷發物一百天方
無後患愈後以【三六十】滋陰還元飲連服百劑方可

一麻後痢疾裏急後重或赤或白或赤白相兼者皆由於麻出
之時曾經泄瀉未能清解致熱毒逗遛於腸胃而變為休息
晝夜無度終莫能止者即用【百三】余之治痢三方最為應驗
如果係實熱則即以【三七八】三黃丸利之果係虛者用【三七九】香
連丸解之

一麻退後餘熱未盡日夜煩燥狂言妄語人事不知此火邪入
心宜瀉小腸當用【三八一】辰砂益元散或【三八二】辰砂五苓散主
之○若初起煩燥譫語者以【三八三】升麻葛根湯調益元散服

一麻退後飲食如常動止如故乃卒然心腹絞痛汗出如雨者
此元氣虛弱失於調理外雖無病裏係空虛偶然中惡朝熱
多死○若痛之不甚或因感受風寒以【三八十】升消平胃散加
廣香八分服

一麻後身熱痰涎壅甚咳嗽喘急胸高心煽音啞痰鳴不知人
事或牙關緊閉此肺氣為餘毒阻遏邪氣與正氣相搏猶之
君子與小人勢不兩立也先用【三八四】通關散吹入鼻中有噴
嚏者可治如無噴嚏即不能治倘吹入而即噴嚏者如有現
成之【三七四】鎮驚丸先以一丸投之再服【三八四】清肺解毒湯趕
緊投之多有挽回者倘一時無此丸即單用煎藥亦可

一麻後無病音啞者用【三八六】雪梨飲服之效

一麻出發痳或退後發瘆用【三八七】止癢法治之

一麻後諸凡飲一切須於【三八八】麻後悮食類仔細查之倘若不
加意謹慎隨意混吃每多變生他症多有悮事

孕婦出麻

凡孕婦出麻必須顧胎：動則毒邪难於外達搃宜滋陰清解
則母子均安如香附砂仁之類萬不可用初未出熱以煎則莫
妙於【三三三】經驗達邪飲既出以後更莫妙於【三九】托毒快班湯
和【三八九】四物二連湯間用最妥若胎不動則麻亦易出也○如
胎氣上沖急用苧麻根和艾葉煎湯磨槟榔調服○凡熱毒蒸
胎、多受傷然胎落而母自安蓋麻與豆不同豆要內實故胎
落而母亡麻喜內虛故胎去而母活前以安胎為訓者欲其母
子俱存亦仁人之善術也倘母子麻症甚重則又當以救母為
先須知胎之去存相機而用不必拘泥耳
妳麻子妳音疓乳也

凡小見初生尚未滿月忽遍身紅點者即俗呼妳麻子也由胎中受熱又適染時行故生下即發然臟府嬌脆氣血未固不勝湯丸宜用大劑照治麻發表升提之方與乳母服之其乳母亦必忌葷腥冷生小見必謹避風寒倘調攝得不藥更妙

痘症總論

痘症之書汗牛充棟其說不一其名亦多如雲翼子之二十八般狭痘曰丹云繞項紫云貫頂等名又有猿猴跳銷觀音拂座十名等症雖善呼形喝象誠恐指鹿為馬更屬悞事與內經則止言其瘍胗即今班痘之屬並無痘名可見上古本無是症所以然者古人之恬淡自如房勞起居均能制節故無是症今時之醇酒嗜慾交媾縱情罔知忌諱因有毒毒之輕者則豆輕也毒之重者則豆重豆之輕重皆由於交媾之疎密淫穢之淺深耳故陳晨峰先生曰豆毒根於淫火必因歲氣流傳而發其毒由於五臟雖謂痘出於臟麻出於府而臟腑相連麻豆皆臟府毒耳但麻症首尾多喜清涼解毒散最宜解毒降火而豆症首尾多宜溫補間有清涼最當滋陰補血如半夏白朮之燥悍升麻之提氣上衝不可輕用也且豆瘡變証出處中百出有實實中百出其虛要非深思詳察者何以窺其玄與倘目力心思一有不到則害不小矣設或知症而不知形則無以洞其外知形而不知脉則無以測其內知脉而不知本則無以探其源知本而不知因則無以窮其變知因而不知藥則無以神其治只此數事今醫果能全知否倘有不知而強以為知則怡害於人獲罪於天能無畏乎治之之法必須審見形色察見虛実因症用葯庶獲神效今之醫者多宗錢氏清涼解毒散之論或按陳氏溫發散之方主見不同致多悞事殊不知豆色灰白而不起發根窠枯暗而不紅活此皆虛寒不從溫補毒何能出茍非理明於心鮮不眩惑故必察定其熱漸用涼之審定其寒速當溫之察定其虛急當補之審確其實畧當瀉之更有要者始出之前宜開和解之門既出之後當塞走泄之路落痂之後清涼漸進毒出已盡補益畧踈又云豆者豆也猶農家之種豆也豆之為物土實則難出土瘠則難長故實者鋤耰之瘠者灌沃之不實不瘠惟順其性不使物害之而已矣知此則可以醫耳今人於豆初起不察虛實寒熱或過用木香散異功散則以火濟火以致變紫黑倒陷癢毒吐衄者有之或妄用連芩梔栢寒之藥則亦大傷脾胃為吐為瀉為寒戰內陷者有之故善治豆者六日以前不宜過於溫補亦不宜妄用寒涼凡解毒之內畧加溫補溫補之中畧加解毒此不傳不刻之秘訣也若六日以後毒已盡出於表當溫補而不溫補者漿不能升膿不能壯而痒塌寒戰之患必不能免況痘症行漿速膿落痂定知以元氣二字為緊要元氣足正能勝邪自順而易元氣虛邪必侮正必逆而难故

補瀉難容苟且毫釐皆有權衡必不可使藥過於病亦不可使藥不及病是以善用攻法必不致代人元氣善用補法必不致助人邪氣務使正氣氣無損而邪氣得釋能執中和斯良策然執中之妙當識因人因症之施蓋人者本也豆者標也症隨人見成敗所由當以人為先也因症次之若形氣本實則始終皆可治標若形氣原虛則開手便當顧本若謂用補太早則補住邪氣此愚陋之見也不知補中即能托毒灌漿即能發苗萬無補住之理是以發源之初最當著力若不有初鮮克有終矣此可與智者言不可與庸人道余於痘症諸書不厭百回細讀始則為諸書所拘一毫不敢動手繼將各說參評宗清涼解毒者十中七八宗溫補托毒者十僅二三又每見近時專業豆科者動徵謂解毒掃毒敗毒多見半途而廢良可慨也余製八陣心法於豆症保赤甚多獲效亦眾總以察形審脉顧本思標補瀉各酌其中邪正各從其盛辨明虛實認定寒熱則盡之矣詳諸症法於左宜熟誌之

治痘大法

一秘傳治豆之法首尾當以四物湯四君子湯為主隨症加減用之惟肚腹不實者須忌當歸一法以四物湯全劑通妙微焦則用自無碍且復溫中煖脾之妙大法於斯亦難拘執

一凡豆出已盡內無不虛蓋隨毒而為托送者皆元氣也使於此時不知培補化源則何以貫漿何以結痂何以收靨倘內虛無主將恐毒氣內陷無不危矣若豆之稀疎者氣血之耗猶為有限若豆之多而甚者氣血內虧必更甚矣不必治無

一平順之豆毒原不甚既出之後內本無邪此痘原不必治無如父母愛子甚切且不識豆之輕重故必延醫診視既延醫至無不用藥既已用藥無非寒涼在彼立意不過曰但解其毒自必何妨不知無熱遺寒何從消受生陽一拔胃氣必傷多致中寒泄瀉猶云熱下利更益芩連最可憾也又不如豆瘡初見發熱多不審虛實止云速當解毒每多至十日之外而有泄瀉致斃者皆此輩之殺之也豈不冤哉余眼見甚多特筆諸此以為孟浪者戒

一治豆須辨其診大都濕多則泡血熱班氣不足則頂陷血不足則漿毒不附裏實太補則生癰毒表實太補則不結痂裏虛不補則內攻而陷表虛不補則外剝而枯但使同身氣血活潑無碍則雖稠密亦不難治故惟貴得中和勿為偏勝庶幾寒熱虛實無太過不及之患斯盡善矣

一治豆首尾皆忌汗下此先哲治痘之心法蓋妄汗者必傷陽氣陽氣傷則凡起發灌漿收靨之力皆失所賴此妄用表劑而表虛之為害也妄下者必傷陰氣陰氣傷則凡臟府化原精神鍮飲食倉廩皆為所敗此妄用下劑而裏虛之為害

也然表虛者猶賴裏氣完足尚可設法以充之裏虛則根本內潰衛氣亦從而陷無策可施矣故古人深以豆症而汗下必戒誠至要之上也然此以常道而言非所以應変者指之設過外感風邪腠理閉密其出不快其發不透者若不用辛甘發散之劑以通達肌表則痘有壅遏之患而難出矣又若有大小便秘結而毒有留伏不達者不與若寒泄利之葯以疏通臟府則有脹滿煩燥焦紫黑陷等患矣但當察其虛実審其常變常汗則微汗當下則微下中病則已無過其制若無汗下之症則必不可妄用汗下以殺之也慎之慎之

一治豆前後藥內均宜少佐木通以瀉熱邪自小便中出不使攻胃令無変黑之症七日之後熱退者再少用之

一治痘前後葯內最忌辛香耗氣之劑蓋毒出一步內虛一步氣血送毒一日則內耗元氣一日是以麻症喜其內虛豆症愛其內実俗云麻則宜瀉豆則宜結但瀉者結者勿太過也

初辨痘症及探指尖者耳法

豆症初起與傷寒相似然傷寒之邪從表入裏故見各經之症豆疹之毒則從裏出表故見五臟症如呵欠悶頓肝症也亦乍凉乍熱手稍足冷多睡脾症也面燥腮赤咳嗽噴嚏肺症也驚悸心症也骫音委曲骨也　凉耳冷腎證也又覌心窩有紅色而後有紅筋目中含淚或身手指皆熱惟中指獨冷乃知是痘症也

歌云五指稍頭冷驚來不可當若逢中指熱必定是傷寒中指獨自冷麻痘症相傳女右男分左分明仔細看又看耳歌云兩耳紅筋豆必輕若逢筋紫重沉沉急須用藥相攻治十個難求三五生

看豆括要

初看豆法以灯紅紙撚醮油照其顆粒次以手摸面頰如紅色隨手轉白隨白轉紅謂之血活生意在矣若摸之不白與之不紅是謂血枯縱疎亦色又看目睛神光口唇舌尖紅活如常無燥白之色乃為吉兆

察痘脈法

凡豆症發熱即當先察其脈診之之法但全握小兒之手而單以拇指診之如微見滑数有力而不失和緩之神者其豆必輕而少若滑数加倍而猶帶和緩者其豆必多而重尚亦無害如滑数之甚又兼弦躁或芤急無神而全無和緩之氣者其豆必重而危故於初熱而察其脈便能斷其吉凶耳

看豆部位形色稀密各吉凶

凡五臟之屬皆見於面故察部位可知吉凶蓋人之面部左頰屬肝右頰屬肺額上屬心頦音豥俗名下巴穀　下屬腎鼻為脾土目為肝竅鼻孔肺之竅口為脾之竅耳為腎之竅舌為心之苗若豆未出以前得面中諸部位處明润者吉燥暗者凶又山根為命

宮年壽為疾厄宮此二宮紅黃光潤者吉青黑昏暗者凶又面之正額為手足太陽小腸旁光二經所會之處兩耳前後為手足少陽三焦與胆所過之處如痘在此部位先現者凶惟於口角兩傍人中上下（非口角鼻孔也）腮頦年壽（頦者承漿之下）之間其屬陽明胃府而先出現者吉即起漿收靨亦皆如是又如頭為諸陽聚首之處兩頤兩頰為五臟精華之府咽為水穀之道路喉為呼吸之関門胸腹乃諸陽受氣之海為心肺之所居脊背乃諸陽之統會為十二經臟氣之所系凡此數處而豆稀少者吉若頭額多者謂之蒙頭頸項多者為之鎖項胸前多者謂之腸腹蒙頭則陽毒亢真陰竭鎖項則出入廢氣化絶腸胸則心近亦神失守兩頬兩頤多至成片或如塗朱則肝木尅脾土凡此者至八九日多見滑泄渴青或不能食最為險候故此緊要處而豆不宜多也惟四支雖多亦不致害又心窩手足心謂之五心豆諸多者必重若頭面胸項手足細碎稠密一樣者恐氣血之微脾胃虚弱不能周流灌注則無不危此部位吉凶之察宜詳細也至於形乃氣之充色乃血之華凡看豆者形色最為緊要是故形貴尖圓起發若瘡皮厚硬而平塌者凶色貴光明潤澤根窠紅活而慘暗昏黑者凶然形有起發而或致变者由色不明潤根不紅活故耳若豆色光澤根窠紅活雖豆出平塌亦為可治然色以紅活有暈為貴而猶有圈紅噀紅鋪紅之别圏紅者一樣淡紅緊圍於每顆豆之根下而無敗走之勢所謂疆界分明部位清楚吉之兆也噀紅者血雖附豆而痘根血色隱然不聚險之兆也鋪紅者豆色與肉不分平鋪散慢即屬疆界不分大凶之兆死生可央此形色吉凶當察也夫根窠者血之基膿者血之成故六日以前專看根窠（即豆脚色宜紅活不宜成白）若無根窠必不貫膿六日以後專看膿色（膿色如黃蠟色吉如牙黃色者吉稠而濃者吉黑者凶渧者半凶無膿者大凶）若無膿色必不結痂此一定不易之法當細心体察俾用藥得宜耳

看痘吉症

一看口唇舌尖紅活無燥白之色者吉

一看根窠红活圓潤地白分者吉

一看心窩額上稀少者最為順證

一看豆頂出来不焦不紫者吉

一看顔色無黑陷豆頂内暗而黃如瘡蠟色外潤而黃如油色者吉

凡看豆之法須察部位并察多寡大抵少者多吉多者多凶上而頭面次而咽喉前而胸腹後而腰背下而四肢凡此五處得二三處稀少而頭面别無危症即吉候也若五處通身稠密即雖顆粒分明恐氣血不能給必难盡貫或貫而不能收或收而不能脱客強主弱外盛内虚如小兒丹重載力

不勝任不可不思患預防此多寡之宜詳察勿謂雖多而紅
活盡皆吉也

看豆凶症

一豆未出而聲啞喉〻者不治已出五日 如此者亦不治
一痘未出而先抓破減氣血者不治
一痘無論已出未出而痰涎壅甚氣急者不治
一痘無論已出未出而神昏氣促燥不寧者不治
一痘無論已出未出腹痛瀉膿血者不治
一痘未出肌肉黎黑如被杖者不治
一痘無論已出未出而水漿米粒不入口或飲食嗆喉者不治
一眼內黑珠起浮油混睛者不治
一眼中神光不明珠色轉綠轉赤者不治
一閉目昏睡舌勝囊縮者不治
一頭昏足冷悶乱飲水者不治
一泄瀉不止藥食不停不化直下又肛門如竹筒者不治
一胃熱發黃身如橘色不利者不治
一豆初出即青晦焦黑者不治
一豆蜜如蚕種全不起發平片花搭者不治
一豆瘡痒瘍寒戰不止者不治

右諸險症但畧有紅润而人稍能明白者亦可用藥挽回總
在乎細心体察保赤子者亦不可不竭盡人事勿得以症之
不治即袖手旁觀而置諸膜外也

痘有五善七惡

五善者何一飲食如常二大小便調三色澤紅活堅实四脉靜
身涼手足和煖五声音响亮動止安寧五者不能畢具但得二
三自然清吉
七惡者何一煩燥悶乱譫妄恍惚二嘔吐泄瀉不能飲食三青
乾黑陷痒瘍破爛四頭面預腫鼻塞目閉唇裂五寒戰咬牙声
啞色黯六喉舌潰爛食入則嘔飲水則嗆七腹脹喘促四肢逆
冷七惡之中但見一症即勢不可為如七惡之外更有一種津
身血泡心腹刺痛伏陷不出斑疔肉硬血弱皆血尋衣摸空又
是速亡之候矣

怪豆形症 可治者惟二症餘則皆不可治

一豆出現三兩顆成叢根脚堅硬成塊者此名豆母如不急救
六七日死
一豆將出身上有紅腫結硬處似瘤非瘤似塊非塊者亦名豆
母如不急救三五日死
以上二症惟速用[三九十]真人解毒湯急為煎服救之
一豆初出時面胸手足已見紅點却不起發不成膿漿隨即收
飲加氣促声啞悶乱者即死此名內陷症也

一豆出後遍身都是空殼不作膿水者此名空豆八九日死

一豆當出現起發之時中有乾黑者此名鬼豆急用金華胭脂水塗之勿使蔓延若不急治則作起作瘡延綿日久而死

一豆於起發之時皮嫩易破摸之溫手者此名溫豆六七日後必痒瘡而死

一豆於起發時顏色嬌艷皮薄光潤鮮紅可愛者此名嫩豆八九日後不能成痂必痒瘡而死

一豆於起發養漿之時頂尖有孔漿水滿者此名漏豆五六日後痒瘡而死

一賊豆者是諸豆未漿而此豆先熟名假要泛多在兩太陽中喉口心胸等處三日見者六日死四日見者七日死五六日見者十一二日必死也

一豆出雖稀根窠全白無血色三四日後雖亦起脹然按之虛空此亦名為賊豆因氣血過虛至灌漿時必變成水泡大如葡萄皮薄若紙抓破即死

一膿水將成之時其豆自破有孔而深者此名倒陷不治

一豆將收靨之時不成痂子而皮皺骨黑者此亦名倒陷不治

一豆於收靨之時不能成痂皮肉潰爛膿水淋漓者此名豆癩能食者生不食者死

以上十一症皆不治之豆即設法治之半聽天命而已

家中出豆房內禁忌諸事

一家中小兒出痘為父母者須另換淨潔衣褲及床上一切更須撿點潔淨大忌穢物不言而喻

一忌六淫不正之氣 一忌生人往來 一忌對着搔癢
一忌僧道師巫入房 一忌過冷過熱 一忌對着哭泣
一忌孕婦新婦入房 一忌過飢過飽 一忌對着掃地
一忌痘兒飲冷湯水 一忌雞犬入房 一忌射香燥氣
一忌油葷香味即變 一忌房中歌樂 一忌遠行汗氣
一忌煎炒魚腥氣味 一忌詈罵叫怒 一忌硫黃烟氣
一忌淫液邪穢即變 一忌對著梳頭
一忌溝糞惡臭氣 一忌吹滅燈燭氣 一忌五辛燥氣
一忌蔥蒜韭薤氣 一忌死人尸厭氣 一忌諸瘡腥氣
一忌桐油灯火氣 一忌廚內辣椒氣 一忌燒頭髮氣
一忌薰抹瘡藥氣 一忌牛羊蜡燭氣 一忌打醋鏗氣
一忌醉酒腥葷氣 一忌吃烟煤烟氣 一忌蒼朮烟氣
一忌柴烟諸毛氣 一忌腋下狐臭氣 一忌腫熟驚喊
一忌婦人經候氣（如適值經水來時即照四三六中烟薰法治之此與為母者言之倘係他人即令不必入房）

以上悉遵諸忌則重證可以轉輕如不遵而妄忽之則輕症可以變重慎之慎之

痘家宜用諸事

一宜合家內外潔凈
一宜早晚焚香敬神
一宜男女老幼和氣
一宜房內青油亮燭
一宜房內通宵長灯
一兒出豆夫婦分床
一出豆宜著赤軟衣
一宜房內常有二三人在坐不宜多
一宜房內燒紅棗和荆介烟氣並能止痒
一床上宜收拾整齊潔淨有神看痘
一房內宜點藏香並查用三九一各方
一房內冬宜炭火一盆夏宜透風煖
一房內女人所宜圍桶宜另設他房

以上所宜諸事能恭遵之雖險症亦可挽回凡出豆則均有神明鑒察斷不可忽畧而自悮也謹之慎之

飲食宜忌

一豆初起宜食筍尖香信羊頭鷄腦鷄冠血甜酒糟冬筍燕窩清蒸精肉薄片或細丸子肉湯如小兒尚在吃乳時則乳母食之如兒知事若隨時點心只宜烘糕饅頭發糕冰䴵棗湯真藕粉等物

忌食煎炒厚味辣椒漿醋活魚螃蟹牛肉蔥蒜韮菜王瓜茄子芋頭紅莧石羔豆腐醋浸小菜水菓栗子荔枝鹽蛋新鮮鷄鴨蛋起酥點心花生杏仁桃干蜜餞生冷等物

一痘釀膿行漿時宜食雄鷄頭嫩羊肉油炒新鮮鷄蛋鷄湯掛麵粉條煮爛南棗蓮子年深醃肉粘米滞粥冰糖燕窩蒸肉等物　忌食者與前同

一痘收靨時宜吃清淡菜味如鷄鴨蛋羊肉又可吃更須忌飢飽適宜勿為太過○其忌者除與前同外凡香甜生冷醬醋猪首雄鷄更不宜吃若妄食之非瘖疾即毒癧必待百日後始無忌食

痘症日期

凡出痘大約之數發熱三日見點報豆三日起脹三日貫膿三日結靨三日共十五日乃大率常數此其正也惟豆密毒盛者常過其期豆疎毒微者常不及期不可一例拘泥但得痘色明潤根窠紅活飲食動止大小二便如常又無表裏雜證雖遲數日亦無妨碍設有當出不出當起不起當膿不膿當靨不靨須詳察其證或為元氣虛弱不能運行則補其元氣或為雜證攻剝不能通貫則去其雜症又六日以前毒發未盡有雜證者常也六日以後毒該盡出當除而不除者逆也常則毋庸過治逆則留神急療也

痘證必顧氣血要證

凡痘證始終無非藉血氣為主但得氣血充實則易出易收氣血虛弱則變態百出故治痘者必當先顧氣血夫氣屬陽無形者也血屬陰有形者也氣之於血猶風之於水氣寒血寒氣熱血熱氣凝血凝氣滯血滯氣有一息之不運血即有一息之不行也故無形之屬皆氣主之有形之屬皆血主之是以氣主標

血本氣之主形血主色主稟餘血主根基故氣能起脹也以主郛郛血能毋漿以成飽滿至痘之為病則凡為白為陷為灰塵色為不起發為有頂為出水為痛為痒為浮腫為空殼宜為不黶不落為肌表固不為腠理可不通皆氣之為病也又如為紫黑為乾枯為無血為無膿為黑陷黑黶為腫痛牙疳為疔癧斑疹為津液不達為痘後餘毒皆血之為病也此氣血之分固有如是然血無氣不行氣無血不止氣至而血不隨痘雖起發而貫膿必不能周血至而氣不至痘雖然潤澤而內青終不能達故此者當於發見點而七日以前時絲毫不可大意時刻萬不可妄為辨其症之虛实休之強弱熱之微甚毒之淺深且更相其時之寒暑溼凉境况之膏粱藜藿準情酌理始為良法且痘科古方極多今稟賦薄者十有八九多不可宗而近時專業痘科者半存射利之徒每勸人種豆恒見悞事余見揔莫奴於聽者其自然忽全強逼之更勿聽若輩所惑一概以拂毒為主升提為先當知勢宜掃者則掃之時當升者則升之倘能於熱將見時之際而精細於氣血二字求之則毒自透發何待乎掃荳自能充何待乎升余之所列首尾諸候以及所用諸方有全遵古法者有獨出心裁者均屬歷驗多端按條領會則吉凶可以預判而全保更屬良多豆症變態極多非平昔留心看熟臨時必無生張望吾家之子子孫孫幸勿以余言為謬耳

痘辨虛实括要

窯痘之要惟在虛实二字蓋实者邪氣实也邪实者宜清宜瀉虛者血氣虛也血氣虛者宜溫宜補且痘本胎毒非藉元氣不能達非藉元氣不能收凡欲解毒清火亦須藉憑元氣元氣若無力則清亦不能清解不能解設有不支尚能堪此清解否此痘症之終始皆當斟酌元氣為主豈可絲毫孟浪也

通治瘡常症順症梔要心法

大凡麻症不嫌過表過表則愈透痘症大忌過表過表則妨漿麻痘屬陽外散多用痘症屬陰內托最佳如初熱時用藥得法則以後按部就斑何變痘之有今時術家每見發熱似豆時或投不知何物之丸或用不知何經之方見熱即表見隱即升只知升麻川芎為麻痘要藥不知此二味為用貴乘時用之早所以有蒙頭蓋面之虞用之遲故亦有起脹不勻之患痘科之法為良多痘症之辨亦見明於醫者知擇其用昧於此者無所適余閱歷有年臨症不少每為誼不容辭之處即再四推諉不惟出痘之家誠意懇求余亦覺心難忍置耳苦心体察保全甚多今時為初熱自首星按照治之無不順吉然前所列之各宜忌一切望悉遵之凡出痘者必有神明呵護誠則佑之褻則棄之不可不謹敬慎重也痘之論也

初熱三日順症治法指方

一痘瘡初熱周身或熱或頭面手足有熱惟中指必冷即不冷而熱亦必輕於他處者即妨出痘當此之時必宜謹避風寒其候見心眼淚汪汪呵欠清嚏飲食二便或於常或少思食或二便利與不利或吐吞酸臭或頭暑有見不見之形象無論疑似難明總莫妙於圖九內托透邪法是痘則即見點即服後畧有見處亦即按服即已見之亦須再服總之三四劑出齊之後再照次序投之

見點三日後順症治法 指方

一痘熱後業已見點如無一齊擁出之患又無蒙頭蓋面並天庭承漿攔門鎖口各險症者即見點或偶或稀總要勻淨光潤漸漸出齊顆粒分明疆界清楚圈紅底白即屬順症總莫妙於圖四百扶元宣毒法於此三日內一日一劑必然漿水膿足立見平安

起脹三日順症治法 指方

一痘出齊胸背四肢均已發透熱退身涼精神飲食充暢上亦無咳嗽吐逆熒下無泄瀉結秘之虞無論稀稠光明朗潤頂尖圓而日起脹腳不散而豕紅圈痘頂放光而起瘡底帶漿而升此大吉也即有些微餘症只要無大凶險症者如小兒素屬大虛之体總莫妙於圖二參歸鹿茸湯任隨不起一服即升其次素屬微虛而不甚者又莫妙於圖三千金內托散心見漸漸漿充無不貫足余以此而古方而變動用之其效如神

灌漿三日順症各雜症均指方

一痘至七日宜灌八日宜滿九日十日宜膿足也其初出者血血化水水化漿成膿膿成而毒乃化盡論痘所以必要成膿也此時最宜要漿不可妄投寒涼稍有荒唐一經發瀉即刻倒靨而內陷矣凡至此灌漿之時總莫妙於圖百三寶漿散連服二三劑極為神妙倘脹此藥而反頂不起滿者必氣足而血凝又莫妙於圖百四當歸活血湯此二方皆為灌漿時極妙極應之劑不可忽視

一痘至灌漿成膿時其膿內如黃蠟蒼老色外如油光滋潤色飲食二便如常即以实漿散投之更為極妙此無他症而言之但此時雜症極多不能不詳列於左俾知若因可以酌其施治宜細察之

灌漿雜症 附論 指方

發熱　**無妨**

見點三日則宜退熱至作漿時身又宜熱不熱則膿不成然發痘之熱熱從裏出愈按愈熱作漿之熱熱在肌膚以手輕按初按則熱久按則不覺其熱也不可妄治

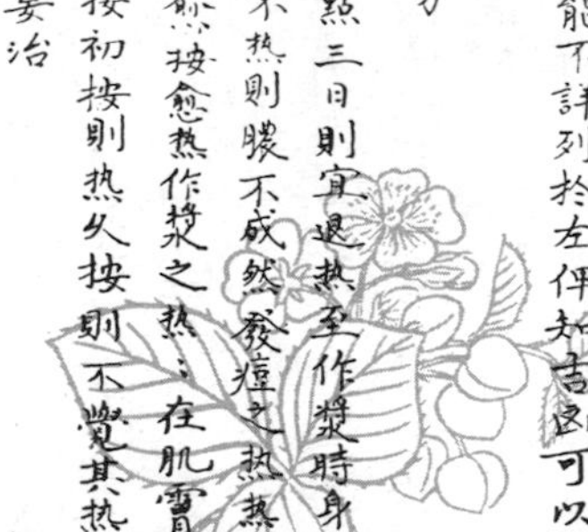

作渴 **無妨**

凡貫將之時津液盡行於痘以為漿汗安得不渴即渴亦宜辛热補劑放心大胆以实漿散服之不可妄行止渴〻則以淹粥與之萬不可飲冷茶水菓食

痘痛 **大吉**

氣血盡升其痘、脹滿趕化成膿安得不痛痘愈痛者漿愈升也其所以為大吉也如实痛甚以白芍一節磨酒少許與服然不必施治

便血 **無妨**

此係腸胃有痘〻潰故下膿血切不可認痢疾治之則誤矣宜用〔四百上〕血餘觧毒湯二三劑即愈

諸竅出膿 **無妨**

行漿之際有眼耳出膿鼻孔出膿口吐臭膿者皆内中有豆不能結痂潰而出膿不必施治内豆成膿而則内無餘毒所以無妨

手足牽引 **無妨**

凡豆貫漿之時忽有手足牽引或如鷹爪者或為血虧或為肝風盖肝主筋者也故以有是症此乃血不榮筋之故宜用〔四百六〕滋血祛風湯連服二三劑可保無妨

筋骨疼痛 **無妨**

痛而紅腫者餘毒也痛而不腫者風淡也餘毒不發於貫漿之日必發於收結之時此時作痛不紅腫者必為風寒所襲秋冬多有此症外用葱姜麦麸和酒炒慰痛虚以散其風邪内服〔四百七〕祛風定飲痛一二劑並要典实漿散相間服之最妙

欬嗽 **險**

從前有欬至此貫漿時宜退若猶欬嗽是肺中尚有容热也倘欬之愈甚而痰涎壅甚痘难成漿則肺热内恐漿變失聲而危矣不可忽視急於〔四百二〕千金内托散連服二三劑

吐瀉 **險**

痘之成漿全在脾胃堅固吐則胃弱瀉則脾虚急宜健脾溫胃速妨内陷所以險也若单吐而不瀉者則宜〔四百八〕參砂和胃飲主之若单瀉不吐者捻莫妙以如〔四百九〕參术散主之若吐瀉煎作者則宜〔三九七〕九味異功散急為煎服

腹痛 **險**

此時毒出皮膚腹不痛矣若痘陷漿清而腹痛者則妨毒氣内攻急宜〔四百三〕千

金內托散趕緊煎服倘膿滿漿足而腹作痛必飲食不謹而為停滯宜[百三六]扶脾內消散或用[二七五]加煎六和湯均屬可用倘大便燥糞作痛者即用[四百十]倒倉法治之糞出痛止

咽痛　[險]

凡外痘出裔內痘起脹外痘貫漿內當收靨故七八日前痛者則內豆作痛無妨至此貫漿時痛宜漸止若至十一二日而痛尤甚者則毒留於肺邪火形於肺金所以險也宜用[百四八]加減荊防敗毒散去蘇子加牛子錢半煎服最效再用[百四六]玉屑散少許喻之吹之均可倘不急急治一經內陷即难挽回

水泡　[險]

凡痘雖起脹而不成漿其內一包清水乃水泡也此脾虛不能製水故水不化膿速宜大劑實漿散投之並以針刺去其水泡雖多亦宜盡刺之如不刺去則遍身盡成水泡而难治矣但見頭面身上有漿惟膝下之泡則無妨然亦宜刺之為妙若遍身如魚泡者必不可治刺破後以[四二]除泡丹外搽之

流涎　[險]

凡貫漿時口角流涎者乃胃弱也急宜用[四百八]參砂和胃飲煎服如忽而不治恐胃弱而変漿不能一變牙之症則实治矣此其所為險耳

腫脹　[有不險有險]

不險者貫漿之時而毒攻於皮膚豆之漿足起脹宜其腫也不必治之

有險者貫漿之時而豆不起脹惟內腫者則有險也不須治腫即服实漿散最為緊要

消目開腫　[有不險有凶]

不險者豆至十二三日其毒已化乃開目消腫則毒化腫消吉也無險可慮也

有凶者豆甫九日十日間尚未貫膿而腫即消目即開則毒陷內攻所以為凶即服千金內托散

譫語　[虛險]

凡痘至貫漿之時毒已外達宜乎神清氣來此時尚見譫語而氣乱者而血虛氣乱不可誤認為熱症妄投涼葯即報之矣宜用[三九六]調元散以金器同煎急投之

寒戰咬牙 **虛險**

痘已貫漿而見此症者係內臟空虛速宜溫辛補之急用〔三九七〕九味異功散煎服以不戰不咬牙為度

中風 **可治**

凡痘當貫膿時其痘皆好忽然乍時禁口直視痘皆變為灰霜色者是中風也不必驚慌先以姜汁灌下速用〔三九七〕九味異功散煎好灌服令出微汗即愈誤用牛黃抱龍蘇合等丸是速其不起矣

失聲 **危**

凡痘在七八日以前微失聲者則是肺管有痘阻塞氣道若至貫漿時而失聲者是毒陷內攻肺氣將絕其危甚矣若痘俱陷即屬不治就未甚陷者速急宜用〔百一七〕十全大補湯濃煎與服但得氣旺痘升其聲始者即速其去

紫黑泡 **危**

凡痘貫漿時成紫黑泡者此毒盛血熱而血不能化毒也急宜刺破令出黑水以〔四一三〕拔疔散搽之有刺去而施生者旋復刺之要時時看不然俱變此此泡炎然紫者尚或可救若黑色泡者必不

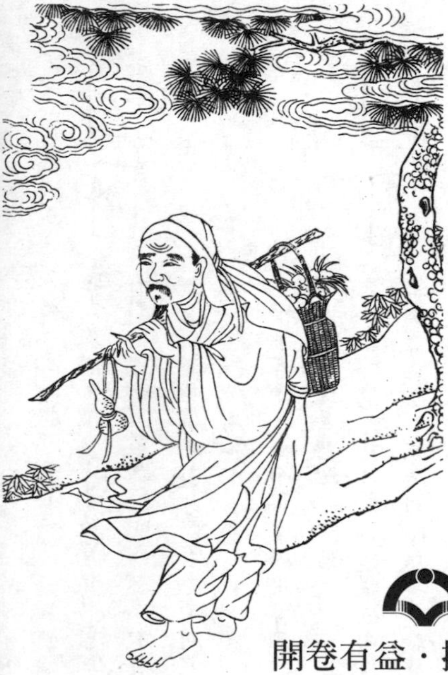

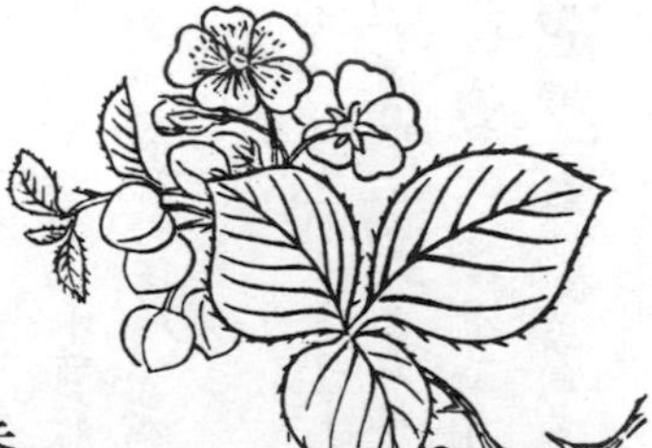

能治以[四一三]扶元活血飲速、進之可能挽回所以色也

不食　凶

凡豆八九日之間不思飲食以其毒深未盡出此常候也至貫漿時毒宜外達內臟空虛自當飲食大進如猶作飽脹而不食者此係毒留內滯脾胃已敗矣不亦危乎急用[四百三]千金內托散或即用[百七]十全大補湯趕緊投之能食則吉不食則心倒陷倒靨難治矣所以為凶也

倒陷　凶

凡豆既已圓暈起脹貫漿而復陷下者名曰倒其內不一〇如因正值起脹貫漿時忽泄瀉而為陷即用[三九七]九味異功散速服數劑救之〇如因清觧寒之藥太過而為倒陷者是氣血兩虛即用[四一四]兩補急救法之〇如因風寒者不謹而倒陷者即用[四一五]扶元升提法救之或用[四百一]參歸鹿茸湯均妙〇如因房內穢氣所觸或生人進房或有婦人天癸以及孕婦或不潔淨等事而所觸而忽然倒陷者即用[四六]補氣觧穢法趕煎服外用[三三六]焆薰法救之

又法用金銀花藤葉煎水溫洗其痘即出不妨多洗更妙

以上皆貫漿時多有之症宜細察之均有回天之力如再有其險症危症凶症而更重者其候亦多即屬不治毋庸贅入総之痘症初热時即照余之方法主治雖重亦多不於危險也

結痂三日順症治法 指方

凡痘至十一二日漿充膿透十二三日將漿行至足而面上漸宜收靨其膿已熟如黃蠟色者漸漸不紅乾而結痂厚而亦黃當於面部中庭先靨漸收至於足然後靨至額顱此收靨之大順也蓋面部中庭乃陰陽和會之處從此先面則陰陽和暢氣血調勻是為順也諸部未靨獨地角先焦者此腎水早枯最者為險又若諸部未收而天庭先靨者是元陽剝萎亦為凶候蓋天庭屬火地角屬水水火互為其對而痘之見點報脹此二處固不宜先出即痘之結痂收靨此二處尤不宜先收切勿以為痘至結痂可以大意而忽視耳此時臟腑空虛變症最易將倒內攻其險更速痘至此時凡一切寒涼之藥毫不可犯惟[四一七]回漿散速服數劑实為妙極雖偶有他症而此方实為收靨時之

神劑也再用[四八]田天甘露飲𠦪煎藥间服实為無窮之妙

結痂投壓雜症六條 指方

一痘當黶不黶而微〻燒熱脉大者此血分不足宜用[三八九]四物湯加制首烏七八錢炒白芍二錢多服自黶

一痘當黶不黶而精神困倦他症者此氣不足宜即用[百七]十全大補湯主之

一痘當黶不黶而飲食少思餘無他症此脾胃虛弱宜[三百九]六君子湯加製首烏七八錢主之

一痘當黶不黶之際忽見頭温手足冷身不熱或泄瀉腹脹氣促煩渴急𠦪[三九七]九味異攻散救之遲則难救此症極險多有不治者

一豆當黶不黶亦內外俱熱而大便秘結陰氣不行宜[四一九]四順清涼飲主之不可多服

一痘當黶不黶或因天氣過煖痘被熱蒸不黶者宜用[五三]人参白虎湯主之不可多服

結痂收壓異症吉凶十條指方

補空　有吉凶

凡痘將黶時而遍身無豆處又出一層一層謂之補空仍服[三九三]参耆内托散可以扭之如飲食咸不為大害而吉也倘服藥不起此毒已入深最凶候也

痂白　有吉凶

凡痘結痂時而痂色宜赤黑各半方真回也若痂色如梅花片者此為假回不治之症如不泄瀉可速用[三九六]六氣煎合[四二十]二仙散連劑救之此候所以有吉有凶也

痂爛　有吉凶

凡痘將黶時或潰爛膿汁淋漓粘着疼痛不可睡卧者急用[四二]敗草散以絹袋盛撲之更多鋪於床上襯卧尤妙內仍服[四一七]回漿散主之或用[四三]秘傳茶葉方鋪於床上以草紙隔之令兒床之上膿亦乾又或用[四二三]荳粉散乾摻塗之亦效

腥臭　吉

大凡收黶之時而帶腥臭氣者此邪氣自內而出毒已外達是為吉也用[四七]回漿散主之

肉臭　無妨

凡收黶之時甚臭如爛肉惡濁不可近者此肉熱内毒未清用[三九五]加味拽毒煎連日煎服之〇如在起脹行漿時而如此臭極者大凶之兆速宜解毒亦用煎方大劑進之保無妨

瘡坑　**險**

凡痘收結後或生痘毒成瘡而有坑者宜用[四二四]托裏消毒飲主之如氣血俱虛而不收口者宜用[百一七]十全大補湯補之倘瘡多而瘡口成坑久不斂者必險而難治

痂癢　**可治**

凡症結痂時而癢不止者此熱毒未盡宜用[四二五]解毒防風湯主之如癢甚而剝去痂皮血出或復成膿如瘡疥者此血熱氣虛宜用[三百九]四君子湯加牛子二錢紅花五分紫草五分治之

痂不落　**無妨**

凡痘靨遲而痂不落者如昏昏欲睡此邪氣已退而正氣未復宜用[三九二]調元法緩緩調治正氣足而痂自落矣

痂落不食　**無妨**

凡痘痂即落多有中氣虛而不能食者宜用[三九七]九味異功散主之或[三百九]五味異功散亦可

譫語　**可治**

凡落痂後而忽然譫語者此餘熱未盡宜用[一八一]辰砂益元散主之或餘熱甚者莫如[四二六]大連翹飲最妙

通治痘瘡变症柅安心法分八陣首尾均治指方

一痘屬表實裏虛者必易出而難收表虛裏實者必难出而易收故自始出以至十日之外外則渾身壯熱内則飲食二便如常此即表裏俱实者也其豆必光澤起發且易收易靨也如此者即不必服藥須謹風寒慎起居節飲食而已若倘必要服藥即以通治順症法無不始終順利也其餘則無非列左之八陣相的然治轉凶為吉

一痘屬**表虛**者其症或悪寒或身不大熱或寒熱往來四肢厥冷或面青色白多汗悪風或怠惰嗜卧或豆灰白頂陷不起發不光澤或色嫩皮薄癢瘍或水泡摸不碍手或者根窠不紅或倒靨不能結痂其脉必浮細而弱是皆表虛之症治宜温補湯分宜用[三九二]做調元法此方圓通活潑左右逢源然方加減更易百發百中

一痘屬**裏虛**者凡痘已出未出之間有為吐瀉嘔悪或喜熱飲食或為少食或不思飲食或食亦不化或為二便清利為溏瀉為不渴為氣促聲微為神昏多睡為腹膨噯氣為吞酸其脉必弱而無力是皆裏虛之症宜温補陰分用[三九三]參耆内托散首尾均宜按然加減更易

一痘屬**表实**者其證為身体壯熱無汗為面赤唇紫頭疼身痛眼紅皮塞皮焦膚赤手足熱甚為痘色紅紫攢腫疼痛為皮厚而硬為瘢腫斑疔其脉必浮洪滑大是皆表实之症

治宜清解表邪宜用[三九四]加味紫歸飲主之首尾皆可用

一痘屬[裏実]者其症為二便秘結胸膈脹滿為昏燥咽乾口瘡舌黑為大渴欬嗽痰涎嘔促為煩燥驚狂聲高譫語其脉必沉數洪滑是皆裏実之證治宜清解裏邪宜用[三九五]加味搜毒煎首尾皆可用

一痘屬[表寒]者其豆不起發不紅活根窠淡白身涼癢瘍倒陷乾粘皆肌表無陽之症治宜補陽温表宜用[三九六]六氣煎首尾前後皆可用按照加減主之

一痘屬[裏寒]者其症為吐瀉為嘔悪為腹脹為腹痛為舌酸為不欲飲食為寒戰咬牙口鼻氣冷為寒喜煖為二便清利完穀不化皆臟府無陽之候治宜温中補陽宜用[三九七]九味異功散主之首尾前後均可用

一痘屬[表熱]者其症為肌膚大熱根窠紅紫頂赤發癍頭面紅腫紫黑焦粘瘡腫疔毒痛甚皆火在肌毒之候治宜散邪解毒宜用[三三三]經驗達方飲極為穩安

一痘熱[裏熱]者其症為煩躁狂言口乾大渴咽腫喉痛内熱自汗小便赤澁大便秘結衄血溺血皆火在臟府之候治宜清熱解毒宜用[三九八]退解散極效

以上虚実寒熱等症之别各有如此温涼補瀉等症之法各列倫方雖大畧於斯然亦不出其範圍但表之虚実表之寒熱熱不由中氣之所使故惟善治中氣利未有表不調和者是即必求本之道余按各症倫方處處照應本元保赤誠求無不轉凶為吉

痘中夹疹 指方

凡痘之夹疹即痘之所感症也大為不順之候若豆稀少而疹夹者名為麻夹豆其症則輕若本稠密而更加以疹被此而相混碎莫能辨其證則凶吉宜辛涼之劑解散為先而托裏次但得疹漸消而痘得壘落者乃為可治若豆疹不減必危矣

一治夹疹之法先當察豆之稀密疹之微甚若疹輕於豆則以治痘為主豆起而疹自消疹重於豆則以解疹為要疹散而豆始保最為切要之至

一表邪甚外熱而内火不甚夹疹者宜用[三三三]經驗達邪飲或用[三五六]化毒清表湯切妙

一表裏俱熱毒甚而夹疹者宜用[四二五]解毒防風湯連劑服之

一胃火甚多熱多渴煩燥而夹疹者宜用[三四五]經驗化班湯或用[五三]人參白虎湯或[三九五]加味搜毒煎均屬相宜

以上治法不過如是總須疹散豆出若疹不散照屬難治

痘中夹班 指方

凡豆中夹班與夹疹不同蓋疹則細碎有形而班則成片無形

也每每痘瘡先出有片片紅腫如綿紋者又或有紅暈與地皮相平而全無與起之意者是皆夾班之證也班以熱毒鬱於血分而浮於肌肉之間又或因寒邪陷入陽明胃腑鬱而成熱亦令發班總以凉血解毒必使班退而痘始能透發方可為吉否則班爛皮癢甚為危險又有一腫赤班成塊者其肉浮腫結硬名曰丹瘤其毒尤甚為危險或而瘤先潰此不治之證也

一治班之法在痘起發之前者多宜表散在貫漿之後者多宜解利如遍身通紅者其治亦同班退後宜以[三九二]調元法內加木香五分白鶴五分以解其前藥之寒防其泄瀉

一痘出夾班輕者只以[三八三]升麻葛根湯如元參三錢石羔三錢如夾班重者宜用[五三]人參白虎湯合[三五六]消毒飲相間服之最效

一風寒外感毒邪不解而夾班者宜用[四二六]荊防敗毒散主之如元參三錢石羔三錢更妙

一班色紫赤大便不通者宜用[四九]四順清凉飲利解之如班已退即用[三〇九]四君子湯以固其脾恐防內陷

一痘結痂之後而發班者此餘毒留於血分宜用[四六二]大連翹飲主之

一班潰爛或出膿水或無膿水者俱用[四八]救苦滅班散主之

女子出痘　指方

凡痘瘡總以氣血為主氣血充足則貫漿結痂俱無變症惟女子出痘當於天癸未至時則治治皆同若在十四歲以後者必防天癸行動不獨防穢氣所觸而行漿必致內虛不能送毒即內陷矣所以治之不容緩也

一發熱三日時忽天癸至者急用[二三五]七灰散止之並[四二九]凉血地黃湯以豆出血止為度

一女子正值崩漏忽逢出豆此氣血俱虛必不能送毒外出急用[百六]十全大補湯或[四百一]參歸鹿茸湯主之仍間服七灰散最效

一起張貫漿時忽然天癸大來急防豆變內陷腹痛倒靨等症速用[四三十]調元內托湯多服並用而天癸至者治亦同

孕婦出痘　指方

夫孕婦出痘最為痘證所忌蓋豆毒發越則風火相搏必致以動胎麻症喜內空胎隨而內熱易出豆症忌內空胎墮而氣血皆耗散氣血耗散勢必不能送毒行漿而內陷矣況痘症用藥多至溫補如參耆附桂之類皆為孕婦所忌而黃芩為藥諸品又非豆症所宜此孕婦出豆所以最難調治也遇此豆症總以清熱安胎為主胎安而豆無虞耳

一清熱特宜用[三八九]四物湯主之

一見點起脹時宜用［四三一］
一貫漿時宜用［第六］
一胎將動速用［百八二］
一生產之後出豆者
必妄為多疑反致變亂也
　總之孕婦出痘要以安胎為主若胎已落法以補血為先非尋常落胎可以但在收靨時而胎落者多有平安發熱初時而落者多有可救如起脹貫漿時而胎落者多致不救須宜知之

痘症宜用各藥（即雜病亦可查用凡上〇專指痘症之用下〇若統言諸病即後痘症忌用內亦然）

［第一］人參〇益元氣生精血補五臟凡痘瘡表散起脹灌漿收靨如終皆賴之〇陽氣虛竭者此能回之於無可有之鄉陰血崩潰者此能障之於已決裂之後惟其氣壯而不寒所以能固氣惟其味甘而純正所以能補血故凡虛而發熱虛而自汗虛而眩運虛而困倦虛而驚懼而虛矩氣虛而遺洩虛而瀉利虛而頭疼虛而腹痛虛而飲食不運虛而痰涎壅滯虛而嗽血吐血虛而淋瀝便閉虛而嘔逆煩躁虛而下血失氣等症是皆必不可缺者總之不失為氣分之藥而血分之所不可缺者為未有氣不至而血能自至者也故扁鵲曰損其肺者益其氣須用人參以益之肺氣既王餘藏之氣亦王矣所以人參之性多主於氣而凡藏府之氣皆能補之然其性溫故積溫亦能成熱是以陰虛而火不盛者自當用參為君若陰虛而火稍盛者但可用參為佐若陰虛而火大盛者則誠有暫忌人參而惟用純甘壯水之劑謂之曰陰虛必當忌參固不可謂之曰陰虛必當用用參亦不可要亦得其中和用其當而已矣

［二］党參〇有（江浙）防党有山西潞党均佳其性甘平補中益氣除煩渴升清氣痘症（初熱六日以前宜生用至起脹後灌漿收靨時均宜炙用如非防党潞党斷不可用用之必至腹脹閉氣〇凡治雜症欲走表者宜生用入補劑宜炙用入血分宜酒炒喘促甚者宜鹽水炒使其下行恐助虛氣上升或用秋石少許拌蒸一次更妙

［三］洋參〇宜堅实沉重色如牙骨者佳其性苦寒微甘味厚氣薄補肺降火生津液除煩倦凡痘初熱時其体虛弱而虛大盛者最妙初熱以前宜生用至起脹灌漿收靨均宜酒炒透以去其寒〇凡治雜病虛有火者最宜用之總以須酒炒入滋補劑中大有效驗又法以洋參咀薄片同桂元肉各半用米湯拌均飯上蒸數十次晒数十次將桂元肉另揀出每夜用一團如蛋黃大放在枕後睡醒一晚將桂

元内放在口内細嚼令滿口津液嚥下服之一二月大有
遂參之功此法余屢試屢應其揀出之洋參仍可入補
中煎服其功亦大或入丸藥隊中亦妙

四 黨參○其性亦苦寒而甘功力在洋參党參之上痘症首尾
皆可用○凡治雜症均須另蒸兑入藥内老少皆妙如遇
勞倦以及二至二分之大節氣先一日蒸二錢服之实妙

五 黃耆○固腠理補元氣内托陥下者皆妙治痘症初熱見點
宜生用起脹灌漿收靨宜蜜炙如血分虛者則用酒炒更
佳○凡治雜症如氣分虧者必不可少又有一種虛氣盛
者不投此味服之更能飽脹亦不可拘執必用須斟酌為
是々以中滿氣滯者以其性味純浮當酌用之生用可以
踈表可以膿炙用可以益氣可以補虛

六 當歸○生血養血活血止血痘症賴以調血者能補滯者能
行欲其升散當佐以川芎欲其斂附當以芎藥至行漿
灌膿時以用土炒以防其滑所以泄瀉者不可用○凡治
雜病補中有動行中有補血中之氣藥亦血中之聖藥也
其頭止血上行身養血中守尾破血下流全活血不走然
其在動滑而字若陰中火若而失血當忌之用心勞碌而
傷營當忌之以其氣辛而動也水瀉溏瀉當忌之遺精遺
溺當忌之以其味重而滑也若血滯而為痢者正所當用

取其滑而通因通治也婦人經期血滯臨産催生及產後
兒枕作痛均可當以此為君而重用之以其味重而動喜
其動以破瘀而活血養血去於生新血用土炒者畏其滑
用酒燒者喜其動故以動滑二字以進之

七 生地○大原枝者用酒炒透能補心血以其味厚苦而養血甘而
也小枝者能涼血行血鮮者更涼凡痘疹血熱血燥以及
顏色紅紫而内毒盛者必當用之○凡治雜病或骨蒸熱
痢以及嘔血衄血婦人血熱經枯或上下三焦而熱渴均
當歸炒用之與熟地同用更妙惟脾胃虛寒者慎之

八 熟地○其性至甘至厚寔為精血形質中上品純厚之藥也
當思痘瘡之病形質之病也形質之本在精血非熟地而
何以助其精血也凡痘瘡起發灌漿收斂之用以參芪配
之其功更大如得升麻柴胡則能發散得肉桂附片則能
回陽得人參黃芪則入氣分得當歸白芍則入血分須宜
痘症前後首尾皆可用其中有不可用之處當再察後條
痘症忌用藥内明之○凡治雜病者如本草言其入肝腎
二經大補血氣滋培腎水填骨髓益真陰專補腎中元氣
兼療藏血之補陰中有陽尚未是盡其妙也夫地黃產於
中州沃土之鄉得土氣之最厚者也其色黃土之色也其
味甘土之味也得土之氣而謂非脾胃之藥吾弗信也惟

是生者性凉脾胃喜緩故脾陽不足者生者所當慎用至若熟則性平稟至陰之德氣味純靜故能補五臟之真陰而又於多血之臟為最要得非脾胃經藥耶且夫人之所以有生者氣與血耳氣主陽而動血主陰而靜補氣以人參為主而芪求但可為之佐輔血以熟地為主而芎歸但可為之佐然在芪朮芎歸則尚有所當則而人參熟地是氣血之必不可無故凡諸經之陽氣虛者非人參不可諸之陰血氣者非熟地不可人參有健運之功熟地稟靜順之德此熟地之與人參一陰一陽相為表裏一形一氣主生成性味中正無踰於此誠有不可假借而更代者矣凡諸真陰虧損者有為発热為頭疼為焦渴為喉庳為咳嗽為喘氣或脾腎寒逆為嘔吐或虛火載血於口鼻或水泛於皮膚或虛而泄利或陽浮而狂躁或陰脫而仆地陰虛而神散者非熟地之守不足以聚之陰虛而火升者非熟地之重不足以降之陰虛而躁動者非熟地之淨不足以鎮之陰虛而剛急者非熟地之甘不足以緩之陰虛而水邪泛濫者舍熟地何以自制陰虛而真氣散失者舍熟地何以帰源陰虛而精血俱損脂羔残薄者舍熟地何以厚腸胃且尤有最玄最妙者以熟地兼散劑而能発汗者何也以汗化於血而無陰不作汗也以熟地兼溫劑而能回陽者何也以陽生於下而無復不不成乾也然而陽性速故人參少用亦可成功陰性緩熟地非多難于奏效今人有畏其滯膩者則崔氏何以用腎氣丸而治痰浮有畏其滑澤者則仲景何以用八味丸而治腎泄有謂陽能生陰陰不能生陽者殊不思陰陽之理原自互根無陽則陰無以生無陰則陽無以化故內經曰精化為氣得非陰亦生陽乎孰謂陽之能生而陰之不能長也今之人即欲用之補陰而必兼以滲利則焉知補陰不利水利水不補陰而補陰之法不宜滲即有用之補血而復起其滯膩則焉知血虛如燥土旱極望雲霓而枯渴之腸極喜滋設不明此安敢放手重用且知納下之葯不嫌其重愈重愈妙余每治小児動徹煎劑用至兩餘甚至二兩無不獲效其不可以筆盡其妙者尚多也特表出之勿為庸俗所感云

熟地為凝滯之物吾实不信吾决不信

九 甘草。味甘平平得土氣之正能補中和中而兼達四臟佐理陰陽惟其甘和而潤故能解剛暴之毒痘瘡初発熱起脹亦用生灌漿收靨宜用炙反甘遂海藻大戟芫花。凡治雜病可升可降毒葯得之解其毒剛藥得和其性表葯得之助其升下葯得之緩其速助參耆成氣虛之功助熟地療陰虛之力隨氣葯入氣隨血葯入血惟中滿胸腹脹者

忌之補則大甘草瀉熱宜用細甘草達莖物用稍

十　芍藥○有赤有白可升可降用白者使血附於氣分用赤者能瀉肝脾之虛邪凡痘瘡在初熱時可用赤芍在灌漿收靨時可用白芍再以酒炒為妙○凡治雜病者以其白者味甘補性多赤者味苦瀉性多生用更凉酒炒微平其性沉陰故入肝經血分補血熱之虛瀉肝火之実固腠理取其味之畧酸而性斂也止熱瀉取其性之沉寒而味苦也又能消癰腫利小便除服疼退虛熱緩三消諸症於因熱而致者為宜若脾氣寒而痞滿难化者忌用又白者能安胎熱不寧赤者能通　破血此物乃補藥中之稍寒者非若極苦大寒可比若產後血熱而陰氣散失者正當用之不必疑也

十一　川芎○能升能散能引清氣上行頭角痘瘡頭面不起者必須佐用能佐參耆以行陽分而解肌表之邪此可為引導通行之使但性多辛散如火在上焦而氣虛者又當忌之○凡治雜病者芎歸俱屬血分之藥而芎之散動尤甚於歸故能散風寒治頭痛破瘀蓄通血脉解結氣逐疼痛排膿消腫逐血通經同細辛煎服治金瘡作痛同陳艾煎服驗胎孕有無（婦人三四月後天癸不行疑其是胎與否以川芎二錢陳艾煎服微動者胎也）以其氣升故煎理崩漏眩運以其甘少故散則有餘補則不足惟風寒之頭痛極宜用之若三陽火壅而痛者得升反甚今人不明升降而但知用芎概治頭痛謬亦甚矣且多服久服令人走散真氣能致暴亡用者識之反藜蘆畏硝石滑石黃連不可同用

十二　白朮○近時藥鋪內皆江西種朮必再用陳壁土炒焦（為要）能發痘能固脾如痘中作瀉者不可不用○凡治雜病者近來並無天生野朮不如以真淮藥代之以種朮性頗横也中凡病涉氣虛者用之更增氣壅余惟以治瘧疾而重用之取其燥湿燥脾其他皆不用也若得野者百病皆良以其味甘辛氣溫氣味俱厚陰中有陽陽中有陰也

十三　麥冬○生津止渴清肺滋陰除煩熱解燥毒痘疹陰極而多火者宜之凡治雜病者其味甘多苦少故上行心肺補上焦之津液清胸中之煩渴解炎熱之嘔吐退血燥之虛熱以其性降而陽中陰也如肺痿肺癰欬唾衄血經枯乳汁不行同人參洋參党參熟地用有滋水生金之功去心者恐煩躁若中寒而大便滑者勿用

十四　柴胡○發散熱邪瀉肝胆之火解肌開表退往來寒熱痘疹初熱而未見點以前宜少用之○凡治雜病不可妄用以其性入肝胆三焦心胞四經其性凉故解煩熱往來肌表潮熱血室受熱胸脇痛結其性散故主傷寒熱邪未解溫

熱盛少陽頭痛肝經鬱症總之實邪者可用真虛者不宜雖能引清氣上升然升中有散中虛者不可散虛熱者不可寒豈容誤哉蕪之性滑善通大便凡溏瀉脾虛者萬不可用果係熱結不通佐以當歸黃芩頗為應效余治老幼男女即有肝經熱邪亦未輕用此物近時虛弱者十居八九惡其善泄善散大能走汗大能泄氣令醫動轍用之鮮有不誤觀王海藏曰苟無實熱而用紫蕪不死何待最當慎之

十五 升麻○升陽達肌表散風寒善走陽明痘麻將次但見點時用以四五分而能得法者最宜○凡治雜病用此者取其升而散提氣入脾胃肺大腸四經之藥善散陽明經風寒肌表邪熱提元氣之下陷舉大腸之滑瀉及瀉痢崩淋夢遺脫肛陽虛下陷之類用四五分佐補劑中皆所宜也若氣逆上壅虛火上炎者及氣血太虛而水火無根者皆不可用

十六 防風○散風熱解表邪舉陷氣佐黃芪能托裏祛毒痘麻於未見點及初見点而尚未見透時得法最宜○凡治雜病用此者以其氣平性升雖膀胱脾胃經藥然隨諸經之藥各經皆至氣味俱輕故散風邪治一身之痛療風眼止冷淚風能勝濕故亦去濕除遍体濕瘡若隨實表補氣諸藥亦能收汗升舉陽氣止腸風下血崩漏然能走散上焦元氣久服多服亦能傷人

十七 葛根○解肌清熱涼散表邪止渴痘麻初見而有熱者宜之凡治雜病用此者取其涼散雖善達諸陽經而陽明為最以其氣輕故善解表發汗凡解散之藥多辛熱此獨涼而甘故解濕熱時行疫疾凡熱而兼渴者此為最良當以為君而佐以藥防甘桔尤妙且散鬱火療痛治溫瘧解宿酒除煩生津止渴除胃熱但其性涼易於動嘔如胃弱中寒者萬不可妄用

十八 荊介穗○解風熱消瘡毒利肌表退浮腫清咽熱散頭目之風邪如痘瘡發痒以介穗少許和紅 燒炟房中即止○凡治雜病以其味薄浮而升陽也用其辛散調血能解肌發表退寒熱消飲食通血脉行瘀滞助脾胃辟諸邪毒氣醒酒逐濕止下血痢崩帶淋濁若用止血宜炒黑用如若產後中風强直宜研末以熱酒調服甚以搗爛醋調敷疔瘡腫毒最佳亦鼠瘻瘰癧血風瘡疥之要藥

十九 白芷○散風邪逐寒濕除痒化毒能托頭面之毒亦托痘漿之膿○凡治雜病以其氣味輕升也陽也其性溫散敗毒逐陽明經風寒皮熱止外感頭痛頭風頭眩目痛目癢淚出散肺經風寒皮膚斑疹治鼻衄鼻淵齒痛眉稜骨痛大腸風秘腸風尿血其氣辛香達表故治瘡瘍排止膿止痒定痛

托癰疽肺癰瘰癧痔瘻長肉生肌炒黑用之提女人血崩漏下赤白血閉陰肺欲去汗斑宜生研搽之亦解蛇毒砒毒金瘡傷損

〔卌〕麻黃　痘家要藥能起陰寒沉滯之邪非此不能散人多畏之者倘寒氣過甚不可不用惟元氣薄者宜斟酌盡善〇凡用治雜病以及外感傷寒以此輕揚之味而兼辛溫之性也故善達肌表走經絡大能表散凡三陽表實之症以及胃肺有沉寒並筋骨為寒氣所束而周身痛疼非此不除當知近時元氣虛弱者甚多第恐汗多亡陽非審的實萬不可妄用即用亦不過八分一錢為止有謂夏月不宜用麻黃者皆不達可哂也果係陰邪深入則無論冬夏皆可用之但必察体之強弱若稍係虛弱者用最穩

麻黃根〇味甘平微苦微濇同歛藥煎服可以止汗同牡蠣粉米粉用舊蕉扇杵末等分以生絹袋盛貯用撲遍汗甚妙或夏月多汗俱佳

〔卌一〕薄荷〇散風熱清頭目利咽喉解痘毒不宜重用多則三四分而已〇凡治雜病以其氣味俱輕升也陽也其性涼散通關節利九竅治傷寒頭痛發熱風熱諸病而小兒之風涎煎汁含嗽去舌胎或洗口亦妙揉塞鼻止衄血亦治蜂螫蛇傷凡新病初愈者忌用恐其泄汗亡陽

〔卌二〕羌活〇痘症初熱宜用之能散肌表之風毒利筋骨走各經絡止周身之痛上部防風下部羌活〇凡治雜病用此者取其散寒定痛能入諸經太陽為最緣非柔懦之物故能撥亂反正惟其氣雄大能散逐若正氣虛者萬不可用

〔卌三〕肉桂　官桂　〇凡痘瘡而見寒戰咬牙者非用此導以達氣血不能透發起脹且善助參芪熟地之功寒輕者則用官桂亦能煖血行經若風寒阻遏而四肢不透則用桂枝七八分均不可潑用〇凡治雜病以肉桂味重能溫補命门堅筋骨通血脉治心腹寒氣霍乱轉筋臍腹冷痛一切沉寒痼冷並下元精冷陽痿之症且桂為木中之王故善平肝木之陰邪而不知善助肝胆之陽氣惟其味甘故最補脾土凡肝邪尅土而無火者用此極妙其參附熟地並用最降陰中火及治下焦元陽虧乏其當歸川芎同用治婦人產後瘀血兒枕腹痛更治小兒痘疹虛寒作痒不起然善墮胎動血凡有失血之症忌桂不可妄用倘因下焦虛寒而吐血者又當引火歸元則此又為要藥不可誤執也官桂桂枝味辛甘氣大熱陽中之陽有小毒善於助陽尤入血分四肢有寒疾者非此不能達因其氣輕故能走表以其善調營衛故能治傷寒發邪汗寒傷風止陰汗也

〔卌四〕桂枝

〔卌五〕附片〇凡痘症作瀉作嘔寒戰厥逆及顏色灰白冷汗而痒頂

稍見內陷及脾腎虛寒元陽大虧者非此不能起蔡兄治雜病者以其氣味辛甘性大熱陽中之陽也能善走諸經能除表裏沉寒厥逆寒噤溫中强陰煖五臟回陽氣除嘔吐霍乱反胃噎膈心腹疼痛脹滿拘攣寒邪溫氣胃寒蚘虫寒瘕寒疝風湿麻痺陰疽癰毒久漏冷瘡格陽喉痺陽虛二便不通及婦人經寒不調小兒慢驚等症大能引火歸元制伏虛熱善助參朮熟地黃芪建功無論表症裏證但脉細無神氣虛無热者急當用之故虞摶曰附子稟雄壯之質有斬關奪將之氣能引補氣葯行十二經以追復散失之元陽引補血藥入血分以滋養不足之真陰引發散藥開腠理以驅逐在表之風寒引溫煖達下焦以祛除在裏之冷此此係陰證要藥凡傷寒傳變三陰及中寒夾陰雖身大熱而脉沉者必用之或厥冷脉沉細者尤者急用有退陰回陽之力起死回生之功舍此不用將何以救惟孕婦忌服下胎甚速合葱汁塞耳亦可治聾製法〇古有单用童便或黃連或盐水均非所宜惟用苦草不拘大約酌附子之多寡而用甘草煎極濃甜湯先浸數日剥去皮臍切為四塊又添湯甘草湯再浸二三日捻之軟透乃咀為片入鍋文火炒至將乾庶得生熟匀等口嚼尚有辣味是其度也苦炒太乾太熱而全無辣味則熱性全失矣其所以為用甘草者盖以附子之性急得甘草而後緩附子之性毒得甘草而後觧附子之性走得甘草而後盐心脾附子之性散得甘草而後調营衛此無他亦不過濟之以仁而後成其勇耳夫人參熟地附子大黃实乃藥中之四維病之陰陽虛实非此四物不足以建其功今醫每多直至不得已而後用附子事已無濟則反罪之將附子成廢物乎且夫人之所以賴生者陽氣耳正氣耳人之所以致死者陰氣耳邪氣耳人參熟地治世之良相也附子大黃乱世之良將也兵不可久用故良將用於暫乱不可忌治故良相不可缺用之得法萬病萬應也

【四】沙參〇氣味俱輕性微寒凡痘疹初熱而虛实相夯者用以生後用炎痘疹首尾用之最為稳妥〇凡治雜病以其能食肝氣除邪熱盐五臟陰氣清肺滋血散風排能消腫生肌止驚除煩然性緩力微必須重用又云人參補五臟之陽沙參補五臟之陽北產者佳若云对待人參則相去遠矣

【四】元參〇痘疹用之鮮血熱清遊火除熱毒利咽喉熱痛丸治雜病以其味苦而甘苦能清火甘能滋陰能退無根浮〇遊火之逐頭項咽喉痺毒瘰癧結核男女傳尸煩燥骨蒸解溫瘧寒熱性炒治傷寒熱班支滿補腎滋陰明目解渴惟胃腎虛寒者忌之

〢〣首烏○凡痘灌漿時必須重用以实其漿斷不可少味甘而濇惟溫惟苦陰中有陽能养血养神助氣益精○凡治雜病如斷瘧疾安久痢活血治風療癰腫瘰癧風溫瘡瘍乃一切冷氣腸風宿疾總取其溫固收斂之功游補肝腎之品益氣血固則真元復則邪自散也此物不寒不燥功在地黃以上白朮者入氣分赤者入血分如能成人形而四肢全者更為难得製用黑豆煮、又蒸又晒必得蒸透熟也極則善矣如蒶肆中則丹用酒炒一次或人乳拌蒸一次是為妙也

〢〤淮蒶○凡痘灌漿最能实漿不必可以少其味微甘惟微濇能能健脾補虛○凡治雜病能補諸虛但氣輕性緩非堪專任故補氣分必随参芪補血分必随帰地入氣炒用入血分生用一切輕重補劑内無不相宜

〢〥鹿茸○凡痘瘡不能起發而体質虛弱者必不可少以其甘味氣溫益元陽補真陰○凡治雜病一切虛症均可用之同参陽則補附同熟地則補陰道家云惟有班龍頂上珠能補玉堂関下血即此是也此物惟関東者為最西産者次之雲南血茸又次之惟廣另有一種魚茸萬不可用

〢〦厚朴○凡痘疹初熱起蔑時倘大便酸臭而有滯者即少佐用不惟能以行滯亦有鬆肌透發之功然不以重用以其味苦氣溫陽中之陰能升能降秉賦弱者更以少用○凡治雜病用此者取其溫降散滯理氣寬中逐实邪瀉膨脹散結聚治胸腹疼痛之要藥制用姜汁炒過倘本元虛弱誤服能脱人真氣并能墮胎

〢〧陳皮○凡痘瘡首尾皆可用之能和胃開痰行氣消脹可升可降凡治雜病留自者微甘而性緩又能和胃去白者用辛而性速更可化痰通達上下表裏俱宜惟氣分太虛者不可妄投恐脱真氣

〢〣木香○凡痘瘡初熱見点時用以二三分取其和胃氣惟氣虛者不以妄用○凡治雜病以其味苦辛氣溫性味俱厚能升能降陽中有陰行肝脾肺之滯氣如神止心腹脇肋氣之痛甚捷和胃氣止吐瀉霍亂除脹止呃同芩連用止熱痢後重煨熟用止水瀉殺蠱毒通秘結惟氣虛者慎用

〢〤丁香○凡痘瘡初熱起脹而虛寒嘔吐者必須用之胃寒可煖腹痛除可凡治雜病以其味大辛氣溫純陽入腎胃脾肺諸經辟惡除邪溫中有快氣治上焦呃逆翻胃霍亂嘔吐解酒毒消痃癖奔豚陰寒心腹脹滿冷痛煖下焦腰膝壯陽道抑陰邪除胃寒瀉痢殺鬼疰蠱毒及婦人七情五鬱諸氣凝結者宜之

〢〨白㲝○凡痘瘡起脹行漿時而胃寒嘔吐者必須用之凡治

雜病以其味辛氣温陽也入脾肺兩經醒滯温胃止疼除嘔消宿食治噎膈翻胃退翳膜消痰氣嚼嚥效速

【川乚】肉蔻〇凡痘瘡起脹時瀉泄者必須之用但須炒麪色煨後去净其油如油不盡净更能作瀉

而澁性温理脾胃虛冷谷食不消固腸止滑瀉調氣開胃温中化痰雖非補虛之藥但腸固而脾自健矣油盡爲要

【川匕】茯苓〇初痘瘡初熱而水瀉者宜用能利水通津液也凡治〇雜病以其味甘淡氣平性降而滲濕中陰也有赤白之分瀉熱用赤扶脾用白然總屬泄物多服損目久弱者極不相宜若以人乳拌乳成粉服亦能補陰

【川彐】茯神〇風痘疹首尾而神不安或驚恐者均宜凡治雜病以其附根而生能入心經通心氣補健忘止恍惚驚悸然總不外於滲降之物與茯苓無甚相遠係陰中之陽藥也

【吅乂】澤瀉〇凡痘疹初熱而小便短黃或頭面紅腫火重者宜之以其利水下行去濕消腫導藥降火從膀胱出〇凡治雜病用其味厚而降陰中微陽入胱膀胆二經能去濕行痰通利二便並淋瀝白濁尿血難産脚腫脚氣除濕止渴引藥下行久服損目真陰虛損者忌之孕婦更忌

【乂十】木通〇亦名通草凡痘疹濕熱太重者用之使從小便出內熱毒盛者宜之若熱退中虛不可輕用〇凡雜病治以其味

苦氣寒沉降之物能利九竅通關節消浮腫清火退熱降煩渴黃疸治耳聾目痛天行時疫目眩頭痛鼻塞瀉小腸膀胱諸火排膿止痛通婦人血熱經閉下乳汁消乳癰塊催生下胎下包衣倘氣虛而素弱者慎用

【乂川】桔梗〇凡痘疹初熱時宜之能以載藥上行有升發之意能熱毒倘氣促而喉疼者萬不可用〇凡治雜病只宜於發散劑中而取其開提發散必佐用之用喉中腫喉痛疼牙氣急斷不可用以其性升載藥上行恐更壅塞如甘桔湯爲治喉症古方余每見悞人者不火凡用降劑不可同用

【乂川】牛子〇凡痘疹初熱見点宜以之其能解痘疹之毒清熱利咽退腫潤肺也〇凡治雜病以其味苦性降中有升善走十二經治風毒癍疹散瘡瘍腫毒解中有散非補中之物〇即鼠粘子〇又名大力子

【乂川】紫艸〇凡痘症已出未出但見熱盛者必宜用之以其味苦性寒凉血活血解毒利便能治熱邪程氏曰大抵痘症內凡用紫草必下糯米五十粒爲引以制其冷性不損胃氣而防瀉泄惟大熱毒重而大便秘結者不必用糯米也〇凡治雜病以其入血分之物能凉血活血氣輕味薄而有清凉升發之功利竅通水然胃中虛寒者忌之

【乂乂】蟬退〇善解痘疹風毒清熱疎邪初熱必用以後不宜凡治

雜病以其此物飲風吸露氣結清虛故能療風熱之症且此物有小便而無大便者亦可利小便凡小兒驚癇壯熱煩渴夭吊口噤驚哭夜啼及目昏翳障疔腫瘡毒均宜更以爲末用井水調服可治瘖啞之病

殭蚕〇鮮痘中熱毒散風消痰能利咽喉初熱見點時有內熱而黃便閉者宜之凡治雜病以其味辛鹹性溫能降毒攻毒陽中有陰散風痰去頭風消結核瘰癧辟痰瘧破癥癖小兒風痰急驚婦人乳汁不通爲末可敷丹毒及木舌重舌諸瘡此物〇有大便而無小便並能大便虛者愼用

穿山甲〇善通經脉直達病所凡痘瘡毒盛鬱遏不能出宜此達之不可重用然必藉血氣藥爲主而以此着爲嚮導輕用七八分可也〇凡治雜病以其味鹹平氣微寒能通經絡除山嵐瘴氣瘧疾小兒五邪驚啼婦人鬼魅悲泣下乳汁消癰腫排膿陰疥瘡入煎藥宜炒用氣虛者愼之

犀角〇觧心肝脾之火凡瘡痘顏色焦黑燥煩驚搐或一齊擁出不分疆界此熱毒深極必須用之凡治雜病以其味苦辛微甘氣寒水也陽也攻力在於專入陽明胃府能解大熱陽毒瘟疫火症吐血下血及傷寒熱症畜血發狂譫語陽極似陰之症以及熱毒閉表昏悶而汗不出者其汗甚速此係熱症實邪之聖藥倘中氣虛弱脉細無神及痘瘡眞不足凡畏汗畏寒畏散者及能害人愼之

蜂蜜〇凡痘瘡用之可結痂亦可落痂先入藥內甚妙凡治雜病取其生津潤燥老年人更宜如大便虛閉以此煆鍊成丸塞入谷道大便即出然不可多用以防其滑

硃砂〇凡心經痘毒而屬火上壅有餘之症宜用二三分於藥中以鎭心除毒墜痰安驚不可多用久〇凡治雜病以此其性寒微味甘通稟五行之氣其色屬火其液屬水其体屬土其氣屬木其入屬金故能通五臟入心可以安神而走血脉入肺可以降氣而走皮毛入脾可逐痰涎而走肌肉之肝可行血滯而走筋膜入腎可逐水邪而走骨髓或上或下無處不到故可以鎭心祛痰逐邪降火但体重性急善走善降變化莫測用治有餘之症乃其所長用補不足則大謬矣每治小兒慢驚而多徹用抱龍丸奇藥無不悞事以內中有此物而稍涉氣虛不足者何以當之用藥之不可不愼重當細心察不可也

琥珀〇凡痘初熱起脹而多驚者宜之能安身定志利水鎭驚紅透者佳白者次之〇治雜病以其味甘淡〇性平安五臟淸心肺鎭癲殺鬼邪逐瘀消痰解蠱毒〇破癥塊利水通淋明目消翳障止血生肌亦合金瘡傷損

黃連〇凡痘疹稍密而紅紫者此心經肝經大腸之熱極深

必宜酒炒用之色見紅潤即止不可妄用必須認准实熱神應如響解毒甚速揔須大熱之症方可用也○凡治雜病以其味大苦氣大寒沉也降也專治諸火火在上以酒炒火在下以童便炒司火而嘔以姜汁炒火而伏者以鹽水同吴茰炒其性大寒故惟平肝凉血痢疾初起只可生熱名用四五分善瀉心脾实火倘中焦虛寒及票賦虛弱而素属虛損者不可妄用一經敗胃難救挽回凡用此物最當詳察实係实熱之症方可斟酌少用断不可造次孟浪古人每以此物諄諄告誡而今時虛弱者更多似此大苦大寒之藥極傷脾胃無論何病脾胃一敗尚堪問乎

〤〢 滑石○凡痘瘡初熱見点時而小便滯通必宜用之以其甘凉下降利水導滯解六陽之煩熱一至起脹後即者不可用凡治雜病以其性沉滑味微甘氣寒降中有有升入膀胱大腸經能清三焦表裏之火利六府之結滞分水道逐凝血通竅行津止渴除積治瀉痢淋濁療黄疸水腫脚氣吐血衄血金瘡出血通乳墮胎下包衣若腎虛脾虛者妄用之必滑精長瀉揔係熱症之藥也

〤〣 石膏○凡痘疹初熱及見点時而口大渴大臭或目腫口咽瘡痛身熱煩燥發狂昏裂出血二便秘結或小便紅臭大便乾結極臭此熱毒壅盛非此不解倘非实熱可不妄投此物善降胃火對症如神不料症而遺悞非淺也○凡治雜病以其味其辛氣大寒体重能沉氣輕能升欲其緩者煅用欲其速者生用能祛三焦之实火尤為胃熱之要藥辛能出肝解肌如傷寒瘟疫係内熱者用之亦能出汗又能止其燥汗凡属火症而載血上行或虛牙疼以熟地重重用二三而合此物四五錢其效如神但胃虛及陰虛而虛者萬不可用誤用之則敗胃作嘔作瀉害人甚速也

〤〤 連翹○凡痘疹初熱見点均可用之能清三焦遊浮之鍬痳症瘢疹瘡瘍入毒○凡治雜病以其味苦微辛氣微寒輕清而浮升也瀉諸經客熱解毒排膿止痛消腫通散均宜

〤〥 梔仁○凡痘疹小便短黄三焦有初熱見點時可用以炒黑用不可用生能清三焦屈曲之火從膀胱出至行漿以後不可用也若虛弱者亦不可用○凡治雜病用其味苦氣寒氣浮味降陰中有陽能清心肺之熱瀉肝腎膀胱之火解鬱熱結氣其性屈曲下行大能降火從小便出

〤〦 龍膽草○凡痘疹內熱極重或眼腫大熱非此不除以其性寒降大清肝腎之火上退眼痛下退膝腫○凡治雜病其味朱大苦大寒陰也入肝胆之正藥大能瀉火也又退骨蒸而疳熱除心中大驚痼狂躁胃火煩熱咽喉腫痛小便淋閉血熱瀉痢下焦湿熱瘡毒疼痛婦人血熱崩淋小兒疳熱凡肝

賢一切有餘実皆可治之陰虗胃弱者慎用之

扗黄芩○凡痘初熱見點喉腫口極臭者宜之以其性味輕浮能清肺経大腸之火○凡治雜病用其可升可降陰中微陽枯者入肺実者入大腸欲上行者用酒炒欲下行者生用枯者清上焦之火消痰利氣定喘止血退往來寒熱風熱湿熱頭痛解瘟疫利咽喉治肺癰乳癰腫痛及癍疹赤眼実者瘵下焦之除赤利畜熱旁光五淋澁痛大腸秘結便血漏血胎因火盛不安者佐以砂仁白术如腹因火滞惟痛者加以黄連厚朴若大腸無火滑泄最當慎用

扗大黄○凡痘疹初發熱見點大熱渴二便閉結内毒極盛者敢用之以其通滞逐瘀功堅退熱倘非實極不可孟浪○凡治雜症以物味若大寒氣味俱孥陰中之陰降也有毒能推陳致新直走不守功堅破積乱世勇将欲速者生用欲緩者熟用氣虚同人参用名黄龍湯血虚同當歸用名玉燭散佐以甘草桔梗可緩其行佐以芒硝厚朴助其鋭用之多寡酌人虚實假實誤用即难挽回用者慎之

洨査肉○痘瘡首尾均可用之不惟消滞行氣更能鬆肌達毒必宜炒焦○凡治雜病取其氣輕不耗真氣而善消宿食痰飲去瘀行滞仍可健脾小児最宜凡婦人産後児枕痛悪露不盡者煎汁入沙糖服之立效煮汁洗漆瘡亦佳腸滑者忌用

叶欵冬花○凡痘瘡有欬嗽者首尾皆可用以其味甘而性温氣浮而味薄也凡治雜病以其入手太陰肺經能温肺氣故治欬嗽及肺癰肺痿欬唾膿血燒烟吸口嚥之治久欬神效

凹藿香○凡痘中為穢物所觸者必少佐之味辛氣温可升可以順氣開胃亦能止嘔治雜病此物香甜不竣善属快脾寛胸止霍乱化滞解酒能除口臭瘵水腫

川燈草○凡痘瘡小便短便降心火惟心虚多驚者不可妄用○凡雜病多以此為引者用其能通水道治五淋瀉肺熱降心火通其陰氣止血散腫治喉痺則燒灰吹之治下疳燒灰同軽粉射香為末搽之凡用心過度者不可妄服恐随心氣而脱也

圳生薑○凡痘中首尾而有寒氣作嘔者用數片同煎若理中寒止腹間寒痛則用炮姜為奴○凡治雜病以其味辛微苦性温熱生者能散寒發汗熱者生温中調脾通神明去穢悪通四肢関竅開五臓六府消痰下氣除轉筋霍乱逆風湿冷痺陰寒諸毒孫真人曰嘔家要藥是生姜故凡脾胃虚寒而嘔吐者當以生姜紙包水浸湿煨熟用之凡陽虚而不能攝血而吐者炒黒亦能止之内熱多汗者忌用

以糯米。凡痘灌漿時必用百粒同藥煎服用其助血生漿能制

痘毒。凡治雜病用其善滋脾胃補益中氣但性凝滯不

宜多食恐難消化凡病後産後及小兒老人脾薄者於此

食物不宜食之

四白扁豆。凡痘瘡起脹作瀉宜生用灌漿時宜炒熟用凡治

雜病以其味氣溫炒香用之補脾和胃亦解酒豚酒毒。

止瀉溫中生者又能清暑消渴欲用輕清緩補此為最當

以上皆痘家相症宜用之藥因叙其性以治痘為先也雜

病次之均可恭宜但有宜者必有忌以下將痘證忌用各

藥復贅列入以備稽查俾知取舍後再擇其眼前常用之

藥接於六三之下畧叙其性凡一切偏僻以及大攻大破

之物余未經驗用過者故不叙入自維鼠目寸光聊為家

庭愚子孫一助耳鑒者諒之

痘家忌用各藥內有前之宜用復重出忌用者當知痘症用藥毫不可亂故不憚其煩也

人參黃耆。皆補氣助陽之藥凡痘色白陷者宜之若紅

紫壯實者用之則血愈熱而毒愈熾紅紫者必轉為

枯黑內攻矣故凡內熱者忌之

白朮。能燥濕專補氣分亦能閉氣多用則潤氣不行痘

難成漿助陽生火亦难收斂故忌之

茯苓豬苓澤瀉。滲瀉燥濕能令水氣下行多服則津液

耗散凡陰虛於下而精血不足者最當忌之

川芎。性升氣散凡氣虛者不宜多用若火浮於上而頭

疼浮腫者最為忌用

生地。性寒腸胃虛寒者忌用之行漿時更可用

生麻。提氣上冲凡痘首尾稍見氣壅燥渴者忌之如無

上實下虛之症而上部不甚起發則只可佐用數分

柴胡。散而潤利汗多者忌之脾虛而溏瀉者忌之

紫草。性寒利竅多服瀉脾氣虛者忌之

牛子。通肌滑竅多服恐損真氣外致表虛忌其勿多

蟬退。能開肌竅易洩元氣恐令表虛忌勿多服

麻黃。開竅大洩肌表妄用多致表虛氣脫痘家大忌

葛根。性凉解肌恐令表虛忌勿多用

枳殼。下氣寬腸恐損真氣难於脹漿忌勿多用

查肉。散血解結恐傷血陷氣難於脹漿忌勿多用

砂仁。散氣動氣氣虛者恐难起脹故忌之

烏梅。性歛凡宜散宜行者忌之惟灌漿時作瀉可佐以

一二枚為引否則首尾皆不可用

穿山甲。性鋭有餘痘科每多以功毒為上品然火佐四

五分於補劑實漿藥中則可若動微以此物忌用最

為悞事萬勿為庸醫所惑故特忌之

訶子龍骨枯礬○性濇能阻欲通利者忌之惟脹墜將若
　作瀉不已佐補劑中少用則可否則首尾均忌
大黄○猛勇耗削氣血痘症大忌即有大實熱者萬不得
　已察定酌用否則即誤大事
黄連○大苦大寒痘症大忌实有实热而痘色紅紫者萬
　不得已少佐用四五分則不可孟浪
梔仁黄芩黄柏龍胆草○痘症非有实火不可妄用
石膏滑石連翹前胡天花粉射干青葙子芒硝苦参胡黄
連等藥○皆大苦大寒之物非有实火痘症大忌
瓜蔞仁○闭結偏氣滑腸凡痘症虚痰虚火及中氣不足
　而為喘促脹滿大便不实者皆大忌之
附片干薑肉桂天雄吴萸○性皆大熱凡痘瘡煩热而根
　窠紅紫者便結毒盛者雖小兒素係虚寒不可妄用
桑虫○本草並無此物今醫多用發痘以毒攻毒大為不
　通害人不浅最為切齒須大忌之
蒼朮草果梹榔蘿子枳实蓽蘆子青皮青木香等物○皆
　能破氣耗氣痘症大忌之藥萬不可用
　　以上摘出痘症之葯忌用者五十四味非謂萬全
　不可用但痘瘡之變態易於反掌用藥慎之在毫
　釐每用到此等之物必須酌而用之方可再用

至内中有謂大忌者實為痘症中斷不可用再
近時專業痘科者多自製丸散或紅色綠色青
色皆自矜為不傳秘方最為可恨余每見此等
　昧良輩而誤事不少萬勿任其妄投戒之慎之

【四】猪苓○味微苦甘氣平陽中陰善降滲利入膀胱腎經通淋
　消水腫除湿利小便治寒湿脚氣白濁孕婦子淋胎腫
【四】枳壳○即枳实之遲收而大者較之枳实其氣畧散性亦稍緩
　功與枳实大類但枳实性重多主下行削堅而此之氣輕
　故多主上行破氣通利関節亦能健脾開胃平肺氣止嘔
　逆反胃霍乱咳嗽消食化痰逐水行滞可速胎安胎因力
　稍緩故可用之須者亦須少用必用麵炒
【四】枳实○味苦微酸微寒氣味俱厚陰中微陽其性沉急於只壳
　消積破堅佐大黄用之有推墻倒壁之功凡有大滞大热
　必須酌用氣虚体弱者勿用孕婦忌之
【四】砂仁○味辛微苦氣温和脾行氣消食逐寒除霍乱止恶心消
　脹安胎氣祛腹痛止崩平逆欲其温煖須用炒研欲其納
　下用盐水炒並可消化銅鉄骨硬
【卄】烏梅○味酸澁性温平下氣除煩止渴安蛔治虚劳骨蒸反胃
　霍乱解酒毒斂肺癰止瀉痢便血尿血帯濁遺精夢泄殺
　虫伏蚘解虫魚馬汗硫黄毒和紫煎湯解傷寒時氣瘴瘧

大能依汗取肉燒存性研末傳金瘡惡瘡能去腐肉努肉一夜立盡亦奇方也

卅 訶子。味苦酸澁氣溫性沉苦重酸輕降也能消宿食膨脹止嘔吐霍乱定喘止咳嗽破結氣安痢止腸風便血降痰開滞女人崩中胎漏帶濁乱經若火痢而肛門急痛及產婦陰門痛者和蠟燒烟薰之或煎水薰洗亦可若痰咳而咽喉不利宜含數枚嚥津殊效声音稍嘶瘖者泡湯服之即亮倘上焦元氣不足者忌之

卅一 龍骨。味甘平性澁入肝腎能安神志定魂魄鎮驚逐邪辟夜夢鬼交止吐血衄血遺精夢泄收虛汗止瀉痢縮小便禁腸風下血尿血脫肛女子崩帶漏胎小兒風熱驚癇亦治腸癰臟毒內疽陰蝕斂膿斂瘡生肌長肉製用酒煮焙乾研末

卅二 白礬。味酸澁性涼有小毒所用有四其味酸苦可以湧泄故能吐下痰涎治癲癇黃疸其性收澁可固脫滑故能治崩帶下血脫肛陰挺斂瘡止血燒枯用之能止牙縫出血辟狐腋氣收陰脚汗其性燥可治溼邪故能止瀉痢痰飲浮腫湯洗爛弦風眼其性毒大能解毒定痛故能療癰疽疔腫息肉鼻癰惡瘡疥癬去腐生新及治虎犬蛇虫蠱毒

卅三 黃柏。味苦氣寒善降三焦之火其性多沉專入肝腎除伏火骨蒸去腸風熱熱利下血清胃府实熱去火甚速丹溪言此可以補腎強陰豈以沉寒苦劣之性而能滋水補陰乎當局者慎勿認為補藥非有火熱內火实症不宜妄用誤之大火苦傷胃更加大寒大寒傷脾脾胃兩傷誤人多多矣

卅四 前胡。味苦氣寒降也陰中微陽治傷寒熱頭疼去火痰結滞痞滿嘔咳佐表劑中用此稍輕於柴胡也解小兒疳熱凡大人小兒傷風咳嗽佐用七八分於参芪內更效

卅五 瓜蔞仁。味甘氣寒氣味與孚性降而潤能降实熱痰涎開鬱結氣閉消渴定喘但性悍劣善動惡心氣虛者勿用

卅六 天花粉。即瓜蔞根味性寒氣味頗輕有升有降陰中有陽最凉心肺善解熱渴大降膈上熱痰消乳癰瘰毒瘡痛排膿生肌長肉除跌撲瘀血通熱結癸水解酒毒以利小腸

卅七 射干。味苦性寒有毒陰也降也治咳逆上氣除胸腹邪熱平肝消積降实火消瘀血通經酒磨可消腫毒虛弱者勿用

卅八 青葙子。即野雞冠子也苦味性寒能消肝火血熱治赤眼退赤障消翳鎮肝明目去風溼惡瘡疥癩虛者慎用

卅九 苦參。味苦性寒沉也陰也入腎經之藥能祛積熱除伏熱狂邪止渴醒酒療惡瘡斑疹疥癩殺疳虫治熱利利小便脾胃虛寒者不宜用

四十 胡黃連。性味大苦大寒大似黃連非有大实熱之症不可妄

用能涼肝明目治骨蒸勞熱婦人胎熱搖須實症用之

〣〢 吳茱萸。味辛苦氣味俱厚升少降多有小毒性烈而熱能助陽健脾治胸膈停寒脹滿痞塞化滞消食寒濕霍乱惡心吞酸腹中畜冷絞痛殺虫逐邪及下焦肝腎旁光寒疝陰毒疼痛腸風痔漏水腫脚氣然性善降凡氣虛者當以甘補之藥制而用之並須用開水泡去苦汁以盡其烈性又肝氣疼痛甚以黃連五分泡水炒吳萸一錢連炒七次用開水吞下立止愈

〣〣 蒼朮。味苦辛性燥可升可降陽也以其温散燥濕故能發汗寬中承山嵐瘴氣寒濕諸瘡然其性多耗真氣凡陰虛而多汗者以及用心勞碌之人此物断不宜用且近時並無茅山真朮余於煎剤内毫不用此多於薰洗方内用之

〣〤 草果。又名草豆蔻味辛性熱陽而浮也入脾胃兩經能破氣除寒逐疫虛弱者不可用能損人真氣惟解魚肉毒甚效

〣〥 檳榔。味辛澁微苦微甘氣微温降中有升陰中陽也能消宿食解酒毒治腹脹積聚心腹疼痛通関節利九竅除脚氣壅痛凡用此物必得兼以平補搃屬消導之藥如中氣不足而下陷者乃非所宜

〣〦 紫蘇。味辛氣温味香寬能解肌發汗祛風寒甚捷除脚氣止霍乱寒嘔安胎温中解魚蟹毒虛弱者慎用防其大汗并治蛇犬咬傷搗爛敷串虛處甚效

梗。能順氣散寒凡体虛者可用其性緩也

子。性潤善降潤大腸消痰喘除五膈滞氣氣虛者忌用

〣〧 葶藶子。大苦大寒沉也陰也氣味俱厚有毒善逐水氣與大黃同性極急利凡淡氣虛者不可妄用悞服令人驟脫

〣〨 黃精。一名救窮草味甘微辛性温能補中益氣安五臟治五勞七傷助筋骨益脾胃潤心肺填精髓久服延年

〣〩 肉蓯蓉。味甘鹹微辛酸氣温性重而滑陰也降也能助相火補精興陽益子嗣治女人血虛不孕煖腰膝堅筋骨可除茎中寒熱澁痛凡脾虛而多溏瀉及遺精者勿用如大便閉結不能受攻者洗淡用三四錢於滋陰剤中即通

〤十 丹参。味微苦微甘微澁性微涼無毒能養血活血生新血行宿血更能安生胎又可落死胎止血崩帯下調經脉不匀此心脾肝腎血分之藥所以能養陰定志益氣解煩并治眼疼脚痺利関節及一切瘡毒排膿止痛長肉生肌

〤〡 遠志。味微苦微辛氣温陽也升也製以甘草湯浸炒入心腎可鎮心止驚壮陽益精但可佐用五七分不可多用凡神氣上虛者宜之倘痰火上実者不可用

〤〢 巴戟天。味甘微温陰中陽也並腎氣安心神助精強陰治陰痿不起腰膝疼痛夜夢鬼交遺精溺瀉并治小腹陰中相

引疼痛製宜酒浸去心微炒

天麻○一名定風草一名赤箭味辛平陰中有陽治風虛眩暈頭旋四肢拘攣小兒風癇驚氣但性懦力緩佐以他藥始能見功

茅根○即白茅草味甘涼性純美能補中益氣此良藥也善理血病凡一切血症及婦人天癸不調崩中漏下且通五淋除客熱止煩渴解暑解酒腎筋骨化熱痰白茅者佳小兒常服可免痘疾

淫羊藿○味甘氣辛性溫入心腎三焦命門之藥治陽虛陽痿莖中作痛並如若強壯志堅筋骨痿下部者凡男子婦人難於子嗣者皆可以用淫羊藿宜用羊脂油同用砂鍋炒透候油盡為度取兒用之甚妙

貝母○味苦氣平微寒氣味俱輕善解肝經鬱愁亦散心中逆氣潤肺化熱痰及乳癰流結核並止渴除煩○或又如半夏貝母俱治痰嗽但半夏用其溫々化寒痰貝母用其涼涼化熱痰半夏散寒貝母清熱半夏主燥貝母主潤陰陽大有不同寒熱亦自有別俗有以貝代夏者貝謬固甚更有貝夏同用者尤為不通

土貝母○反烏頭味苦大性寒陰也入肺胃三焦降也肝經之藥較之川貝母之功更能清降治肺癰咳喘降痰吐血衄血止痛消脹便血溺血解熱及一切溫熱毒瘡瘧者慎之

細辛○味大辛溫氣味俱厚升也陽也有小毒善祛陰分之寒々邪除陰經之頭痛開閉通竅非沉寒閉結不可妄用即用之亦在四五分為度萬不可多能散真氣凡虛弱之男女老少即有偶爾寒邪不可濫用慎之

獨活○味微苦氣辛微溫升也陽也能散寒々定痛解肌表寒邪利周身項脊疼痛並達頭頂風寒之疼當知此藥非柔懦之物能撥亂反正若正氣虛者斷不可用

延胡索○味苦微辛氣微溫入肝脾二經善行滯氣破滯血此血中氣藥能通經破癥亦善落胎及產後逆血上衝俱宜以酒煮服或用酒磨服亦可然性惟破氣逆血必真有血逆氣者滯方可用若產後血虛或經血枯少不利氣虛作痛者大非所宜

101 秦艽○味苦性沉寒沉中有浮入手足陽明清火藥也治風寒濕痺療周身風濕拘攣手足不遂解瘟疫熱毒除牙疼口瘡腸風下血及虛勞骨蒸潮熱煩渴並治婦人胎熱小兒痘熱瘦弱等症倘胃弱胃寒者慎用之

101 地榆○味苦微寒性寒而降止吐血衄血腸風血痢及婦人崩漏下血月經不止帶濁痔漏產後陰氣散失亦斂盜汗止瘡毒疼痛凡血熱者當用若虛寒者忌之作膏可貼金瘡搗汁可塗虎犬蛇傷毒飲之亦可

一〇三 知母〇味苦寒性降沉中有浮、、則入心肺沉則入肝胆腎也在上能清肺止渴却頭痛潤心肺喘咳吐血衄血去喉中腥臭在中能退胃火在下能利小便潤大腸去膀胱肝腎濕熱腰脚腫痛並勞瘵內熱退火解熱淋崩帶搃之此物係寒沉之性本無生氣用以瀉火則可用以補陰則不可且易于敗胃凡泄虛弱者無論老幼用當慎之

一〇四 三七〇味甘氣溫血分之藥善止血散血定跌撲杖瘡血出不止者嚼爛塗之或爲末摻之其血即止亦治吐血衄血下血、痢崩漏經水不止產後惡血不下俱宜自嚼以米湯送下二三錢若虎蛇入咬可服可敷

一〇五 牛膝〇味苦甘氣微涼性降而滑陰也惟膝有補陰益腎之功川膝有引藥下行之力通經破血行十二經凡氣虛下陷以及大便滑瀉並婦人有孕者忌用

一〇六 續斷〇川產者良其色灰黑尖瘦多芦形如雞脚皮断而皺者是也味苦而澁氣微涼能入血分調血脈消腫毒乳癰瘰瀝痔瘻金損跌傷斷筋骨血脈其味澁故能止吐血衄血崩淋漏胎便血尿血調血利縮小便止遺經帶濁同人參熟地淮藥用之其效尤速

一〇七 車前子〇味甘微鹹虛氣入膀胱肝經通尿管熱淋澁痛利水除濕性滑極善催生亦去心胸煩熱腎虛者勿用

一〇八 白蒺藜〇味苦微辛甘涼能破癥瘕積聚止遺溺遺精肺癰瘻翳膜目赤喉痺癬疥癜風痔瘰通身濕爛惡瘡乳巖帶下催生止煩凉血養血補陰入補劑炒熟去刺入凉劑連刺不炒白最良

沙苑蒺藜如芝麻大似腰子形固精腎止遺瀝尿血、縮小便除煩止渴去燥熱入補肝腎之劑最佳

一〇九 紅花〇味苦微辛微甘氣微凉陰中微陽能破血通瘀下死胎亦療血暈疽瘡血熱难出潤燥活血止痛通經均輕用

百十 紫苑〇味苦平微辛入肺降氣治咳嗽上氣痰喘惟肺實壅火邪刑肺而欬膿痰膿血者乃可用之若虛弱者大忌

一一一 甘菊花〇色黃者味甘如今杭菊能養血散風明目能退翳膜及遍身遊風味苦者性涼能解血中欝熱火眼流淚即藥室中所買者即是也〇又白菊花根搗汁和酒服治癃閉

一一二 益母草〇味微辛微寒性滑而利善調女人胎產諸症故號益母能滑生胎去死胎活血行血凉血故能治產难胎衣不下子死腹中及經水不調崩中漏下尿血瀉血疳血等症然為血熱血滯及胎產艱澁者宜之若虛寒者而兼滑陷者大非所宜不得以益母之名謂婦人所必用也蓋用其滑利之性則可求其補益之功則未也

子〇名茺蔚子功用畧同但子味微甘稍温能補血明目

113 瞿麥○味苦寒性滑降也利小便降溼火除五淋消眼目腫入血分血分葯也能通破血下胎凡下焦溼熱諸症皆用

114 茵陳○味苦微辛微寒能利溼逐熱凡溼黃症而周身黃腫〻者可用之以逐其實邪若陰黃虛症此非所宜又能解熱症時疫以及實熱痢症實火頭痛利小便散內熱

115 青蒿○味苦微辛性寒降中有散主治肝腎三焦血分內熱之病治骨蒸勞熱寒熱瘧疾伏熱暑症並能殺虫虛弱忌用

116 決明○味微苦微甘微凉力薄治肝熱風眼赤面多淚及肝火目昏裝入枕內能治頭風明目其功勝于黑豆

117 夏枯草○味苦微辛氣浮而升陰中陽也善解肝氣養肝血散結開鬱大治瘰癧鼠瘻乳癰癭氣頭瘡目疾更治目珠痛至夜則甚者神效○一男子目珠痛至夜則重用黃連點之更甚諸葯不效及用夏枯草二兩香附二兩甘草四錢為末每服一錢半用清茶調服下咽而疼者即減數服愈

118 蒼耳子○一名羊負來味苦微甘治頭風寒痛周身風溼四肢拘攣去風明目養血煖腰膝及瘰癧瘡疥鼻淵炒熱用

119 刘寄奴○味苦性溫破瘀生新通經下氣止心腹痛搗敷金瘡出血不止甚效甚速又治湯火傷為末摻之大效

120 萹蓄○味苦濇利小便除黃疸殺三虫去下部溼熱浸淫陰蝕瘡疥痔漏小兒蚘虫上攻心腹作痛有海上歌云心頭急痛不能當我有仙人海上方萹蓄醋煎通口噤管教時刻即安康

121 艾○味微苦氣辛生用微溫熟用微熱能通十二經絡尤為肝脾腎之葯善于溫中逐冷除溼行血中之氣〻中之滯凡婦人血氣寒滯者最宜用之能安胎止心腹痛治帯下血崩煖腰膝止吐血下痢疼溼痹瘧霍乱轉筋及一切冷氣鬼氣殺蚘虫並下部䘌瘡或生用搗汁或熟用煎湯或用炭百病或炒熱熨敷可通經絡或袋或包裹可溫臍膝表裏生熱俱有所宜

122 王不留行○一名金盞艮台味苦平性滑利乃陽明冲任血海葯也通血脈療婦人难產及經滞不調下乳汁利小便止心煩鼻衄及金瘡止血出竹木刺外敷內服亦能定痛

123 海金沙○此草出黔中七月收其全料晒干以杖擊之則細沙從莖葉中落味甘性寒血分藥也善利水解鬱熱及傷寒熱狂小便癃閉及熱淋血淋石淋膏濁莖中痛疼解一切熱毒

124 丹皮○味辛苦氣微凉氣味俱輕陰中陽也赤者行性多白者行性緩能和血凉血生血除煩熱鬱熱仍定神志或丸或散皆可用

125 破故紙○味苦辛氣大溫性燥而降固下元煖水臟治下元火䖏精滑能煖腎固精納氣定喘但氣辛而降凡氣虛氣短及

煩渴眩暈者當少用之即不得已用于丸中可也

[illegible] 香附〇味苦辛微甘氣温氣味俱厚陽中有陰血中氣藥也專入肝胆兼行諸經之氣欲行氣血之滯用童便炒欲其下行用醋炒或諸用酒炒能理氣痛開六鬱散寒邪利三焦及一切結滯脹滿腫痛脚氣吐血下血尿血婦人經脈不調崩帶及胎前産後氣逆諸病或此物諸謂婦人之要藥但味辛而動凡陰虛火燥而汗出動血者大非所宜此外凡癰疽瘰癧瘡瘍但氣滞不行者皆宜用之爲要藥

[illegible] 香薷〇味苦寒能升能降散暑熱〇霍乱中脘絞痛清肺熱降胃火除煩解滞凡氣虛而中寒者忌用

[illegible] 益智〇味辛温能調諸氣辟寒氣治寒犯胃煖胃和中氣去心腹氣滞疼痛理下焦虛寒温腎氣治遺精餘瀝夢洩赤白帶濁和悦心脾縮小便脾寒食少以及三焦命門陽衰氣弱者皆可用之

[illegible] 欝金〇味辛苦氣温善下氣破悪血止血吐衂血尿血及失癲狂蠱毒及婦人冷氣血積結聚心腹疼痛産後血氣冲心巫治耳内腫痛水調灌入耳内以頃傾出即愈

[illegible] 薑黄〇味苦氣辛性最熱善能下氣破瘀血除心腹氣結氣脹氣冷氣食結祛邪辟悪散風寒熱消癰腫通經絡去於氣如虛者慎用

[illegible] 澤蘭〇味微苦微辛清血和血胎前産後諸血不調皆用之

[illegible] 藁本〇味甘辛性温氣升也陽也除太陽頂巔頭痛大寒犯腦痛連齒及鼻面皮膚酒皻皯刺婦人陰中風邪瘴氣

[illegible] 蓽撥〇味辛大熱陽也浮也温中下氣入胃肝腎除胃冷陰寒及霍乱嘔逆冷痰心腹痛虛寒瀉痢偏風頭痛殺牙虫痛

[illegible] 良薑〇味辛熱純陽浮也治胃中逆冷嘔吐清水霍乱腹痛噎膈反胃瘴瘧瀉痢消食健脾子名紅豆蔻治暑用

[illegible] 三稜〇氣味苦平破積氣除瘀血逐痞塊通經墮胎及産後悪血閉結及跌撲於血宜醋炒入藥血虛者勿濫用

[illegible] 莪术〇味苦辛氣温有小毒三稜破血中之氣莪术破氣中之血走肝經通經破瘀血剛氣竣堅頑之不宜用

[illegible] 蛇床子〇味微苦氣辛性温入三焦命門温中煖腎和關縮小便益陽事煖子宮男婦陽衰氣及小兒驚癎均宜

[illegible] 天門冬〇味苦甘氣大寒沉也陰也除虛劳内熱上定熱喘下去熱淋降火保肺止嗽消痰退熱滋陰大潤血熱凡脾腎不足而溏泄者最忌虛寒假熱者亦忌

[illegible] 兎絲子〇味甘辛氣微温入肝脾腎三經補髓添精助陽固泄壮氣力安夢寐縮小便止夢遺帶濁餘瀝煖腰膝均妙

[illegible] 五味子〇皮甘肉酸性平而歛核仁味辛苦性温而煖俱兼鹹味故名五味入肺腎二經南産者治風寒咳嗽北産者療虛損劳傷整用者取其酸能生津止渇止瀉除煩療耗散之肺

金滌不足之腎水收斂虛火解除酒毒敲碎者取其味辛溫補元陽壯筋骨助命火止霍乱有外感者揔不宜用

金艮花○一名忍冬味平性微寒善于化毒故治癰疽瘡瘍癬疥腫毒楊梅風熱疔毒等症未成者能散毒已成者能潰毒俱宜連用凡洗藥煎藥均宜

茜草○一名過山龍味苦甘氣微寒陰中微陽血中要葯能行滯血能動血治勞傷吐衄時來除虛熱漏崩不止者亦通經滯又療乳癰散跌撲血凝聚解蠱毒敗血爛肝肺凡諸血熱血於皆炒若脾虛不能攝血及脾寒作瀉者忌用

土茯苓○名仙遺粮味甘淡性平健脾胃強筋骨去風湿利関節分水止瀉治拘攣骨痛周身寒熱湿悪瘡尤解楊梅瘡毒及誤服輕粉留毒潰爛凡治用此須忌茶酒牛羊鷄鵞魚蝦一切發物

史君子○味甘氣溫有小毒善殺虫大人小兒有虫病者于每上旬空心服数枚次日虫皆死而出也或云七生七煨食亦良或云一歲食一枚食後忌飲熱茶犯之即作瀉凡小兒食此亦不宜多以其性滑多則傷脾凡殺虫葯多苦辛惟史君子榧子甘而殺亦異也但史君子專以殺蚘虫榧子專殺寸白虫耳

防己○味苦辛性寒陰也去湿熱水腫利大小便解諸經熱壅腫痛湿熱脚氣通九竅熱閉通膀胱肝腎湿熱腎虛者忌用

萆薢○味甘淡氣溫能溫腎去濕理陰痿陰寒失溺白溺莖中作痛周身風湿四肢不用又能分清性味純煖宜入補劑

釣藤○味微甘微苦性微寒能清心包之火肝胆之風凡大人小兒驚癇眩暈斑疹天釣頭旋煩熱等症能靜風息火也

馬兜鈴○味苦辛性寒降肺火肺氣熱欬嗽而肺經實火者可除又誤食毒物以一兩煎湯吐之氣虛者可用

青木香即此物根也又名土木香大寒有毒不可妄用

白附子○味苦辛大溫有小毒引葯上行治諸風並小兒驚風痰搐及陰下湿癢風湿諸病凡欲入葯炮而用之

半夏○味大辛微苦氣溫可升可降陽中陰也有毒氣質滑潤其性燥湿入脾胃胆經生嚼可毒人凡藥舖之法製者再用姜汁煮一次入煎劑內更佳化肺經寒痰開閭健脾止欬除嘔及反胃霍乱氣結痰核風閉喉瘖遺精帶濁消癰疽腫毒殺蜈蚣蜂虫各毒性能墮胎孕婦玄忌倘胃不和而嘔吐者多用姜汁炒但用無妨若陰虛煩渴及失血者忌用

南星○味苦辛氣溫可升可降陰中陽也性烈毒姜製汁用治脾肺寒痰下氣攻堅亦能墮胎凡虛弱者不可妄用者胆星○即用牛胆九製者治小兒急驚实症虛者忌之

石斛○此葯有二種力皆微薄圓細而肉實者味甘淡其力尤

薄惟鬆形如釵股者頗有苦味除脾胃之火去鐕雜善飢及
營中蘊熱皮膚拂熱養陰除煩清肺止渴色黑者勿用
〡〥〣石菖蒲○味苦辛性溫散風寒欬逆止心腹痛疼霍乱轉筋開
心氣胃氣行滯氣通九竅益心智明耳目去頭風淚下出声
音煖丈夫水臟婦人血海禁止小便辟邪逐鬼殺虫散毒凡
入調之劑不宜重用以其辛散而用心者輕用
〡〥〤蒲黃○味微甘性微寒解心腹膀胱煩熱疼痛利小便善止血
凉血活血消于治尿血吐血衂通經止崩帶漏胎下或乳汁
止洩精凡用此欲利者宜生用欲固者炒熱用
〡〥〥海藻○與海帶昆布二味之性同用其味苦鹹性微寒陰也降
〡〥〦海蘂○與海帯昆布二味之性同用其味若鹹性微寒陰也降
也善降氣清熱利小便逐水氣治腹中上下雷鳴瘰癧偏墜
疝氣疼痛消奔豚水氣浮腫及百邪鬼魅熱毒
〡〥〧骨碎補○味微苦性溫平肝腎葯也能活血止血補折傷治骨
中風熱疼痛及利後下虛或遠行或房勞或外感風濕以
致兩足痿弱疼痛俱宜以補陰之葯佐用或炒熱所未用
猪腰夾煨空心食之能治耳鳴及腎虛久利牙疼等症
〡〥〨竹瀝○味甘性微凉陰也降也治暴中風痰失音不語胸中煩
熱止泗消渴及痰在四肢皮裏膜外者非此不達不行
〡〥〩淡竹葉○味甘淡氣平微凉氣味俱輕清上氣欬逆喘促消痰

涎解熱退虛熱煩燥不眠及壯熱頭痛止吐血專凉心火
亦清脾氣利小便止渴生津小兒風熱驚癇
〡〦〇竹茹○味甘微凉治噎痰嗽血吐血衂血尿血胃熱嘔噎膈
婦人血熱崩淋胎動及小兒風熱癲癇小便熱澁
〡〦〡天竹黃○味甘性凉降也善開風痰降熱治中風失音痰滞胸膈
清心火鎮心氣踈肝明目小兒風痰急驚
〡〦〢白檀香○味辛溫能散風熱辟穢惡氣煎服之散冷氣亦止心腹
疼痛定霍乱和胃止嘔開噎膈進飲食
〡〦〣沉香○味辛氣溫陽也可升可降其性堅故能抑陰助陽扶
脾補相火其氣辛故能通天徹地條達清氣除轉筋霍乱
和噤口瀉利止翻胃定喘急並心腹脹滿疼痛破癥瘕癖瘵
寒痰和脾胃逐鬼疰惡氣及風濕骨節麻痺皮膚瘙癢
〡〦〤烏藥○味辛溫善行諸氣入脾胃肝腎三焦膀光諸經除一
切冷氣止心腹疼痛喘急霍乱喘急行宿食止瀉利除天
行疫瘴並膀光疝氣脚氣攻冲心腹及婦人血氣逆氣
〡〦〥枸杞○味甘微辛氣溫可升可降味重而純故能補陰中有
陽故能補氣所以滋陰而不致陰衰助陽而能使陽旺用
以助熟地之力最妙若真陰虛損而臍腹疼者多用神效
〡〦〦地骨皮○即枸杞根也南者味輕微有甘辛北者大苦劣入
藥惟南者為佳其味辛寒入血分肝腎三焦胆經退陰虛

血熱骨蒸有汗止吐血衄血伏火凡不因風寒而热者任精髓陰
分者最宜此物凉而不發可理虛勞如假热者勿用

四 棗仁○味微甘氣平專入心經安神養血益肝補中收斂魂魄
凡多眠者生用不眠者炒用寧心志止虛汗有外感勿用

四 杜仲○味甘辛淡氣溫平其功入腎能壯腎添精凡腰足疼
主效並煖子宮又能安胎若內熱火盛者後用均姜汁炒

四 山茱萸○味酸澁主收斂氣平微溫陰中陽也入肝腎二經固
陰補精煖腰膝壯陰氣澁帶濁節小便益髓興陽調經收
血若脾胃大弱而畏酸者勿用均宜炒黑

四 莪朮○味微甘辛性溫可升可降血分藥也輕用和血活血
重用別行血破血產後於血服悶勢危者以莪朮五錢以
水煮濃汁服之亦消癰腫死血排膿止痛及跌撲於血

四 川椒○味辛性熱有小毒木純陽之物其性下行陽中陰也
主溫中下氣開通腠理散肌表寒邪陰藏府冷痛去胸腹
留飲停痰宿食解鬱溫胃止嘔逐寒煖腰膝收陰汗縮小
便溫命门止瀉利遺精腹肚殺虫和血脈去目翳出汗用

四 胡椒○味辛大熱純陽走氣分溫中下氣煖腸胃消宿食辟
臭惡陰寒痰吐寒水止反胃嘔吐霍乱虛寒脹滿心腹疼
痛去冷積陰毒壯腎氣治大腸寒滑冷利殺一切陰凝之
毒及外感寒邪小兒虛寒慢驚均可佐用內有伏熱勿用

四 金櫻子○味澁性平生者色青酸澁熟者色黃甘澁當用其將
熟而微酸甘澁者為佳治脫肛補中益氣遺精崩漏淋帶
止吐血衄血衂血生津安魂收虛汗斂虛火益精髓壯筋骨養
血定喘怔忡驚悸止脾瀉禁小便此固陰養陰之佳品也

四 柏子仁○味甘平性微凉潤心肺养肝脾滋腎安神益志定驚
悸怔忡益血止汗潤大腸利虛秘治小兒驚癇性滑慎用

四 蔓荊子○味苦辛氣清性溫升也陽也主散風邪諸風頭痛
沉昏悶搜肝風止目睛內痛流淚通関利竅堅齒明目

四 五加皮○味辛性溫除風溫行血脈壯筋骨明自治骨節四肢
拘攣兩腳痺痛風弱五緩陰痿囊溼止氣腹痛小便遺瀝
女人陰痒凡浸藥酒大能益人即煎劑內佐用亦效

四 川楝子○味苦性寒小毒治傷寒瘟疫煩熱狂躁利小便瀉
肝火小腸旁光湿熱諸痛殺虫消痔○苦楝根治諸瘡毒

四 女貞子○味苦性凉陰也降也能養氣平陰火解煩熱骨蒸止
虛汗消渴及淋濁崩漏便血尿血清肝火明目止淚

四 桑白皮○味甘微苦氣寒味俱薄升中有降也陽中有陰也
止欬唾血瀉肺火除熱痰治小兒驚痛氣虛者勿用

四 郁李仁○味苦辛性潤而降陰中有陽下氣消食利水消並面
目四肢大腹水氣浮腫開腸中結氣滞氣関格燥澁大便
不通破血積食癖凡婦人小兒实熱結燥者皆可用

〔四十〕辛夷仁○即迎春花氣辛溫入肺胃二經解寒熱憎寒散風熱利九竅除頭風腦痛面腫瘙痒齒疼苦治鼻淵鼻瘡及痘後鼻瘡以此為末入麝香少許以葱白蘸藥点入甚妙

〔四一〕密蒙花○味甘平微寒水肝經專理目疾及小兒痘瘡痔氣攻目並雲翳遮睛制用宜蜜酒拌蒸三次乾用

〔四二〕桑寄生○味苦性涼主治女子血熱崩中胎漏用血安胎及産後血熱諸症小兒熱毒瘡疽去風熱濕痺腰膝疼痛

〔四三〕乳香○味苦辛性溫微熱辟邪惡諸氣通血脉止大腸大血利疼痛及婦人氣逆血滯心腹作痛消癰瘟諸毒托裏護心活血定痛舒筋入膏藥內止痛生肌

〔四四〕没藥○味苦氣能破血散血消腫止痛及墮胎産後氣血作痛並一切瘡瘍疼痛者或用研爛熱酒調服即愈

〔四五〕水片○味微甘大辛散用者甘涼如冰性本非熱氣雄力銳能散氣散血散火散滯通竅辟惡除邪凡用此者宜少而暫多則走散真氣大能損人若用熱酒化服即能殺人此物提在瘡瘍凡散膏丹內用之萬不可佐以煎藥內也

〔四六〕麥芽○味甘微鹹氣溫善於化食亦善催生落胎白者尤化乳積凡脾胃弱者不可多用孕婦忌之

〔四七〕神麯○味甘氣平炒黃入藥煖胃健脾消食下氣化滯逐痰每凡大人小兒中氣虛者以用若須高建麯竟可墮胎慎之

〔四八〕苡仁○味甘淡氣微涼降而滲故能去濕利水通関節除脚氣治欬嗽利腸開胃化痰清熱止渴水腫熱淋皆宜

〔四九〕綠豆○味甘性涼能清火清痰解煩止渴去胃火吐逆止吐衄尿血虛熱淋濁解一切犬毒又能化陰中虛火利水明目

〔五十〕麻仁○味甘平性滑利潤肺利腸通乳催生凡病多燥滯宜之若下元不固而多溏瀉及滑精者皆為忌用

〔五一〕芡實○味甘氣平能健脾养陰固精補腎遺漏崩帶強志益神凡小兒丸散滋補之方皆宜和米粉作糕尤妙

〔五二〕杏仁○味苦辛微甘降中有升入肺胃大腸潤肺散風寒咳嗽上氣喘急消痰除驚去皮尖用凡元氣虛者慎之

〔五三〕桃仁○味苦辛微氣平陰中有陽去皮尖用善去於血血閉血結血燥通血破血殺蟲凡血枯經閉而虛者不可妄用

〔五四〕木瓜○味酸氣溫能走筋固脫入脾肺肝腎凡腰膝無力脚氣癱瘓必宜用之並能斂肺止利止渴除煩

〔五五〕青皮○味苦辛微酸味厚沉也平肝去滯削堅解鬱寬胸消積凡老幼虛弱者忌之

〔五六〕大復皮○味辛氣微溫能下一切逆氣滯氣攻衝心腹大腸止霍乱逐水腫脚氣及胎氣惡阻須酒洗炒用去其毒

〔五七〕大茴香○味辛氣溫入心腎煖命门逐旁光寒滯疝氣寒溫脚氣和中止嘔然胃氣弱者少用

〩〨 小茴香○味畧輕治亦向前但大茴性更煖此則稍温耳

〩〩 白芥子○味辛氣温開滯消痰寬中除脹善調五臟而亦不甚耗氣但入煎利内宜在衆葯之後煎之久則全無功力

〡〇〇 蘿蔔子○味大辛氣温味但厚降也破氣消痰除脹利大便小便有推墻倒壁之功胃有氣食停滯致成膨脹非此不除若素係虛弱而中氣不足者不可妄用慎之

〡〇〡 葱○味辛性温善散風寒通relic節開腠理行滯止痛利大便小便通乳消癰開竅發汗搗爛敷猘犬傷及蚯蚓毒即愈

〡〇〢 蒜○味辛性温有小毒能化諸毒温胃行滯消魚肉面之毒諸積辟肥臟化寒氣凡瘡瘡葱蒜大忌

〡〇〣 韭菜○味辛甘微澁微温躰中和胃壯腎氣煖腰膝若治於血作痛或中飲食藥毒以及暴見吐血衂血尿血並打撲瘀血或婦人徑滯血逆上冲並被狂犬蛇蟲惡毒凡此等勢在垂危者俱宜搗生韭汁服之或從吐出或從内消均可見愈若産婦血暈煎湯薰之並可洗痔瘡脱肛

〡〇〤 百合○味微甘淡平能潤肺止欬補氣血寧魄安神兼亦治癰疽亦觧蠱毒凡虛咳嗽用之最宜

〡〇〥 蒲公英○即黃花地丁味微苦氣平莖一花是菜有極者非入肺胃三焦肝胆諸徑同金銀花煎汁少加酒服能潰堅消腫散结核瘰癧最佳尤治婦人乳癰以渣敷之立消

〡〇〦 金箔○味辛平性寒生者有毒氣沉質重降也陰也能鎮心神降邪火墜痰涎吐血衂血及小児急驚痰滞心竅安魂定志凡邪盛於上宜降宜清者皆宜若陽虛氣陥者忌之每用或五片七片為度連紙撚成團入煎藥内佐之

〡〇〧 黄丹○味辛微鹹微澁性重而收大能燥濕鎮心安神墜痰降火治霍乱吐逆欬嗽吐血鎮驚除熱下氣止瘧止痢禁小便觧諸毒金瘡火瘡爛濕諸瘡血溢止痛生肌長肉拔陰汗觧狐臭去翳障明目

〡〇〨 石脂○味甘澁性温平脂有五色凡入藥惟赤白二種白入氣分赤入血分益氣調中收温固下止吐血衂血遺精崩帯腸風血痢固大腸脱肛痔漏陰瘡之類並治胞衣不出

〡〇〩 蓬砂○味鹹甘陰也降也消痰涎觧喉痺除上焦濕热退眼目腫痛翳障口齒諸病骨硬惡瘡或丸或散或含嚥俱宜

〡〸 密陀僧○味鹹平有小毒能鎮心神消痰涎止血殺虫諸瘡腫毒鼻皰汗班收陰汗脚氣

〡〸〡 青礞石○味微甘鹹其性下行降也陰也入肝脾之藥消宿食癥積化頑痰堅積今人知滚痰丸為神物除不知礞石治实痰而强而有力者宜之若治虛弱虛痰則百無一生

〡〸〢 朴硝○味苦鹹辛氣寒陰也降也有毒其性峻速鹹能軟堅推逐陳積化金石藥毒去六府壅滞脹急通大小便破於血功

痞治傷寒实熱閉脹熱狂消癰腫排膿凡屬男女各経実
症悉可瀉除惟孕婦大忌而虚弱者亦大忌最當慎之

〔三四〕元明粉○味辛微甘性冷陰也沉也降心火祛胃府实熱痰火
平傷寒瘟疫大熱症亦消癰腫稍淡虚證不可妄用

〔三五〕代赭石○味微甘性凉而降血分薬也不氣降痰火清除胸腹
邪毒殺鬼物精氣止反胃吐血血痺血利衄血血中邪赤
大人小兒驚癇狂熱入臟腸風痔漏脱精遺尿及婦人赤
白帶下難産胞衣不出月経不止俱可為散調服亦治金
瘡生肌長肉

〔三六〕雞血○味鹹性平解丹毒蠱毒虫毒鹽滷毒小兒驚風便结亦
能下乳俱宜以熱酒沖服若馬咬人傷宜以熱酒浸之
雞冠血○治白癜風經絡風善發痘瘡俱滴入药内若治
縊死欲绝及小兒卒驚客忤即以卒灌之若口喎不正熱
血塗顋頰若蜈蚣蜘蛛馬蚿等毒即塗患處若百虫入耳
即用熱血滴之

〔三七〕鴨血○味鹹微凉善解諸毒凡中金銀丹石砒霜鹽滷毒者俱
宜服此解之溺水死者灌之而活蚯蚓咬傷塗之即愈

〔三八〕虎骨○味微辛氣平治百邪氣殺鬼精心腹諸痛止驚悸壮
筋骨并肢体毒風拘攣走注痛疼辟傷寒温瘧及恶瘡鼠
瘻犬咬諸毒虎骨作枕辟恶夢魅魘置戸上辟鬼崇虎之
全身筋即氣力皆出前足故以脛骨為勝入薬酒最佳

〔三九〕象牙○味甘氣凉能清心腎之火治驚悸風狂骨蒸熱痰鬼精
邪氣癰毒諸瘡俱宜生屑入薬煮服若諸物鯁利喉中磨
水飲之若竹木入肌肉宜刮牙屑和水敷之即出

〔四〇〕鹿角膠○味甘鹹氣温大補虚弱益氣血填精髓壮筋骨肌
肉治吐血尿血尿精及婦人崩淋赤白帶濁血虚無子止
痛安胎善助陰中之陽為補陰要药○鹿角霜性畧淺同

〔四一〕羚羊角○味鹹性寒善入肝胆清肝定風行血氣辟鬼邪安
魂魄定驚狂祛魘寐療傷寒邪熱一切邪毒及卒死昏不
知人并婦人子癇強痉小兒驚悸煩悶痰火不清俱宜為
末蜜水调服或燒脆研末酒調服之或配入薬内煎服若
治腫毒恶瘡磨水塗患處

〔四二〕牛黃○味苦辛性凉氣平有小毒忌常山同用入心肺肝經清
心經实熱化熱痰通関竅治小兒实熱急驚風並实熱中風
不語火痰壅結時行大熱瘟疫及痘瘡内熱紫色狂躁亦
能墮胎此係大熱实症之药倘虚症妄用忌大誤事矣

〔四三〕阿膠○味甘微辛氣温氣味頗厚陽中有陰製用蛤粉炒
珠入肺肝腎三経扶劳傷益中氣化痰清肺養血定喘止
吐血衄血便血尿血漏胎安胎崩帯淋濁經水不調陰虚
發熱咳嗽滋腎陰实腠理止虚汗及腸風下血痔漏並枕

疱疽膿毒及麻痘後滋補以及一切滋陰之丸散内均宜
惟取其光润鬆脆氣清者佳若堅鞭臭劣者勿用

〔十三〕射香○味苦辛性温開関竅通經絡透肌骨觧酒毒吐風痰消積聚癥瘕痞塊除心腹暴痛脹急殺鬼物邪氣及婦人難産九善堕胎凡一切瘡毒骨丹丸散内皆可佐用惟孕婦忌之又頂高香串内必有此物當知孕婦不可佩帶即可堕胎欲辨真假但置些須於大炭上有油滚出而成焦黑炭者肉類也此即香之本体真者若燃火而化白灰者木数也是即假攙

〔十四〕海螵蛸○即烏賊臭骨味鹹性微温善入肝腎專治血症婦人血枯經闭血崩血淋吐血下血血癥氣瘕赤白帶濁臍腹疼痛陰蝕瘡腫痰瘧癭氣丈夫陰中腫痛益精固精令人有子小兒下痢膿血亦殺諸虫尤治眼中熱淚磨翳去障宜研末和蜜点之又以此研末可治痘瘡臭爛膿湿而不痂等瘡以末傅之又跌打出血並湯火諸瘡以此燒灰存性用熱酒調服又婦人陰戶嫁痛此研末同鷄蛋黄搗濃塗之又小兒重舌鵞口研末同蒲黄末傅之又舌腫出血如泉亦同蒲黄末傅之又鼻血不止研末同槐花末吹入又停耳耳聾同射香少許吹入此物治症雖多惟治婦人血枯經闭最為大数以其補血益精也

〔十五〕牡蠣○味微鹹澁氣平能固歛軟堅觧傷寒温瘧寒熱往來消於血化老痰積塊赤白利下澁腸止便止滑精帶下及崩淋遺濁治小兒風痰虚汗同熱地能固精並遺尿同麻黄根能歛陰汗同杜仲能止盗汗同白术燥脾利湿同大黄善消癰腫同柴胡治脇下鞭痛同天花粉善以消上焦癭瘤瘰癧結核

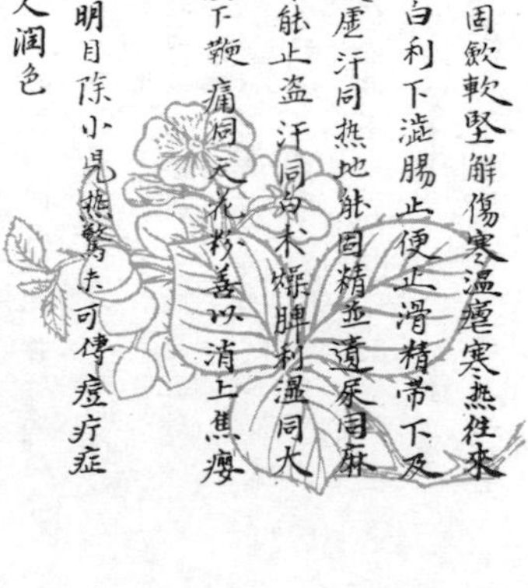

〔十六〕真珠○味微甘微鹹能鎮心明目除小兒搐驚去可傅痘疔症痘毒塗而可除默班令人润色

〔十七〕龜板○味微甘微鹹性微寒陰也治痰破癥堅傷寒劳役骨中寒熱補陰清火去於止血利産催生並臁瘡脫肚

〔十八〕蟾酥○味辛麻性熱有生治発背疱疽疔腫一切悪毒若治風虫牙痛及齒縫出血絲撚蘸少許点齒縫按之即可止

〔十九〕鱉甲○味鹹氣平此肝脾腎血分藥消癥瘕堅積療温瘧除骨節间血虚劳熱婦人血癥漏下五色經脉不通治産难能堕胎及産後寒熱陰脫小兒驚癇班痘煩喘消瘡腫去瘀斂潰然須取活者去肉炙燥者方可用

〔二十〕五靈脂○味苦氣辛善走肝經大能行血行氣遂於止痛男女有血中氣逆而脇刺痛或女人經闭産後血佈或男子疝氣腸風血痢冷氣悪氣心腹諸痛身体脇肋筋骨疼痛其效甚捷若女人血崩經水過多赤帶不止宜半炒半生

酒調服之但此物氣味俱厚善逐有餘之滯若血氣不退者服之大損元氣亦即動吐最宜知之制用之法當用酒丸去砂石　晒乾入藥

回全蠍○味甘辛有毒肝經藥也治中風諸風癇風痰口眼喎斜半身不遂語言蹇澁小兒風痰急驚若氣血虛者慎之

回文蛤○即五倍子無味酸澁性微凉能斂能降肺火化痰涎生津液解酒毒治心腹疼痛夢洩遺精止欬嗽嘔血失血腸風臟毒滑瀉久痢痔瘻下血不止婦人崩帶淋濁子腸不收小兒夜啼脫肚俱可為散服之若煎湯用洗赤眼或濕爛波膚癬癩腸痔為末可傳全瘡生肌斂毒

回百藥煎○即五倍子釀造者味酸澁微甘與五倍子頗同但釀造而成其氣稍浮其味稍甘而純用以清痰解渴止欬及收斂耗散諸病並下焦滑洩各病尤佳作丸噙化皆宜

回童便○味鹹氣寒沉也陰也清諸血妄行退陰火咲躁於血血暈胞衣不下產後去於若便溏瀉胃弱作嘔者切勿妄用

回血餘○味微苦性温氣盛升也陰中陽也用此者務以無病潔淨乱髮先用皂角煎水洗淨油膩然後燒灰存性可止衄血去於血凡滋補血分藥內均屬相宜盖以髮之自陰而生自下而上血盛則髮盛最得陰陽之生氣以火炮黑大能壯腎其氣甚雄大能補肺此其陰中有陽靜中有動在陰可以培形体在陽可以益神志於補藥人參熟地之外當以此為亞也

回人中白○即秋石味鹹性微凉能降火清痰消瘀血止已血衄血退勞熱清肺胸膈煩熱燒研為末大治諸湿潰爛下之疳悪瘡口薰疽蝕腫痛湯火諸瘡及諸竅出血生肌長肉善解熱毒但胃弱者煎劑內不宜多用以五七分為度

回桑螵蛸○即螳螂育子房也粘著桑枝之上房長寸許大如拇指其內重重有隔每房有子是也味甘微鹹性平能益氣益精助陽生子療男子虛損陰痿夢遺疝瘕遺尿治女人血閉腰痛通五淋利水道炮熟空心食之止小便不禁

壽身小補家藏卷之七　終

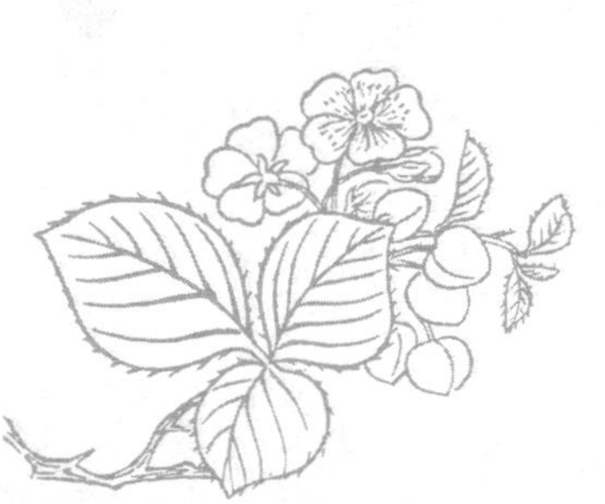

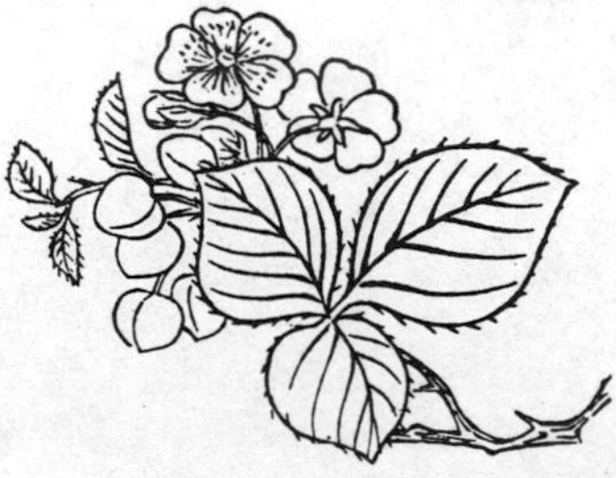

[一] 大補元煎 此回天贊化救本培元之第一方也。治男婦老小氣血大傷精神失守危劇等證隨證加減於見回春百發百中諸病復元後以及婦人分娩滿月後小兒痘痳痂落後均以此方調補極為神效

人參補氣。補陽以此為主如遼東參可用一錢或八分高麗參用二三錢炙紋黨則用一兩或八分

熟地補精。補陰以此為主少則用一兩多則二三兩均可　當歸二三錢。如泄泄者去之如溏泄者可用土炒透如心中慌者不用以其性辛能散動也　淮藥三五錢或七八錢炒黃

杜仲二錢薑汁炒　棗皮一錢炒焦　枸杞二三錢酒炒　炙甘草一錢

濃煎食遠溫服不拘劑數愈多愈妙。如元陽不足多寒者加熟附片二三錢肉桂一二錢研末另沖炮薑一二錢。如氣分偏虛者加炙耆三五錢。如血滯者加川芎二錢去棗皮。如滑泄者加北五味搗碎八分故紙三錢

[二] 壽脾煎 此地利調和承先啟後第二要方也。治男婦老小脾虛不能攝血等證凡憂思鬱怒積勞及被醫誤用攻代等藥犯損脾陰以致中氣虧陷神魂不安大便脫血不止或婦人無火崩淋等證若無嘔惡尤為危候速宜用此單救脾元使脾元充則統攝固而血自歸源此歸脾湯之變方其功莫測隨證加減於見大起色屢試屢驗

於术三四錢用陳壁土微炒。如無真者以藥鋪內所製焦白术每用荷葉包飯上蒸

淮山藥五七錢均　當歸二錢溏泄者用土炒透　炙草一錢　炒棗仁一錢半

遠志三五分製　蓮肉去心炒三四十粒

人參遼東者用一錢熬水兑入高麗參則用二三錢炙紋黨則用七八錢均可　隨時煎服

如血未止加烏梅二個凡畏酸者不可用或加地榆錢半亦可。滑脫不禁者加醋炒文蛤一錢下焦虛者不禁加鹿角霜二錢為末攪入藥中服之虛甚者加炙耆四五錢。氣陷而墜者加炒神麻五七分或白芷亦可。兼溏泄者加炒破固脂二錢。陽虛畏寒者加熟附片二三錢。血去過多陰虛氣餒心跳不安者加熟地一二兩更妙凡用熟地愈重好輕則凝滯矣

[三] 春和膏 治諸病後精神不元面容枯槁四肢無力男婦老幼大小皆宜

熟地十兩　炙玉竹五兩　淮藥四兩炒黃　全當歸三兩土炒黃

枸杞一兩酒炒　白蔻仁五錢　蓮肉四兩去心　南棗八兩去皮核另煮

濃煎二次去淨渣以汁用文火鍊成膏每早調化二兩

[四] 秋露飲 治肺虛火刑喉乾或痛大便乾燥不能投涼藥者以此方清潤之經驗極多大有功效

生苡米七錢　天門冬三錢　霜桑葉二錢　生地四錢酒炒

熟地或一兩或二兩均可　雲苓三錢　川牛膝錢半　米泔水煎

[五] 開心散 治心氣不足好忘極驗

人參二錢高麗參則用八錢　遠志二錢五分甘草水製　石菖蒲一兩炒

茯苓二兩

共研極細末食後每服一錢用米湯調服

[六] 八珍湯 治陰陽兩虛男婦老小以此調養極妙諸病後用補無不以此為主。或加十倍以蜜為丸每服五錢

熟地一兩　白芍錢半酒炒　人參七分炙黨用七錢

於术三錢。無真者以炒淮藥五錢代之　雲苓三錢　炙草錢半

五枚煎服

七 百選十補丸治陽虛小腸寒疝大有功效
熟附片　胡巴　木香　巴戟　川蓮肉　官桂　固脂
蓽澄茄　大茴香各一兩
共為細末以酒煮糯米粥和勻為丸如梧桐子大用硃砂為衣每次空心以酒下五十丸如不善飯者以酒少許兑入開水内亦可早晚兩次更妙

八 益营湯治思慮過度心血耗傷怔忡恍惚不寐等證男婦老幼皆宜
人參一錢。高麗參用二錢　白芍炒黃　棗仁炒　當歸
炙耆　栢子仁各一錢　茯苓三錢　真紫石英八分用酒淬
遠志　木香　甘草各三分　姜棗煎服每日二劑

又八 人參養营湯治脾肺俱虛惡寒發熱肢体困倦食少作瀉口乾心悸自汗等證
炙党參四錢　炙耆三錢　真於术二錢土炒　北五味七分　炙草一錢
桂心八分　陳皮一錢　熟地八錢　雲苓二錢　白芍一錢炒
遠志五錢　生姜　紅棗五枚煎服

九 金鎖丹治腎虛夢洩遺精閉鎖不固
胡巴一兩　大茴八錢　固脂一兩炒　龍骨一兩　木香五錢　核桃肉三十枚　羊腎二對切開用鹽擦入火上炙熟搗膏
共為末和二膏以酒侵蒸餅為丸如梧桐子大每服五七十丸空心鹽開水送下

又九 玉鎖丹治精氣虛滑遺洩不禁極效

煅龍骨一兩　蓮花蕊八錢　鷄頭子八錢　烏梅五錢去核
共為末用山藥煮熟去皮同搗為丸如小豆大每服用米湯空心下三四錢

十 勝金散治體虛感寒卒然心痛此方春冬相宜
桂枝一錢　元胡索二錢酒炒　五靈脂錢半　肉桂三錢末冲　當歸錢半
煎服不痛即止不宜多服

又十 萬全木通湯治小便难而黃男女老小皆宜惟孕婦忌用
木通二錢　赤苓二錢　車前葉錢半　滑石三四錢　均可用瞿麦錢半　食前煎服

又十一 干緡湯治脾虛寒痰喘不得卧人扶而坐一服即安
治半夏七粒　炙草一寸　皂角一寸　生姜一指大
煎七分不拘時服此方視無奇特大有嘉功屢試屢驗也

十二 倣三柴胡飲加味法體虛感寒者宜此。病後產婦感冒者亦宜
熟地八錢　廣皮錢半　北柴胡二錢　生防党參三錢
白芍錢半　法斗一錢　炙草一錢　生姜三片煎服、、避風取自然汗不可強逼出汗輕則一劑極重亦不過兩劑愈

十三 倣葛根湯加味法體實感寒者宜此。此在冬天相宜如交春斟酌用之如太陽、、明合病可用
生党參三錢　葛根三錢　麻黃三錢去節　桂枝錢半　白芍錢半
炙草一錢　大杏仁四錢去皮尖
生姜三片　葱白三個去鬚煎服令取自然汗不必季益

【十四】大溫中飲 秉賦素弱如感冒重發熱困倦脉浮無力者此方二三劑即愈四時皆可用如脉洪大不可用

生党參五錢　熟地一兩　真於朮三錢土炒　北柴胡二錢　麻黃一錢去節

肉桂一錢研末　炮姜錢半　炙草一錢

如寒盛者加熟附片三錢○頭痛加川芎白芷各一錢○泄瀉加防風一錢○氣虛下陷加神麻五錢

【十五】倣神麻葛根湯加味法 凡小兒瘡疹發熱無汗以寒以疑諸者均屬相宜

葛根二錢　神麻一錢　白芍錢半　甘草一錢　生苡米五錢

煆石膏二錢　灶心土五錢　煎服

【十六】經驗甘露飲 陽明胃經實熱甚宜

生石羔六錢　細甘草錢半　炒梔仁錢半　麦冬三錢去心

元參四錢　灯心二十莖煎服

【十七】玉女煎 治火陰腎水不足陽明胃火有餘以及牙痛頭痛並牙痈○瘡及頭面生瘡乾渴煩熱失血等證

熟地一兩　生石膏五錢　大麦冬三錢　生知母錢半　牛膝錢半

如口渴多汗加北五味十四粒○如小便不利加生澤瀉錢半○如氣虛加酒炒洋參二三錢○如脾虛再加炒淮葯四錢且熟地亦能補脾以其產于中洲也其色黑其性沉碍以以補腎凡納下之葯不嫌其重每用熟地者愈重愈好愈輕愈滯

【十八】倣小柴胡加減法 治往來寒熱半表半裏以及瘧疾初起兩角頭疼者此方主之

生党生五錢　北柴胡二錢　法半夏錢半　黃芩一錢酒炒

甘草一錢　雲苓二錢　炒只壳八分　姜棗煎服

如口渴去半夏加天花粉錢半○如腹痛去黃芩加生白芍二錢陳皮二錢

【十九】大柴胡湯 治表症未除裏症又急汗下兼施之劑凡體虛弱而素係劳心者不可妄投

北柴胡三錢　法半夏二錢　黃芩錢半　生白芍錢半　只實錢半

生大黃三錢　生姜三片　紅棗五枚　煎服

【二十】經驗柴胡飲 凡氣虛體弱素劳心過度者如遇往來寒熱頭疼耳聾筋骨酸疼以及幼兒弱婦如此等症表裏俱病寒食相搏汗下兼治者惟此方最為穩妥屢試屢驗

生沙參四錢　北柴胡一錢　煎胡一錢　炒只壳八分

川厚朴八分　焦查肉三錢　蘇便一錢　炒神曲一錢

熟軍錢半　廣皮錢半　生姜三片　灶心土五錢煎服

【二一】倣小承氣湯 治腹满咽乾大便秘結口臭舌干而胎黃或生芒刺體素虛而又不得不下者此方最穩

生地四錢　熟軍三錢　元明粉錢半　炮梔仁一錢

只壳一錢炒　厚朴錢半　焦查肉三錢　中痛即止

【二二】經驗承氣湯 治脾中實滯實邪氣口脉緊甚者此方最宜中病即止不可再投

生軍三錢　元明粉錢半老弱者不用　生苡米七錢　炒只壳八分

厚朴一錢　陳皮錢半　焦查肉三錢　炒麦芽二錢　小生地二錢

生澤瀉錢半　米泔水煎服

【二三】六一承氣湯 治傷寒邪熱傳裏之神劑也如老弱氣血多虧者及婦人產後有下症而又不得不下者于此湯內不用芒硝實為穩妥蓋芒硝之性過于峻急不可妄投凡用葯不可不慎重也

生大黃五錢　厚朴二錢　只實一錢　黃芩錢半
元明粉二錢　白芍錢半　甘草一錢
欲峻者以大黃後煎欲緩者必用元明粉元明粉即芒硝煆過性頗緩也

二四 加味調胃承氣湯 治陽明胃經實邪大便閉結攻劑中之固本也
生地五錢　生沙參四錢　生大黃三錢　元明粉三錢
只殼一錢　雲苓二錢　甘草一錢　米泔水煎服

二五 倣錢氏黃龍湯 治熱邪傳裏胃有燥糞体虛而中實邪者宜之。又治積熱痢症俗名漏底傷寒庸醫每用溫補塞之無不誤事諺云千虛易補一熱難調除惟此方最宜
人參 堅洋參用三錢 真紋党用五錢 遼東者用七分 高麗者用二錢　生大黃五錢
當歸三錢　元明粉二錢老弱不用　只實一錢　厚朴錢半
炒梔錢半　大麦冬三錢　生姜三片　紅棗三枚煎服

二六 經驗柳陰煎 治寒有熱邪體虛而脈亦沉數無力者此方最大為也時對症之神劑也
生洋參三錢　竣米七錢生的　熟軍錢半老弱不用　生地三錢
大麦冬二錢　炒梔仁一錢　當歸錢半　炒只殼一錢
生甘草八分　生澤瀉錢半　知母一錢　煎服

二七 加味黃連解毒湯 治火陰實熱口渴舌焦煩燥喘急或吐下後熱不解而脈或洪大有力宜之
黃連三錢　炒梔錢半　黃柏錢半　丹皮二錢　小生地五錢
黃芩錢半　澤瀉一錢　細甘草錢半

二八 加味麻黃附子細辛湯 治火陰傷寒脈沉而反發熱者或寒氣厥逆頭痛而脈沉細者此陰分中尚有表邪不得不用此以溫散之冬天放心用春夏不可妄用
熟附片二錢　北細辛五分不可多用老弱者用四分　生党參四錢。陰分虛者加熟地八錢更效

二九 加減煖肝煎 治厥陰肝經傷寒脈沉緩無力者切不可妄投涼藥內邪過甚虛極生風偏脈有力而數指者此方又不相宜總以脈之有力無力分虛實而此方是為脈之無力者用
熟地一兩　熟附片三錢　肉桂一錢　吳萸八分開水泡去苦汁
牛膝二錢　當歸二錢　真沉香八分或用木香八分亦可

三十 服蠻煎 治傷寒六七日傳入厥陰蓄熱于內恐防動風又能開鬱行滯養正除邪實為穩劑
生地五錢　麦冬四錢　石菖蒲錢半　白芍錢半
石斛三錢　丹皮二錢　茯神三錢　陳皮錢半
木通二錢　知母錢半　川貝二錢
如火甚者加陳胆星錢半
如便結脹滿多熱者加元明粉二錢暫加生大黃三錢亦可
如氣虛神困有遼東參用八分蒸水兌服如高麗參則用二三錢好洋參用五六錢隨時酌之

三一 五積散 治感冒寒邪頭疼身痛項背拘急惡寒嘔吐及寒溼客于經絡腰脚骨髓痠疼及小兒痘瘡寒甚等症此通解表裏之劑也
生党參三五錢隨宜　當歸一錢　麻黃八分去節　川厚朴一錢
蒼朮一錢　法夏一錢　炮姜八分　只殼八分　白芍一錢
廣皮一錢　白芷七分　桔梗八分　炙草五分　肉桂五分
川芎五分　姜三片　葱白三莖煎服

此方有歌曰　痢後偏生脚痛風　局方五積自能攻
就中或却麻黄去　酒煮多〻服見功

[三二]加減一陰煎此治水虧火盛之劑凡腎水真陰虧損而脈症多陽虛火發熱及陰虛動血等症或瘧痢傷寒而感素耽酒色過度者或傷寒屢散之後取汗既多脈虛氣弱而煩渴不止潮熱不退以汗多傷陰水虧而然也皆以此方大劑加減主之無不獲效予每遇傷寒大症如是而病勢危極者多以此方臨症加減投之屢見奇功十有九應真神劑也

生地五錢或一兩　熟地一兩或二三兩均可　麥冬三錢或五七錢　白芍二錢
知母二錢　地骨皮三錢　真龜膠四五錢用酒蒸化兌入
冬青子四五錢　如火盛者加生石膏二三錢○衄血或虛
火上浮者加生澤瀉一二錢茜根一二錢○小便熱澁者加赤
苓三錢生梔仁一二錢均妙

[三三]倣三陰煎此治肝脾虛損血下不足及營虛失血故曰三陰凡中風血不養筋以及瘧痢汗多邪散而寒熱猶不能止或傷寒厥陰少陽兩感或婦人鬱怒傷肝是皆少陽厥陰〻虛血少之病均宜

淨玉竹膠八錢或一兩分兩次沖　熟地一兩或二三兩均可　炒砂仁二錢
製透首烏七八錢均可再用酒炒　杭白芍二錢用米拌炒　廣陳皮二錢
炙草一錢　如神困昏迷發厥加人參隨宜○四肢冷或
冷汗多加熟附片二三錢倘有虛火不可妄用○如喉痛加元參三四
錢麥冬二三錢○如溏瀉加生淮葯五七錢○如小腹痛加
枸杞二三錢○如吐血咳血下血加茜根二三錢炒黑荊芥
二錢○如痰多黄色而稠加半夏曲三錢○如痰多白色而
稠加川貝二三錢○蓋無火之痰黄色而稠半夏化寒痰也有
火之痰白色而稠川貝化熱痰也今醫多以黄色為火白色為
寒貽誤不少更有以法半代川貝又有以法半川貝並用何寒
熱殊途潤燥同用大小不講究良可慨也

[三四]滋陰發汗法議論在闡明傷寒無補法一語一段之下凡虛人傷風皆可用小兒減半此即託邪之法使邪從正解不傷正氣今時秉賦不足者甚多若扶顧目前妄投消耗必致纏綿

生西党四錢　熟地一兩　生淮葯五錢　大杏仁四錢
法半夏二錢　蘇梗三錢　廣陳皮錢半　炙甘草一錢
前胡二錢　生姜三大片　紅棗五枚煎服宜避風忌油取自
然汗若已有汗即謹慎避風可也○如口渴加麥冬二錢
○如頭疼甚加蔓荊子錢半○如腹痛加木香片七分或素投
肉桂者則加肉桂八分研末沖入更妙

[三五]倣歸腎丸法凡陰虛傷寒或傷風愈後以此作煎劑調理甚妙如合丸則加十倍小兒則減半用

熟地一兩　生淮葯五錢　枸杞二錢小兒不用　當歸三錢
雲苓三錢　棗皮錢半炒焦小兒不用　杜仲三錢薑汁炒斷絲小兒不用
炙草二錢　兔絲二錢小兒不用　炙党參四錢　蓮肉三十粒
紅棗五枚煎服○如下焦寒甚或精寒易洩而夢遺者加熟
附片二三錢○如陽物不舉者加巴戟四錢鎖陽四錢○如
溏瀉加大芡實五錢○如水泛為痰者加半夏曲三錢橘紅
錢半○如小兒多驚体瘦者加炙耆三錢金箔五張同煎

三六 養陰退陽法議論在闡明傷寒無補法一語之內此治陽極似陰之神劑也

小生地一兩　生苡米八錢　羚角屑四錢○如熱輕而不甚煩不用

生澤瀉二錢　大麦冬去心四錢　真川連酒炒二錢○如熱輕者用透減半

川牛膝二錢　米泔水澄清煎服○如陰分過虛以熟地用

至二三兩更妙○如小便短以腹內發燒加汞豆七錢

三七 倣大分清飲加味法治傷寒熱症邪已出後舌胎甚厚積熱閉結小便不利或腰腹痛或濕熱下利溺血淋閉以及男婦老小雜病凡積熱症者並陽黃症皆為神劑

生苡米一兩　大生地七錢　雲苓四錢　炒梔仁三錢

生車前錢半　炒只殼錢半　豬苓二錢　生澤瀉二錢

木通二錢　米泔水煎服○如大便堅難加生大黃二三錢

○如內熱尚甚者加黃柏二錢龍胆草二錢○如溼熱周身發黃加茵陳二錢○如婦人血熱而天癸實閉致腰腹痛者加紅花青皮各一錢五分如淫濁淋穢不止者此方極效

三八 倣化陰煎加味法治水虧陰涸火有餘小便癃閉淋痛以及熱症傷寒將次退後而舌胎由黃而薄由薄漸無者此方臨症斟酌主之實為應驗

大生地五錢　熟地一兩　豬苓二錢　生黃柏錢半

生知母錢半　車前一錢　胆草錢半　川牛膝二錢

生沙参四錢　汞豆七錢煎服○如陰虛甚而不臥者倍用熟地再加生洋参二三錢更妙○如喉疼乾燥加元参四錢○

如胃弱少食加炒穀芽四錢石斛三錢

三九 經驗還元飲治男婦老小傷寒雜病初愈後以及瘧痢收功後並素屬陰虛而虛火甚者又陰虛勞之過度精神困倦之類以及瘧痢初愈後聯暄用陽葯殘補先以此方投之均可神劑

熟地一兩或倍用均可　炙玉竹七錢　生淮葯五錢　大麦冬二錢

茯神三錢　茯苓三錢　川牛膝錢半　粉丹皮錢半

洋参酒炒三錢　老米一撮煎服

如素投人参者或再加人参一錢更妙○如大便閉加火麻仁三錢○如大便溏瀉加欠實五七錢蓮肉四十粒○如小便清長而利加益智仁二錢○如多寐加生棗仁三錢○如不寐加炒棗仁三錢○如飲食少思加砂仁錢半白蔻仁八錢○如食後腹脹加陳皮錢半炒穀芽四錢

四〇 經驗回陽飲治男婦老少傷寒雜病而元陽不足者並小兒慢驚及病勢危急者大有奇功更有大肥胖人偶尔感冒痰壅昏迷一服即甦屢試屢應餘詳壯元陽所以散外寒法內

熟地一二兩均可　生淮葯五七錢　熟附片三五錢

炮干姜三錢　茯神五錢　炙草錢半　白芍錢半酒炒

橘紅錢半　煎服

如嘔吐加白蔻仁一錢甚者再加生附子錢半○如小腹痛加川椒去目炒出汗五錢小茴香七錢○冷汗多加人参隨宜○如痰壅甚加川牛膝錢半○如小兒慢驚以及脾寒久不愈者加胡椒三錢灶心土五錢放心大胆投之極應○如全無汗而胸膈結緊者加麻黃去節八分大杏仁去皮尖三錢此陰極似

陽及元陽大傷之劑也

【四一】經驗人參桂附膏 治陽虛中寒以及男子精冷精少婦人子宮冷經遲及傷寒陰症後元調理並素屬投陽藥者更治近時吃洋烟斷引者以此膏拌米炒飯均見奇功

人參隨宜或党參八兩高麗參則用一兩　熟地十兩　熟附片四兩　肉桂一兩五錢去粗皮

益智仁二兩　枸杞二兩　淮葯七兩

右藥用舊砂鍋或銅鍋用水以文武濃燉扭汁再將所扭之渣復燉之又扭取汁然後以所扭之汁用文火緩〻燉之或膏以磁罐收貯每早開水調化一二兩

【四二】固脾解肌法 治傷寒傷風初起邪在陽經發熱或惡寒或慢風頭疼不思飲食或左寸脈緊甚右寸脈浮緩宜固脾以解素邪俾不致轉變也凡老小男婦皆可用之此方無奇葯實大奇功

生党參四錢　北防半二錢　藕梗錢半　炒穀芽三錢

雲苓三錢　前胡錢半　荆介一錢　炙草一錢　姜煎。如春天加干姜一錢炒曲一錢。夏天加藿梗三錢滑石二三錢。秋天加大杏仁去皮尖三錢川貝去心二錢。如口渴加花粉一錢。如嘔吐加白蔻仁八分在秋時則不用川貝以貝與蔻不可同用也倘在冬春間則再加法半夏二錢陳皮錢半在夏則再加陳灶心五錢陳倉米七八錢。如婦人胎前產後加酒炒香附錢半。如小兒微驚加双勾藤二錢薄荷三分蟬退五個。如年老者加生玉竹七錢

【四三】加味六安煎 治風寒咳嗽痰滯氣逆老小皆宜

生党參五錢　陳皮二錢去皮　法半二錢　雲苓二錢

大杏仁二錢去尖　炙草一錢　白介子八分　姜煎服

如冬月嚴寒加麻黃去節七分桂枝五分。如邪輕者加藕葉五七分亦可。如發熱加柴胡一錢藕葉五分。如痰實不利者加當歸二錢

【四四】倣參苓白朮散加減法 治脾胃虛弱以及病後調理並五心潮熱食後洞瀉及小兒面黃體瘦肚大青筋一切不思飲食並被涼葯傷胃者均宜用此

炙党參五錢　真於朮三錢如無真者以炒淮葯四錢代之　白扁豆四錢炒

炒穀芽三錢　大杏仁一錢　陳皮錢半　炙甘草錢半

桔梗二錢　雲苓二錢　炒淮葯三錢　紅棗五枚煎服

如發熱加地骨皮錢半。痰多加半夏曲二錢。如水瀉生車前四錢。溏瀉加欠實四錢。下虫加使君子五個雞內金焙研三四錢加川椒去閉口炒出汗五錢亦可

【四五】扶脾養元法 治四肢不用酒濕傷脾以及飯後困倦食難運化等症

炙紋党五錢　米炒白芍二錢　炮姜一錢　砂仁錢半

炒穀芽四錢　土炒當歸三錢　雲苓三錢　炙草二錢

白扁豆四錢　酒炒桂枝八分　陳倉米一撮煎服

【四六】加減麻黃桂枝各半湯 治太陽膀胱經傷寒及痙發熱惡寒不能得汗熱多寒少而身癢者又治大陽〻明併病而太陽症未罷者猶當汗之

生党參三錢　麻黃一錢去節　桂枝一錢去皮　炙草二錢

生白芍一钱　杏仁二钱去皮尖　苡米三钱　五束煎服

如素係陰虛者必加熟地八钱然此方在冬間正傷寒方可用

若小兒以麻黄桂枝只可用七分如在秋夏此方断不可用切

勿孟浪

[四七] 黄芩湯治太陽與少陽合病自下利

黄芩三钱　生白芍二钱　炙草二钱　紅枣五枚煎服

如嘔吐加半夏二钱生姜三大片○如脹滿加陳皮钱半

[四八] 倣参蘇飲加减法春三月感冒通用小兒减半

生党参四钱　蘇葉八分　前胡二钱　法半夏三钱

炒只壳钱半　雲苓三钱　橘紅一钱　桔梗钱半

生淮葯三钱　乾葛八分　甘草七分　姜五片紅枣三枚

煎服○如小兒驚者加双勾藤二钱焦查肉钱半○如中年老

年或素係劳心者加熟地或一两八钱更妙以熟地滋陰而滋

以所發汗也

[四九] 加减人参敗毒散治春三月通用小兒减半産婦忌用胎前不忌

生党参五钱　羌活钱半　獨活一钱　生苡米四钱

大川芎钱半　陳皮钱半　甘草八分　生姜三片煎服

生玉竹四钱

[五十] 養陰益氣法春三月病愈後調理更妙凡屬陰虛以及素係劳心而腎水不足者此方常時煎服必然精神充足百病不生○小兒先天不足者每月煎服五七剂極妙如以熬膏即加十倍

炙玉竹五钱　熟地一两或二两更妙　茯神三钱　陳皮一钱

生淮葯四钱　白薏仁七分研米冲　炙草钱半　枣皮钱半炒焦

杭白芍一钱　當歸三钱心氣虛者不用　茯苓二钱　紅枣五枚煎

服○如氣不足加酒炒白洋参三钱○如溏瀉加炒欠實三四

钱不用當歸○如腰痛加杜仲酒炒二钱○不眠加炒枣仁三

钱不用枣皮○如胸脇脹悶加白檀香四分劈碎煎服

[五一] 倣消風百解法夏三月通用小兒减半胎前不用産後去防風薄荷亦可用

生沙参五钱　厚朴钱半　介穗钱半　蘇藿梗三钱

北防風钱半　雲苓三钱　廣皮钱半　炒蝉退钱半

陳茶葉三钱　滑石二钱　燈心七莖　苦竹葉五皮煎服

[五二] 加减清暑益氣湯治暑熱蒸人四肢困倦脉虛身熱口渴不思飲食煩悶慌等症

生沙参四钱　生耆一钱　蒼术八分　焦白术一钱

炒建曲八分　廣皮八钱　粉草五分　大麦冬钱半去心

蘇藿梗三钱　澤瀉八分　乾葛五分　水煎温服

[五三] 加味人参白虎湯治暑熱大渴脉虛煩燥亦治赤斑熱症又名化斑湯又治傷寒表有熱裏有和此方以解内外之熱用之得當真神剂也凡大温疫症初起用之極妙

生沙参五钱○党参嫌其寒燥素虛者用生洋参三钱　生石膏四钱○如温疫初起放心倍用

生知母二钱　甘草钱半　蘇梗尖三钱　大麦冬三钱去心

糯米一撮煎服○如治瘦症加竹葉三十皮○如發斑口渴内

热甚者加丹皮三钱○如小便短黄加赤苓三钱

【五四】五物香薷飲治一切暑毒腹痛霍乱吐瀉危極等症

雲苓四錢　生白扁豆八錢　香藿一錢　厚朴錢半

炙草一錢　煎服○此方加黄連八分名黄連香薷飲治大

暑毒心經蘊熱凡用心勞碌者倘乘酷暑時過于燥勞必致昆

毒攻心卒然昏迷倘為誤補必致不救予見一癈訪因受暑毒

有一候補人員自命名醫康訪招診渠用養心湯以高麗參用

至二錢服頭煎藥大半時而人事全然不知經中承問之即央

予診予見之診脉六部剛勁挺指予曰此昆毒攻心必然誤投

補劑頃刻當發狂而死萬不能救未几果然發狂大便往口中

出即時氣絶特筆録之以為妄補者戒

【五五】安胃和脾法治傷暑愈後及霍乱吐瀉愈後以及男婦小兒脾胃不和溏泄少食及虚寒腹痛等症

生淮藥四錢　米拌炒党參四錢　炒白扁豆四錢

陳皮錢半　藿香五錢　白蔻五錢去殼　炒苡米七錢

雲苓三錢　炙草一錢　煎服愈多服愈妙

【五六】經驗潤燥湯治秋天老少男婦頭痛發熱喉疼口渴並治温疫初愈後宜此清潤之即四時燥者均宜

天冬三錢　杏仁二錢　川貝錢半去心　淡竹葉五皮

雲苓二錢　牛膝一錢　苡米七錢　淡黄芩錢半酒炒

阿膠三錢炒珠　米泔水煎服○如素屬虚者加生沙參五七錢

大生地四五錢酒炒服數劑即愈此近時大利之方

【五七】解熱清燥法治秋燥甚而脉大乃熱大渴痰壅昏迷等症凡温疫初愈後必先用此方數劑

川貝三錢去心　黄芩二錢　生梔仁錢半　川牛膝二錢

天冬五錢　汞豆一兩　煎服

【五八】清理導滯法治秋天陰雨過多燃發熱微惡寒或腹痛溏瀉或寒熱往來此堵架瘧痢經驗神劑也

前胡二錢　藿梗三錢　厚朴錢半　焦查肉三錢

雲苓三錢　只壳錢半　炒曲錢半　炒麦芽二錢

廣皮錢半　天冬二錢　甘草一錢　木香片八分

生姜五片煎服○如氣虚多汗去炒曲加生沙參四錢○如頭

疼甚加蔓荆子二錢如痰多加白介子一錢

【五九】倣大温中飲法凡人素屬陽虚素投熱藥者如遇傷風傷寒及一切四時勞倦寒疫陰暑身雖大熱時猶畏寒即在夏月亦欲衣蓋六脉無力和難外達等症此元陽大虚若不峻補則寒邪内陷不可救藥温中散寒即此方也俗醫以為補藥而謂補住邪氣是未曾留心讀書者邪從正解最為妥善如服藥後覺有燥熱即佳兆也連服數劑大有殊功

熟地一二兩不拘　焦白术三錢　干姜錢半炒　肉桂一錢去皮研冲

當歸三錢如泄瀉者以生淮藥五錢代之　柴故二錢　麻黄錢半去節　煎服取

微汗即愈○如陽虚寒甚者再加熟附片二三片更妙○如氣

虚下陷者加酒炒神麻五錢○如頭痛加川芎錢半○如氣不

足者加生黄耆二三錢均屬相宜

【六十】養陰輕解法凡人素係陰虚素投陰藥者如遇傷風傷寒暑及一切勞倦寒疫發熱頭疼無汗六脉弦緊邪難外達滋陰發汗即此義也即【五九】滋陰發汗法之方内加

當歸三錢　以熟地倍用是也此耆發百中神乎其神

六一 ——法 凡人體素屬強實外感風寒發熱頭疼似瘧而實非瘧六脉洪大而緊無論布在諸經皆可用之如体弱而瘦不能受大表者萬不可用又產後傷寒更不可用不可孟浪

柴胡二钱　前胡二钱　防半钱半　生白芍一钱
廣皮二钱　蘇葉二钱　甘草八分　大川芎钱半
生姜五片葱白三根煎服。如腹脹有滯加厚朴钱半。如周身發緊者加麻黃去節钱半細辛八分。如嘔吐者加法半夏二钱。如吞酸加焦查肉三钱炒只殼二钱。大便閉結者加熟軍二钱或製清寧丸二钱以葯吞亦可

六二 固元兩解法 治男婦老小四時感冒寒食凝滯發熱腹痛吐酸泄瀉等證

生党參五钱　焦查肉三钱　蘇葉一钱　炒麦芽二钱
防半钱半　砂仁八分　法半钱半　炒神曲八分
只殼一钱炒　雲苓二钱　前胡钱半　炙甘草一钱
生姜三大片煎。如胃脘疼加白芸香三分陳皮一钱。如大便閉結加麻仁钱半。如口渴加葛根八分花粉亦可

六三 遠志湯加減法 治心虛煩熱夜卧不安及病後虛煩或悲憂過度上焦不利等症

遠志二钱。用豆甘草同煮　石斛三钱　炙玉竹四钱　大麦冬二钱去心
炒棗仁钱半　洋參三钱酒炒　茯神二钱　淡竹葉五皮
炙草八分　煎服

六四 傚寍志膏加味法 治驚恐過度失志及小兒睡時受嚇不安以及心虛多夢魘者均宜

人參八分。高麗參用二钱炙党參用六钱　棗仁三钱　辰砂二分不可多

明乳香一钱　北五味八分。以四分搗碎以四分整用　茯神三钱
熟地一兩愈重用更妙　金器同煎或用好金箔撚團數張亦可

六五 古方五苓散 治昆熱煩燥霍乱吐瀉小便不利多渴並淋濇作痛下部溫熱等症

焦白术三钱　茯苓三钱　猪苓三钱　肉桂五钱去皮研末冲
生澤瀉钱半　灯心十節煎服

六六 古方生脉散 治熱傷元氣肢体困倦氣短口渴汗出不止或金為火制水失所生而致欬嗽喘促等症

人參八分党參則用五钱　麦冬三钱去心　北五味三钱　煎服
此方以生脉為名故俗醫以之治脉脫者每多用此是豈知麦冬五味之所宜乎見亦淺矣如實須生脉補元非重用大補元煎之類不可宜辨明之

六七 局方犀角地方湯 治劳心動火熱入血室吐血衄血發狂發黃及小兒瘡瘖血熱等證。景岳云此方治傷寒血燥血熱以致溫毒不解用此取汗甚捷人所不知蓋以犀角之性氣銳能散仲景云如無犀用以升麻代之此二味可以通用其義蓋可知矣

生地原方四钱今時或一兩二兩均可用　白芍钱半　丹皮原方钱半今時加倍用之
犀角原方钱半今時只要对症即七八钱均可予曾用過汁一二兩　如取欲汗退熱必用尖
生磨汁兌服更妙。或入桃仁去皮尖七粒以治血症

六八 拔萃犀角地廣湯 治一切血熱失血三焦熱血便閉等症

犀角磨汁原方無分兩度病之輕重酌用　生地二钱今時一兩八钱均可用　川連原方一钱
黃芩一钱今時輕則加五分重則不過用三钱　大黃原方三钱
亦宜度病之輕重相机而用
今時虛者多不可妄重慎之
以犀角汁和勻溫服

六九 桃仁承氣湯 治瘀血小腹作痛大便不利或譫語口干嗽水不嚥通身黃色小便自利或血結胸中手不可近或寒热昏迷其人任或產後不知謹慎惡未淨等症

桃仁五錢去皮尖　大黃一兩炒　甘草二錢　肉桂一錢刮去粗皮研細

生姜三片煎服發日五更服○如産婦因惡露未淨而昏迷者加三稜二錢牛膝二錢

七十 大陷胸湯 治大結胸手不可按此方極峻必不得已而用之萬勿孟浪生死反掌

生大黃四錢　芒硝三錢　甘遂末二錢切不可多　煎服得利即止

七一 小陷胸湯 治小兒結胸正在心下按之則痛其脉浮滑者

法半三錢　川連錢半　栝蔞仁二錢古數均非　煎服

七二 羌活冲和湯 此方代麻黃桂枝青龍等湯治一切感冒及雜病実為穩妥神剤

防丰　川芎　倉术各八分　羌活　黃芩各一錢

熟地五錢　白芷八錢　細辛　甘草各三分

姜棗再加葱白汁煎好兑服○如胸滿去熟地加炒只殼桔梗八錢○夏加生石膏三錢知毋一錢名神木湯倘服此不作汗加藾葉五分喘促加杏仁二錢去皮尖汗後不解宜再服一剤○如要汗下兼行加大黃二錢乃釜底抽薪之法若春夏秋感冐亦有頭痛悪寒乂热自汗脉浮宜實表去蒼术細辛加焦白术三錢○若汗不止加炙黃耆三錢炒白芍三錢

○此方通用之極妥極應也

七三 四逆湯 又名通脉四逆湯 治傷寒陰症自利裏寒外热脉沉身痛而厥

炮姜三兩　炙草二兩　生附子一枚去皮　煎服其脉即出者愈○如面色赤者加葱九莖○如腹中痛去葱白加白芍酒炒二兩○如嘔吐加姜二兩○咽痛加桔梗一兩○利吐而脉不出者加生紋党一兩有遼参用八分或一錢更妙

七四 四逆加猪胆汁湯 治傷寒吐下後汗出而厥四肢拘急脉微欲絶者

即于四逆湯内加入猪胆汁一酒杯

按猪胆味苦氣寒何以用四逆極热之剤而又用此苦寒之物蓋以寒因热用热因寒用之義使同氣相從而無柜格之患○又仲景胆導法以猪胆汁和醋少許灌穀道中通大便神效凡大病後大便閉者此法甚良

七五 茯苓四逆湯 治傷寒汗下後病仍不解煩燥者

雲苓六兩　紋党二兩或遼参二錢更妙　炙草二兩　干姜一兩

生附子一枚去皮切薄片　煎好分數次服如分兩減輕不應

七六 加味理中烏梅湯 治脾寒已極吐吮等症

干姜四分　肉桂四分研末冲　白术一錢　人参八分兩亦可　党参一

陳皮八分　雲苓錢半　甘草三分　姜棗煎服

如食即吐蚘而大便實者加大黃白蜜少許利之○如嘔吐加半夏姜汁少許○如踡卧沉重利不止者加熟附片錢半利而腹痛加木香五分以姜汁磨兑服

七七 姜附湯 治霍乱轉筋手足厥冷或吐逆身冷脉微急用此藥救之切勿畏懼游移

干姜一两 生附子一枚去皮尖切片 煎服

予于陰寒微急之症每以此方加熟地一二两高麗参三四钱煎服得活者甚多但服後而人雖昏迷診其脈沉伏而見綫象可按者生如忽浮大無根即不能活若更糢糊而出汗如珠者必难挽回。再此方治忽然暴瀉不止手足厥冷頭出汗而人神昏者一服即甦屢試屢驗

〔七八〕經驗加味逍遥湯治新病瘥後劳復陰陽易女劳復諸症予曾應驗甚多均非古方用藥之數

人参一钱高麗参三钱 熟地七八钱或一两均可 生洋参二钱或用酒炒亦可

柴胡一钱 知母一钱酒炒 韮根三钱 犀角七分磨汁兑入藥内

甘草三分 黄連五分 滑石钱半 木通钱半

竹茹三分 如男子感受而病用女人近陰户褌襠布一片燒灰兑入藥服如女人感受而病用男人近陰户褌襠布一片燒灰兑藥服此法勿與病者知之恐嫌穢而拒之然服後脈綫而有力者生若浮大而空者必难挽回所以病後一切保重之處慎于未病者萬萬矣

〔七九〕加減小青龍湯治傷寒表不解心下有水氣嘔穢而咳發熱或渴或利或小便不利並治肺經受寒咳嗽喘急宜用此方以後散表卻如在春夏時及瘦弱者斟用之

生党生三钱 麻黄五钱去節 桂枝五分 白芍一钱

南五味九粒 甘草五分 干姜四分 細辛四分

法半夏二钱 生姜三片 煎服

〔八十〕經驗冲和靈寶湯治两感傷寒頭痛惡寒發熱口燥舌干以陽先受病多者以此探之即愈

北柴胡二钱如素弱者及小兒只可一钱 羌活钱半 黄芩钱半

白芷 川芎 防丰各八分 干葛一钱 北細辛三分

生地 石膏 陳皮各钱半 甘草五分

生姜三大片 紅枣二個 黑豆一撮 煎服中病即止多則两劑

〔八一〕回春救急湯治寒邪直中陰經之真陰症初起無身熱頭痛止惡寒而四肢厥逆戰慄腹痛吐瀉不渴引衣自盖倦卧沉重或手指甲口唇與青時吐涎沫或脈沉遲無力者即宜此方

人参八分如高麗参用三四分紋党参即用一两 熟附片三钱 干姜钱半

雲苓二钱 焦术三钱 肉桂八分去粗皮研末冲 橘紅八分

法夏钱半 甘草五分 北五味十四粒 煎服。若無脈加猪胆汁一匙兑服。如瀉不止加酒炒升麻五分炙耆三五钱。如嘔吐涎沫或小腹痛加盐水炒吴萸五分。如嘔吐不止加生姜汁一匙兑服

〔八二〕清理解痛散治傷寒後忽然腹痛給涼水飲之稍安係内熱未净作痛先以此法涼解之如不止再用八三法即治雜病亦宜。予所輯之方皆為用之有效者錄之不然古方萬千其輯之何

生地四钱 川連八分酒炒 麦冬三钱 只壳八分

當歸钱半 廣皮一钱 白芍一钱 甘草五分

灶心土五钱 煎服。如渴甚者加天花粉钱半

〔八三〕清熱解裏法治傷寒腹痛餘熱未净清之不已更復臍硬痛大便結實以此法解下之及治雜病食積腹痛等症如小兒及素屬虛弱而又不得不用者即减半用之

川連二錢　大黃酒炒三錢　只殼炒錢半　元明粉八分
當歸一錢　陳皮錢半　白芍一錢　生澤瀉一錢
厚朴八分　煎服痛減下利後即止如食積加查肉四錢

【八四】抵當湯加減法治傷寒熱在下焦小腹鞭痛或人發狂小便自利者下血乃愈以太陽痛ゝ熱瘀在裏之 亦治產後二五日內惡露未淨而小腹大痛 屢試屢驗表賦虛而陰不足者慎之
大黃酒炒三錢　乾漆炒出烟四分　桃仁去皮尖一錢　䗪虫去翅尾七個
枳椥八分　小生地二錢　只殼炒一錢　澤瀉一錢
如服後下黑物腹尚微痛再服一劑以不痛下盡即愈

【八五】木香調氣散加減法治氣滯腹痛腸痛不宜用凉藥者以此法清理和解
廣木香八分　白芸香劈碎八分　蔻仁去殼一錢　小丁香八分
藿香七分　甘草六分　華澄茄七分　楜椒二十粒
共研極細末用盐開水分作兩次調服

【八六】陰陽交感煎治腹痛及一切痛忽然無脈其人或大病後或素体虛恐係陰陽錯乱以此法和其陰陽再為調理凡男婦大小皆可用之惟婦科更宜屢試屢效
大生地三兩用竹刀切薄片酒浸半日連酒搖容取汁留渣以此汁炒生姜渣
生老薑三兩搖汁留渣以此汁炒生地渣均不必過于炒干炒好用紙鋪于地下退火氣
用冷水半開水一半煎服ゝ藥後靜卧氣血即定

【八七】固氣生血法治初起吐血一二劑即愈○若久吐血者不可用
炙箭耆一兩　當歸五分不可多　荆介炒黑二錢　茜根錢半
童便一酒杯先服以荆介引血歸于氣中百發百中

【八八】三台救命湯治肝腎虧損吐血紫黑色者
熟地八兩　麦冬去心三兩　丹皮酒炒二兩　分兩切不减火用米泔水以大砂鍋濃煎時ゝ頻服不拘數次數劑即愈

【八九】兩瀉法治實火吐黑血其兩寸脈必浮大有力兩尺脈必弦長鼓指
元參　骨皮　丹皮　白芍各一兩　梔仁炒黑二錢　煎服

【九十】解暑止血法治受暑忽吐血塊
青蒿　生石膏各一兩　當歸　元參　麦冬各五錢
大黃　炒黑荆介各一錢　二劑即愈不宜多服○此方用蒿于解中暑退陰火則陰陽洛拂逆自除石膏退胃火元參退腎火麦冬退肺火荆介引火不行每用大黃不得傳胃而又恐血既上越大腸必燥必得當歸助速行之勢而兼和以潤之是操其可立效也愈後以經驗還元飲調補之可速服十餘劑始能復元其煎炒辛辣之物須謹忌之

【九一】化絲湯治瘵内見血絲
熟地　麦冬各一兩　川貝　藕节炒　荆介各一錢
元参　雲苓各五錢　骨皮　沙参各三錢
用米泔水濃煎服數劑後即以【三】【三】之方多服為妙或用【四】九
約日服一兩亦可

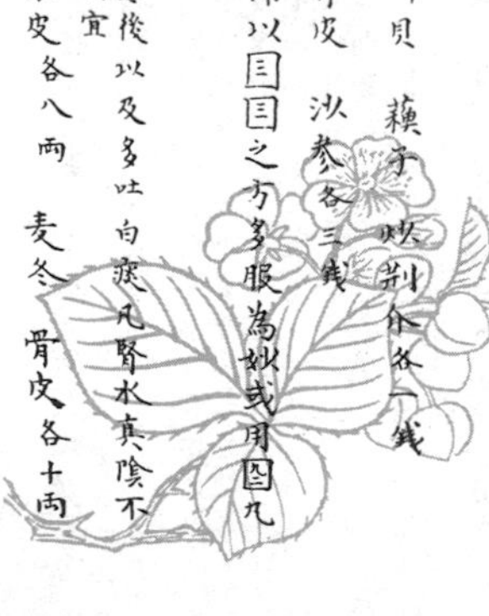

【九二】益陰海參丸治吐血然愈後以及多吐白痰凡腎水真陰不足者極其相宜
熟地一斤　生淮藥　桑皮各八兩　麦冬　骨皮各十兩

雲苓四兩　北五味三兩　澤瀉二兩（盐水炒）

右為細末，以海參半斤煮爛，紅棗一斤煮去皮核，和老米煮糊為丸如桐子大，每早服五七錢，每晚服三錢，用淡開水送。

九三　益陰壯水法（治日久吐血不極效）

熟地二兩　大生地一兩（炒黑）　荊介二錢（炒黑）　三七末三錢

生淮葯四錢　煎服，各分兩不可少

此方以二地補精，以荊介引血歸經，以三七末斷其路徑，以淮葯救腎扶脾，使其永不再出，愈後七情珍重，即不復發也。

九四　平干止血法（治大怒後吐血）

生白芍一兩　當歸五錢　荊介三錢（炒黑）　炒梔仁二錢

丹皮二錢　甘草一錢　煎服二三劑即愈

九五　金水六君子煎（治肺腎虛寒，水泛為痰，如咯血則以此方減主之）

熟地二兩　當歸三錢　陳皮一錢（去白）　法半二錢

雲苓三錢　炙草錢半

如咯血，去炙草、法半，加川貝三錢、茜根二錢、元參四錢、麦冬四錢

九六　五福飲（凡五臟氣血虧損者，皆能治之，並失血愈後，以此方加倍服之，更妙，總以多服為貴。久久病愈後用）

人參（隨宜補心）　熟地一兩或二兩（均可，補腎）　當歸三錢（補肝）　焦朮二錢（補肺）

炙草錢半（補脾）○此方加炒仁錢半、遠志五分，名七服飲。

宜溫者加生姜數片、熟附片一二錢○宜散者加生麻三四分、柴胡八分、葛根八分，左右逢源，不可也。凡素屬勞心人謂補常服之方，均以此方為主，男婦老弱，無不相宜之主。

九七　一飲煎（此治水虧火盛之劑，故曰一飲。凡腎水真陰不足而脈症多陽，虛火發熱，及陰虛動血等症，或瘧疾傷寒屢散之後，取汗既多，脈虛氣弱而煩渴不止，潮熱不退者，汗多傷陰，宜以此方加減主之）

大生地二三錢　熟地二七八錢或一二兩（均可）　白芍二錢（酒炒）

麦冬二錢（去心）　甘草一錢　牛膝一錢　丹參二三錢（酒炒）

食後溫服○如火盛煩燥者，加真龜膠二三錢化溫○如氣虛者，加人參一二錢，或酒炒洋參五六錢亦可○如心虛不眠多汗，加炒棗仁二三錢○如見微有火者，如女真子四五錢酒炒○如汗多煩燥者，加炙五味十四粒○如虛火上浮或吐血或衄血不止者，加澤瀉二錢、茜根二錢，或加川續斷二三錢以澀之更妙○此方可與固之方參用之

九八　滋陰潤燥法（治一切腎陰不足，或勞心過度，或房勞太過，或病後肢体無力，或口干不渴，或手足發熱，並治咳嗽出血，以及面赤唇紅而脈多無力者，更或痰多小便頻等證，此皆真陰不足之候，大利近時之劑也，即傷寒溫疫雜症初愈後以此法煨之，甚為相宜）

熟地一二兩（均可）　麦冬四錢（去心）　真地骨皮錢半（復煎）　丹皮二錢

雲苓三錢　苡米八錢　白荊子錢半（復煎）　生沙參五錢

小淡菜五錢（米水洗淨）　煎服○如肢体困倦，加高麗參二三錢，蒸水兑服，或用酒炒洋參五錢亦可○如溏瀉，加大欠實五錢炒、淮葯四五錢、去白荊子○如小便多，去苡米，益智仁二錢酒炒

九九 止衄湯 治鼻血不止小兒以麥冬元參減半

大生地一兩　麥冬二兩去心　元参一兩五錢　牛膝二錢

用秤錘燒紅淋水煎服○如出血過多加熟地一兩

一百 㴑水透竅法 治耳內出血

熟地二兩　麥冬一兩去心　石菖蒲一錢　一劑即愈

百〇二 水火既濟法 治舌上出血

熟地一二兩均可　元参五錢　丹皮二錢　麥冬三錢去心

桔梗二錢　炒洋参二錢　粉華一錢　北五味一錢

川連三分不可多　肉桂多去粗皮只要一分研末冲服不可多用

三劑即愈

百〇三 兩止法 治肚臍中出血

熟地三兩　棗皮五錢炒黑　麥冬一兩去心　焦白术五錢

北五味一錢　數劑即愈

此法以熟地重用而㴑腎水以棗皮𢧐收以麥冬五味而潤肺

以白术利腰臍腰臍即利水火流通而自愈矣

百〇三 加味補血湯 治九竅出血

炙耆二兩　當歸一兩　炒洋参四錢　炒黑荊介三錢

白术四錢　淮葯五錢　大生地五錢　數劑即愈

百〇四 補陰潤塞法 治大便下血不拘前後均效

大生地一兩酒炒　熟地二兩　當歸八錢土炒　地榆三錢炒黑極

生淮葯五錢　大生地五錢　煎服數十劑不可

用京老米嫩水煎葯更炒○如下久者加炒阿膠珠四五錢米

炒白芍三錢○如久病者氣虛加人参隨宜或加酒炒蓄耆四

五錢亦可再酒炒升八分

百〇五 玉関丸 治腸風脫血崩漏帶濁不同諸葯不效者宜用此丸同煎葯服之及瀉痢滑泄不止者亦宜用之

白麪四兩炒熟　枯礬二兩　文蛤二兩醋炒黑　北五味一兩炒

訶子二兩半生半炒

右研細末以開水和丸或用老米粥和亦可每次服二三錢

百〇六 水火兩通湯 治小便尿出血痛不可忍

生車子三錢　炒梔仁五錢　雲苓　當歸各五錢

木通　黃栢　萹蓄各一錢　白芍五錢　生地一兩

滑石四錢　煎服二三劑即愈必要忌油忌酒

百〇七 肺腎兩補法 治毛孔出血

熟地二兩　炙防党一兩　麥冬八錢去心　三七根末三錢

石斛四錢　煎服數劑即愈

百〇八 六味地黃湯 治腎水虧損小便淋閉頭目弦暈腰腿瘦軟陰虛發熱自汗盜汗失血失音水泛為痰為腫脹以及牙畫特疼等證此壯水制火之劑凡老弱男婦大小皆可用

熟地一兩　棗皮三錢炒　淮葯四錢炒　丹皮二錢

澤瀉二錢　茯苓三錢　煎服○如作丸即加十倍以蜜和

之○此方加熟地附片肉桂名八味丸 治命門火衰等證

百九 助陰急解法（治兩目出血此補腎生肝即補腎生心火動由於水衰故用此法以平之）
熟地一兩　麥冬去心七錢　遠志肉製四錢　茯神三錢
元参三錢　丹皮二錢　炒棗皮錢半　當歸三錢
黃著實五錢　蓮心一錢　北柴胡三分　四劑即愈（忌煎炒）

百十 升降散加味法（治時行疫症及一切大熱症立見奇功輕者一劑重者兩劑小兒減半用）
白殭蚕酒炒二錢　全蟬退十個　姜黃去皮五分　大麥冬去心三錢
生大黃四錢。如體虛者或用三錢或熟軍三錢　川貝去心二錢　川厚朴錢半
用黃酒半杯白蜜半杯和勻兌服忌吃油下數遍即愈

百十一 神解散（治疫症病之輕者如憎寒体重四肢無力遍身痠痛口苦咽干胸腹滿悶此方外無表藥而汗液流通內無攻藥而毒邪自解有斑疹者服之即現而內邪頓除此其所以為神解也）
殭蚕酒炒一錢　蟬退五個　神曲三錢　銀花二錢
生地三錢　木通一錢　車前一錢　炒芩錢半
川連一錢　黃栢鹽炒一錢　桔梗一錢　酒蜜共一杯和勻兌服

百十二 清化湯（治疫證初起壯熱憎寒体重口干舌燥上氣喘急咽喉不利頭面俘腫目不能開此方主之以清邪中於上焦能之以散其毒亦無剝削功伐之藥所以名之曰清化也）
殭蚕酒炒三錢　蟬退十個　銀花二錢　澤蘭葉二錢
廣皮八分　黃芩二錢　川連一錢　炒梔仁一錢
連翹去隔一錢　胆草一錢　元參二錢　炒白附五分
桔梗一錢　甘草五分　用酒蜜共一杯和勻兌入冷服
如大便實加酒炒大黃四錢。如咽痛加炒牛子一錢。如頭面不腫者去白附

百十三 芳香飲（治溫疫頭身心腹俱痛嘔吐黃痰口流濁水涎如紅汁腹如圓其手足搐搦身發斑疹頭腫舌爛咽喉閉塞以及蝴喉疹子此雖奇奇怪怪之證皆因肺胃火毒作祟致成是證急宜大清大泄此方為素來氣血損傷者設之恐劇用大苦大寒之藥而火毒反閉塞不通是害之也名芳香香能滌穢也）
元参一兩　茯苓五錢　生石羔五錢　全蟬退十二個
殭蚕酒炒三錢　荊介二錢　天花粉二錢　炒神曲二錢
苦参二錢　黃芩二錢　廣陳皮一錢　生甘草一錢
水煎用黃酒白蜜各一酒杯和勻兌服忌油只可飲沸粥

百十四 加味涼膈散（治大溫疫證與加味升降散同功極神效也）
殭蚕酒炒三錢　全蟬退十二個　姜黃七分　川連二錢
黃芩三錢　梔子二錢　連翹去隔三錢　生大黃三錢
薄荷一錢　芒硝三錢　甘草一錢　竹葉三十皮
照前法對酒蜜和勻兌服必要忌油多日方保無虞。如胸中热加麥冬四錢。心下痞滿加只實錢半。嘔渴加生石羔四錢。小便赤數加滑石三錢。脹悶加只殼錢半厚朴二錢

百十五 經驗加減追瘧飲（治瘧疾二三次以後以此方如法服之即止輕重皆宜男婦老小均為神劑也）
製首烏一兩（體虛者倍用）　焦白术五錢　當歸三錢
法半夏二錢　青皮錢半　陳皮錢半　銀胡一錢
生苡米八錢　甘草一錢　生姜五錢

右藥用陰陽水煎好放在空中露半夜次日五更後以滚水燙熱服一半早飯後服完如不止再服一劑亦如前法極重者三四劑必止此方治愈者不知凡幾勿泛視之

百十六 經驗加味何人飲（治久瘧不止氣血俱虛真神劑也或即歇投效者此方主之男婦老小皆宜）

製首烏（二三兩均可）　炙黨參（八錢或一兩均可）　生淮葯四錢（炒）

焦白朮三錢　當歸（三錢瀉者不用）　陳皮（二錢大虛多汗者切不可用）

半夏曲三錢　煨生姜五錢煎於未發先兩時先溫服

百十七 十全大補湯（治氣血俱虛惡寒發熱有汗盜汗肢体困倦眩暈驚悸日晡作渴遺精白濁二便見血小便短少大便溏瀉以及男婦老幼大病愈後俱虛損證並崩漏各症均以此方主之）

熟地（一二兩均宜）　當歸（二三錢○如大便溏瀉以生淮葯五錢代之）

白芍（錢半酒炒）　炙防黨（五七錢如上焦多虛火者以炒洋參三錢代之）　雲苓三錢

焦於朮三錢（如無真於朮以藥鋪所賣之江西種朮用荷葉包飯上蒸數次）　炙草錢半

上肉桂（一錢多去粗皮研末沖服）　炙耆四錢　姜三片　紅棗五枚煎

如陰中之火虛外熱內寒土熱土冷者加熟附片三四錢炮姜二三錢極炆○若素不投附片者即易胡盧巴三錢亦可

百一八 經驗參附理中湯（治一切陽虛命門火衰或入房腹痛及中焦虛寒脾泄胃中冷痛陰中大虛以及自利不渴陰寒腹痛嘔吐不化瘧疾瘴氣溫疫久不愈者或吐水冷清痰並治婦人白帶腹中冷痛又小兒痘疹灰白下陷作瀉內陷及慢驚垂危並小兒肚大青筋面發青白色者又虛喘喜飲熱物等證均有起死回生之力也）

人參一錢（如高麗參用三錢炙紋党用一兩）　熟附片（五七錢均可○重者加生附子一錢）

焦白朮四錢　炮姜（三錢○寒甚者七八錢均可用）　炙甘草錢半

益智仁（二錢酒炒）　熟地（一二兩三兩均可愈重好）　開水煎服○古方所用理中等湯並無熟地然今時之人凡陽虛而陰精必不足者故非熟地不宜所謂通權達變不必宜於古法也

百一九 胃苓湯（治脾濕太過泄瀉不止所瀉成醬色者是也）

焦朮三錢　雲苓二錢　厚朴錢半　蒼朮二錢

猪苓二錢　澤瀉錢半　陳皮一錢　甘草一錢

肉桂八分　姜棗煎服

百二十 經驗利濕湯（治脾濕太過泄瀉醬色或腹冷痛瀉後稍減一痛又瀉此濕熱盤踞已久又為食滯宜利小便而扶脾自愈倘一味苦寒推蕩脾胃一敗諸症叢生將必變生壞症）

生苡米八錢　焦白朮三錢　茵陳八分　猪苓二錢

生車前二錢　焦查肉三錢　澤瀉錢半　茯苓三錢

細甘草一錢　川厚朴一錢　老米一撮煎服愈多愈妙

此方服數劑後以出小便時用瓦鉢盛之看其小便顏色何如約一時久症見似筋非筋似渣非渣即濕熱外達大佳兆也不必更方予曾治有濕熱極重而以此方投百餘劑始痊

百二一 抑扶煎（治水瀉氣冷陰寒暴傷生冷或霍乱邪實者先用此方倘有熱症而瀉深黃色者即不可用）

厚朴錢半　烏葯一錢　陳皮錢半　猪苓二錢

澤瀉二錢　炙草一錢　炮姜二錢　吴萸（七分用開水泡去苦汁）

如氣滯痛甚者加木香八分○如寒濕相搏加蒼朮錢半

百二二 做胃關煎治脾胃虛寒作瀉腹痛冷痢不宜利小水者此之主之凡男婦老小應寒之症皆宜

熟地一兩　淮葯四錢炒　白扁豆三錢炒　干姜二錢

炙草二錢　雲苓二錢　炙紋党四錢　烏梅一個煎服

如氣滯而腹痛者加木香八分孚朴八分○如出冷汗加熱附片二三錢○如瀉數無度不禁者加北五味五分○如肝邪侮脾者加上肉桂去皮研末一二錢冲服

百二三 愚驗萬應煎第一方治一切痢疾無論赤白裏急後重凡男婦老小皆宜

孚朴一錢　川連生用三分酒炒三分　查肉一錢　廣皮八分

桔梗五分　白芍生用五分酒炒五分　當歸錢半取其滑也

木香六分　麦芽一錢　生大黃五分　用冷熱水煎服

百二四 第二方治痢疾服第一方三剤後接服此方兩剤

孚朴一錢　生苡米三錢　陳皮一錢　查肉一錢

白芍一錢炒　木香片四分　川連五分酒炒　只壳四分

甘草五分　仍用冷熱水煎服

百二五 第三方治痢疾服第二方兩剤後接服此方三剤無不全愈予以此自置之三方而活人無數矣

孚朴一錢炒　生紋党三錢　淮葯二錢炒　查肉一錢炒

只壳四分炒　炒白芍八分　粉草六分　廣皮七分

雲苓錢半　用米泔水煎愈後節飲食慎起居照痢疾症治內調補即復元矣

百二六 荔香散治胃氣痛諸葯不效者○如向來氣虛者不可用當用後之神香散

荔枝核七個燒灰　廣木香一錢　共研細末以開水調服

百二七 神香散治胃氣痛腹痛腸痛及諸葯不效者

小丁香七分　白蔻仁八分去壳　共研細末以開水調服

百二八 經驗舒肝理氣法治胸腸脹痛而素無此病者或婦人經滯胎氣孕婦胎氣以及小兒諸書工課聚悶痛或驚怒傷肝悶滿脹痛均以此法為主無不見效

厚朴錢半姜汁熖　青皮一錢　陳皮二錢　白芥子八分

只壳一錢炒　雲苓三錢　梔仁七分炒　大砂仁二分

如吞酸作嘔者去梔仁加炒查肉三錢霍香五分生姜三片煎服○如婦人經滯者加製香附二錢元胡索酒炒二錢○如孕婦四五月以後而胸腸痛甚者加蘇葉八分○如小兒讀書工課緊迫而胸腸作痛恐妨血症加石菖蒲八分

百二九 三補七攻法治胸腸痛有定處無論男婦或血痞血瘀血滯脈有力而体強壯者凡屬痛在血分宜之

孚朴錢半　元胡索三錢酒炒　烏葯二錢酒炒用　三稜錢半

只實八分　郁李仁錢半　紅花一錢　桃仁二錢

當歸三錢　炙沙參五錢　甘草五分　生姜三片煎服

百三十 七補三攻法治男婦胸腸痛雖有定處而脈無力体亦虛弱然又不可不攻者當以此方主之

製首烏一兩再用酒炒　雲苓三錢　丹參三錢酒炒　當歸二錢

大生地四錢酒炒透　白芥子一錢　香附二錢醋炒　橘紅二錢

新絳五分絳緯煎剩者　炙草一錢　生姜三片紅棗五枚煎服

如痰多加半夏曲三錢○如嘔吐加白蔻仁一錢○如泄瀉

加炒淮葯四錢。如大便閉加麻二錢

百三一 經驗排氣飲加減法 治腹痛因受外寒吐瀉不能而為乾霍乱沙氣者此方主之

製香附二錢　陳皮錢半　木香八分　炮姜五分

川厚朴錢半　只壳炒錢半　澤瀉錢半　烏葯一錢

藿香一錢　桔梗一錢　煎服。如兼食滞加炒查肉

三錢麦芽二錢。如氣逆太甚加青皮一錢檳榔八分。如

痛而嘔者加法夏錢半。如痛而瀉者加生車前錢半。如

痛連小腹者加盐水炒小茴香一錢。如痛兼疝氣者加荔

枝核煨熟搗碎二三錢

百三二 做和胃飲 治傷溫傷脾霍乱吐瀉胃脘不和腹痛痧痛等症男婦老小皆宜

厚朴錢半　陳皮二錢　生白扁豆去壳四錢　藿香三錢

炙草八分　桔梗一錢　生車前子一錢　炒只壳八分

干姜一錢 如係痧氣即不可用。如發加柴胡一錢前胡一錢半如

食滞加查肉三錢麦芽二錢兼有痧氣再加葡薺汁一大酒

杯兌服而干姜萬不可用必再加川貝去心二錢 無痧者不必用

百三三 經驗扶脾内消飲 治男婦大小口腹不謹停滞太甚而腹堅硬者

焦白朮四錢　焦查肉三錢　炒枳实二錢　赤芍酒炒二錢

炒麦芽二錢　廣陳皮錢半　炒建曲一錢　煎服

如畏寒者加干姜一二錢。如發熱而口渴者加前胡二錢

厚朴八分。如大便难加熟軍錢半氣虛者不用。如停滞

不多以只实不用易只壳錢半赤芍不用易雲苓二三錢

百三四 經驗通瘀通痛湯 治婦人氣滞血積經脉不利手不可按及產後瘀血实痛以及男女大小跌仆損傷並傷寒蓄血下焦凡腹痛屬血凝者以此主之

歸尾五錢　香附二錢　紅花二錢　青皮錢半

烏葯錢半　元胡酒炒二錢　牛膝錢半　澤瀉錢半

木香一錢　桃仁去皮尖七粒　水煎好用酒一杯兌服。如

瘀極而大便閉結者加大黃二三錢或三稜莪朮各二錢然

必要察其实痛而实係有瘀血凝痛者方可用此倘產後实

為瘀阻恐為悪露攻心不救即係素来體虛而值此緊逼之

時不能不暫開出路如大黃芒硝三稜莪朮之類又不可緩

百三五 追虫丸 治一切虫積及悪毒積此方必察其实症方可用而用之必即投數萬不可動搖即追虫而盂浪也

黑丑頭末八錢　檳榔八錢　雷丸醋炙一錢　南木香一錢

右為細末用茵陳二兩大皂角一兩苦楝皮一兩煎濃汁和

丸如菉豆大大人每服四錢小兒體弱每服一錢五分於月

之初間五更時用沙糖水呑下待追出悪毒悪虫二三次方

以粥補之日午再服百三九之方數十劑其体倍健矣

百三六 萬應丸 能下諸虫。此丸或加十倍合之濟人甚妙

檳榔五錢　大黃八錢　黑丑頭末四錢　大皂角一条

苦楝根皮一兩

右先將苦楝皮皂角二味嫩成羔和前三味為丸如梧桐子

大以沉香雷丸木香各一錢為衣先用沉香衣後用雷丸木
香衣每服三錢用沙糖水送下俟下出二三次後再吃沸粥
補之日午再服〔百三七〕之方愈多愈好

〔百三七〕五君子煎加味法 治脾胃虛寒嘔吐泄瀉或蟲積下後以此調補愈多服愈妙此方於小兒及素屬脾胃虛者可以常服如小兒肚大青筋專守此方服之必能全愈而大健也

人參八分 ○如高麗參用二錢 炙紋党參用七錢 焦白朮四錢
雲苓三錢 炙草二錢 干姜炒二錢 炒淮葯五錢
廣皮錢半 砂仁八分 白扁豆炒三錢 蓮肉三十粒 煎服

〔百三八〕九味肥兒丸 治小兒食積五疳頸項結核髮稀成穗發熱口渴須瘦等症服此丸必要與前之五君子煎加味法間服如將此丸方作煎葯即減去十倍與前方隔日間服亦可

川連酒炒一兩 神曲炒一兩 木香一兩 史君子酒浸四兩
檳榔八錢 麥芽四兩 肉豆蔻去淨油二兩
右研極細末以灰麵清水和為丸如麻子大每服三五十丸
先天足者五七十丸亦可米湯送下

〔百三九〕加味調氣湯 治一切腹痛因氣者男婦老幼皆宜如小兒則減半

法半二錢 雲苓三錢 茯神一錢 川厚朴姜汁炒錢半
藕葉六分 陳皮錢半 甘草五分 石菖蒲八分
只殼炒八分 白芸香四分研碎煎 生姜二片煎服。如小兒
加炒麥芽錢半。如大人因飲食後而痛加焦查肉三四錢
如因受風寒後而痛加炒曲一錢大杏仁去皮尖三錢。如

不能與人言者而痛加川鬱金錢半桔梗二錢

〔百四十〕經驗加味沉香桂附丸 治中氣虛寒臟腑積冷心腹脾背疼痛喜熱熨揩幾以及下焦陽虛疝氣痛不可忍並腹中雷鳴便利無度手足厥冷或脇肋作痛等症

熟附片一兩 川烏一兩 熟地五兩 真沉香一兩
上肉桂去皮一兩 炮姜兩半 茴香水炒一兩 當歸二兩
吴萸水炒八錢 杜仲姜汁炒四兩 淮葯四兩 要真的淨好
香附姜汁炒一兩 共末以旱蓮草三斤熬羔和丸如梧桐子
大每服五七錢均宜鹽開水送下孕婦忌服陰虛者忌服

〔百四一〕經驗青娥飲 治諸虛不足滋陰益陽健足力止腰痛美容顏實為近時对症之劑如和丸即加十倍

熟地一兩 固脂三錢 胡蘆把酒炒四錢 杜仲四錢姜汁炒斷絲
小茴鹽水炒錢半 菟絲三錢 秋石三八 生淮葯四錢
川椒三分去目炒 川山甲醋炙一錢 核桃肉十枚 水煎服
如氣虛而下陷者或加高麗參二三錢或用酒炒黃耆三四
錢亦可如素來不投黃耆者即用炙玉竹五錢亦可

〔百四二〕經驗苡米湯 治一切感受溫氣或腰痛腿痠及酒濕諸症新久者均屬極效然非數十劑不可懋以小便內出後澄有渣滓其濕即由膀胱而出此王道之妙法極其穩妥而又見功

生苡米二兩 焦白朮四錢 雲苓四錢 細甘草錢半
車前仁鹽水炒二錢 淮葯炒五錢 老米一撮 煎服不可間斷

〔百四三〕經驗全真一氣法 治一切真陰虧損凡屬陰虛假火而為瘡為口舌咽喉或爛或痛以及精神困倦並勞心過度或陰精不足者此方予用之大虛者誠摧髮難救不可泛視

熟地一兩　生淮葯五錢　大麦冬炒燥三錢　川牛膝二錢
洋參酒炒三錢　熟附片八分。凡用附片無干姜肉桂不熱取其通經達絡走而不守助葯之力
雲苓三錢　米泔水煎服。如上焦虛火太重或喉寒咽干者加元參三四錢。如小便短黄者加赤苓二錢酒炒丹皮錢半以熟附片再用蜜水炙用。如大便秘結加生苡米五七錢當歸二三錢。如飲食少思加炒谷芽四五錢藿香五六錢。如氣虛而懶言嗜卧者加炙玉竹七八錢或高麗參一二錢蒸水兑服更妙

百四四 經驗硝盐散治小兒或大人口內忽生重舌即效
川朴硝五分　雪白盐五分　用竹瀝調敷重舌上即退然後以凉解之剤進之
此症忌用黄芩宜查閲重舌症治內説明一切自知治法也

百四五 抽薪飲治諸火熾甚而不宜補者皆以此方為主
黄芩二錢　石斛三錢　木通二錢　炒梔仁錢半
只殼炒錢半　黄栢二錢　澤瀉錢半　細甘草五分
如胃火甚加生石羔三錢。如熱在陰分津液不足者加天門冬生地各四錢以滋之

百四六 徙薪飲治三焦諸火一切內熱漸覺而未甚者以此剤清之自愈老小皆宜
黄芩酒炒二錢　麦冬去心二錢　白芍一錢　生地三錢
雲苓二錢　黄柏一錢　丹皮錢半　陳皮八分
元參二錢　煎服

百四七 玉屑散治咽喉口舌頭項破爛諸痛皆效並治鎖喉風惟脾胃虛弱者不宜多用
薄荷三錢　硼砂四錢　雄黄三錢　兒茶三分
冰片一錢　共乳末以少許置舌上咀含片刻嚥下一日八九次如牙関緊閉者用無根水調灌下

百四八 加减荊防敗毒散治喉痛口痛熱症鎖喉風先用喻葯次進此方脉在七八至者
荊芥一錢　防丰一錢　連翹三錢
獨活八分　前胡二錢　只殼八分
生地四錢　黄芩一錢　元參二錢
炒梔錢半　杏仁二錢去皮尖　燈心二十節煎服
如大便閉結加生軍二三錢只實一錢青皮八分

百四九 加減柴胡蔞解散治喉痛及鎖喉風而脉在一二至或沉隐者
柴胡一錢　前胡一錢　羌活八分　只殼八分炒
只實八分　川芎一錢　青皮一錢　瓜蔞仁錢半
胆星七分　蕤子七分　杏仁錢半去皮尖　水煎服
如有保命丹錠子同服者更妙

百五十 保命丹錠子治咽喉口舌新久腫痛並解諸毒磨服神效此係一料之分兩加倍丸以濟人功德莫大
真射香三分去毛皮　良砂三分水飛淨　冰片一分　珍珠一分
血珀一分　山茨菇二錢洗去皮毛淨焙　白千金子一錢去淨油
明雄黄三分　紅毛大戟一錢五分去芦根洗淨焙干為末浙江紫者為上者方者不好
右葯乳極細末再用山豆根一錢濃煎汁以糯米粥為丸重

一錢病輕者一錠重者連服二錠即愈

百五一 韮子湯 治牙虫

韮菜子一撮以碗足盛之用火燒烔外用小竹梗將下截劈為四開以紙糊為喇叭樣引烟薰其口內虫蛀之齒。如下牙蛀者以韮子煎濃湯漱之虫自出矣

百五二 金水六君煎 治肺腎虛寒水泛為痰或肺有虛火或年老血氣不足外受風寒咳嗽清涕喘急等症

熟地一兩 當歸三錢 陳皮二錢去白 法半二錢

雲苓三錢 炙草錢半 生姜五片煎服。如大便不實去當歸加淮葯三五錢。如痰甚胸膈不快者加白介子七分。如寒甚不愈者加細辛四分。如兼表邪寒熱者加北柴胡一錢

百五三 經驗清化飲 治婦人產後因火發熱及血熱妄行陰虧諸火不清等症又治鼻瀾腦漏以此方主之

大生地四錢酒炒 麦冬二錢去心 白芍二錢 丹皮錢半

茯苓二錢 黃芩錢半酒炒 石斛三錢 煎服。如骨蒸多汗者加地骨皮三錢。如熱甚而頭痛發渴加生石羔二三錢。如小便熱赤加赤苓炒梔各錢半。如鼻瀾腦漏加熟地一二兩各蒺藜一兩蒼耳子五錢數十劑全愈

百五四 化釘散 治喉內誤吞鉄釘

朴硝二錢 磁石一錢 共研細末以熟豬油同蜜和末葯食之大便內必下出

百五五 倣王荊公妙香散 能安神秘精定心氣凡慾不遂而遺精者莫妙於此或作煎葯凡葯均可

人參一錢黨參用六七錢 益智錢半 龍骨錢半

茯神三錢 茯苓二錢 遠志五分製 炙草五分

硃砂三分飛過 熟地一兩 生五味四錢搗碎 核桃肉五枚 煎服

如作丸葯或加五倍以蜜和丸臨卧時以酒送三四錢亦可

百五六 補陰益氣煎 即補中益氣湯之變方也治勞倦傷陰精不化氣或陰虛內乏以致外感不解及陰虛便秘寒熱痎瘧以及下血日久脫肛並婦人產後血去過多而脫肛者凡屬陰虛無不神效

黨參五錢酒炒 熟地一兩或二三兩 淮葯四錢酒炒 當桂叁錢土炒

升麻五分若虛火浮於上焦者不必用若脫肛者必須用之以酒炒 柴胡一錢如無外邪不用

陳皮錢半 炙草錢半 紅棗五枚 水煎服

百五七 水中取火法 此陰中陽虛即水中之火不足而屢應得意之方也治真陰虛弱素屬勞倦之人以及虛滿虛脹婦人經遲血滯皆陰中之氣不化所謂善補陽者必於陰中求陽非若大陰寒症而純用陽葯可比也此方不知者以為補陰殊不知即補陽第一方法所謂水中取火之義並無剛燥猛勇之虞為近時對症之良法耳予屢試屢驗勿輕視之

熟地一二兩均宜 熟附片二三錢均宜再用蜜水炒 白歸身三錢土炒焦

茯神四錢 生淮葯五錢 炙草錢半

有真肉桂刮淨粗皮用八分研末作兩次沖服如無好桂即不必用盖桂不好而用之反燥火也。如胸膈脹滿加白蔻仁七分陳皮錢半。如外感寒邪加麻黃五分大杏仁三錢去皮尖。如痰多加半夏曲三錢

百五八 倣殿胞煎 治產後兒枕疼痛並努力太過而脫肚者均屢神效

當歸一兩　茯神三錢　茯苓二錢　大川芎錢半

炙草一錢　肉桂五分研末冲。如血熱口渴而多火者不用肉桂加酒炒杭白芍二錢甚宜

熟地炭七錢　煎服。如腰痛加酒炒杜仲三錢。如惡露未淨加新絳七分。如脫肛加酒炒升麻三分

百五九 熱灰更易湯 治脫肚神效

陳石灰約四五斤

用舊砂鍋炒極熱留一半於鍋內以一半鋪在左邊綁褲上上蓋舊布一塊將小衣脫落坐於熱灰上徐徐揉而揉之如灰冷又將所留之熱灰鋪於右邊更換坐之再將冷灰炒熱如是坐揉數次必收入矣此法屢驗屢效

百六十 苦參湯 治痔漏

苦參四兩　煎湯日日洗之　又用馬齒莧菜煎水洗之

又方常食脚魚自愈

百六一 六物瀉陰丸 治五種腸風痔症

槐角一兩炒　地榆五錢　當歸五錢　防丰五錢

黃芩五錢酒炒　只殼五錢炒

共研末以無為丸如梧桐大每服五十丸開水送服

百六二 萬應脫管丸 治痔已成管

蝟一個皮紙包以水透濕燒灰存性　血餘一兩燒灰　苦參二兩

木耳一兩　牛角腮一隻燒灰存性　石菖蒲一兩　枯凡一兩

槐子五錢　猪懸蹄二十文燒灰存性　地榆　防丰　雷丸

胡麻仁　漏蘆　蕪荑各五錢　上射一錢　舊棕一兩燒灰

共為細末蜜和丸梧桐子大每服一錢一日服三次

百六三 倣排氣飲 治氣逆食滯脹痛及大怒後脹實者以此和之倘秉賦薄者用時宜斟酌之

木香一錢　陳皮錢半　藿香錢半　香附二錢

青皮一錢　只殼錢半炒　厚朴錢半　牛膝錢半

烏葯三錢酒熱　梹榔錢半

如食滯加炒查肉三錢。如氣逆嘔者加法半二錢。如蕪疝氣加荔枝核七個燒灰研末冲

如小腹痛加小茴香一錢

百六四 倣決津煎 治婦人血虛經滯不能流暢而極痛者如氣分又虛即火用沉香之類

當歸七錢或一兩　牛膝二錢　澤瀉一錢　熟地一兩燒成炭

上肉桂片一錢研末冲　香附二錢酒炒　陳皮二錢　炙洋參四錢

木香片七分不可多　丹參三錢酒炒　新絳五分即帽緯剪下之碎線也　煎服

百六五 倣決津煎加減法 治婦人血實經滯瀉中有補極其應驗

全當歸七錢　川牛膝二錢　紅花二錢酒炒　香附二錢酒炒

桃仁泥五分　紫丹參四錢　澤瀉錢半　烏葯錢半

大川芎錢半　水煎服

百六六 經驗通瘀飲 治婦人氣滯血積經脈不利痛極拒按及產後瘀血作痛並男婦血逆血厥等症然必脈

症兩實方可用此估非痳痛非血中氣滯或氣中血滯而熟軍歸尾之類未可輕投慎之

歸尾五钱　牛膝二钱　紅花二钱　元胡索三钱酒炒

澤瀉钱半　青皮钱半　香附酒炒二钱　木香片八分

丹皮钱半　熟軍二钱　酒一小杯兑服

百六七　經驗三助齊生飲　此補血活血益血之要應神劑也專治崩漏不止以及小產後惡露過多血虛昏迷等症無不極效予每用之無不應手經曰陽搏陰別謂之崩百病時生故凡陽脉搏大必屬血虛而血為婦人之基然傷必致血溢舊血既去新血宜生所以崩後產後審無堅痛之處均係血虛因三助其血而濟生之故立名於此

熟地二兩　大生地酒炒四钱　阿膠炒珠五钱　生淮葯五钱或七八钱

蒲黄酒炒五分　紋党参酒炒四钱　棗皮炒焦钱半　全當歸四钱

白芍二钱米拌炒　蓮米四十粒去心煎服

如頭昏甚者加茯神四钱。如惡寒加蜜炙熟附片二三钱

如口渴加麦冬钱半。如汗多加酒炒箭耆四五钱。如胸腹脇脹加白蔻仁八分。如作泄加烏梅二個

百六八　滑石散　治男婦熱淋

滑石一钱　通草七分　生車前子八分　葵子六分

共為細末以米水調服

百六九　萆薢分清飲　治真元不足下焦虛寒或服涼葯過多小便白濁頻数無度澄如羔糊或似米湯等症

川萆薢三钱　益知仁二钱　石菖蒲钱半　烏葯酒炒二钱

雲苓八钱　青鹽三分　水煎服

百七十　大營煎　治真陰精血虧損及婦人經遲血少腰膝筋骨痛或血氣虛寒心腹疼痛等症

當歸三五钱　熟地一兩　肉桂钱半多去粗皮研末冲服

杜仲二钱姜汁炒　牛膝钱半　枸杞二钱　炙草二钱

如寒滯血氣不能流通筋骨疼痛之甚者加熟附片二三钱方效。如帶濁腹痛加酒炒故紙二钱。如氣虛加人参隨宜。如嘔惡者加干姜一二钱

百七一　二陰煎　治心經有熱水不滅火之病故曰二陰凡驚狂失志多言多笑或瘍疹煩熱失血等症

大生地三钱　麦冬三钱　棗仁一钱　生甘草一钱

真川連钱半　元参二钱　茯苓二钱　淮木通钱半

燈心二十節　竹葉十皮　煎服。如痰多加陳胆星一钱或天花粉二钱亦可

百七二　四陰煎　此保肺清金之剤故曰四陰治陰虛劳損相火熾甚津枯煩渴咳嗽吐衄多熱等症

生地三钱　麦冬三钱　白芍二钱　百合二钱

沙参五钱　雲苓二钱　甘草一钱

如夜熱盜汗加地骨皮一二兩。如多痰加川貝二三钱。如水虧加熟地七八钱。如婦人血燥經遲加牛膝二钱。如血熱吐衄加茜根二钱

百七三　五陰煎　凡真陰虧損脾虛失血等症或見溏瀉所重在脾故曰五陰忌用潤滑宜此主之

熟地一兩　淮葯炒五钱　白扁豆炒五钱　炙草二钱

雲苓二钱　白芍炒黄二钱　北五味二十粒　炙紋党四五钱

焦白术三錢　蓮米二十粒去心水煎服

百七四　休瘧飲此止瘧最妙之剤凡元氣不足或年老弱質而瘧不能止者此方極妙

人參隨宜　焦白术四錢　當歸四錢　製首烏一兩

炙草一錢　或再加熟地八錢更妙

用生熟水煎之即照一五之方投服

百七五　經驗十全種子湯治婦人体瘦血枯血少血寒而無潤澤以及經遲退後來時血淡血少及白帯時多必难受孕必以此方常時多服不惟能生育更能免百病應騐極多

熟地一兩五錢　歸身四錢土炒焦　生淮葯四錢

炙玉竹七錢　白蔻仁八分去净壳　覆盆子三錢

蛇床子三錢　阿膠珠四五錢　酒炒黃耆二錢不宜多用

廣皮一錢

用紅棗五枚煎服愈多愈妙即一二百剤均可。如飲食減少去黃耆加炒谷芽四錢砂仁八分。如溏瀉去當歸加炒芡實五錢。如白帯多加煅龍骨五錢左牡蠣四錢。如手足內熱去廣皮加地骨皮三錢。如眩暈困倦加人參隨宜或炙党參六七錢亦可。如大便秘小便短黃去黃耆加生洋參三錢。如畏寒喜煖或大腹小腹冷痛喜暖加熟附片三錢。如口干微渴去白蔻仁加炒麥冬二錢

六七六　經驗定經抑陽法治婦人血熱經水先期而至色見紫黑唇紅舌焦或皮膚生瘡並赤帯等症

熟地一兩　大生地五錢　丹皮二錢　丹參四錢酒炒

麥冬三錢去心　雲苓二錢　赤芍錢半酒炒

川貝二錢去心　甘草一錢　茅根三錢如有新鮮者更為妙也

用米泔水澄清煎服。如惡熱口干甚者加酒炒黃芩錢半天花粉錢半。如燥汗多者加石斛三四錢。如大便鞕堅如大麻仁三錢。如小便短黃熱痛加赤苓三錢車前二錢。如頭暈耳鳴而火邪壅於上焦者去甘草加牛膝錢半生石羔四錢。如錯經妄行而衄血不止者去甘草加澤瀉二錢牛膝二錢知母錢半

百七七　調元贊育法治男子陽痿精衰虛寒無子此係萬應之剤

熟地一兩　枸杞三錢酒炒　巴戟四錢甘草水炒　淫羊藿三錢用羊油炙

淮葯五錢　蛇床子三錢微炒　菟絲餅二錢　肉桂八分研末冲

鎖陽二錢　熟附片二錢　川杜仲三錢姜汁炒

用桂元肉十枚蓮米三十粒去心煎服愈多愈好如合丸加十倍蜜和之每早吞七錢晚服三錢俱用鹽開水送下

百七八　傚麒麟珠加減法治婦人氣血兩虛体瘦神疲倦於房事腿軟身疼或濁帯過多飲食少思時多畏寒又忽易熱或偶多溏瀉均屬陰陽兩虛難於受孕此種子萬應之神剤也

真紋党五錢酒炒　熟地一兩五錢　鹿角霜四錢　淮葯四錢炒

覆盆子三錢　歸身三錢用土炒　菟絲子三錢　茯神二錢

熟附片二錢　炙草錢半　用桂元肉十枚煎服。如經遲而腹痛者加肉桂八分研末固脂二錢酒炒。如經早而

血熱内伏者去附片桂元加地骨皮三錢酒炒冬青子五錢倘内熱實重即先以[百七三]之方暫清其熱然後以此法多投或加十倍以南棗一斤煮爛去皮核和蜜丸之每日早晚服五錢

[百七九] 加減金匱腎氣湯 治脾腎陽虛不能行水肚腹腫脹或四肢浮腫或喘急痰盛已成膨症其效如神此症多因脾胃虛弱或酒色過傷或治失其宜元氣大傷而變此症若非速救腎中之火則陽氣不充於下何以生土土虛何以制水此水腫之第一方也

熟地一二兩均可　生淮葯五錢　棗皮錢半炒　川牛膝二錢
肉桂一錢研末冲　車前仁錢半　丹皮一錢酒炒　熟附片三錢
澤瀉錢半酒炒透　白雲苓三錢　水煎服不拘劑數

[百八十] 倣廓清飲 治三焦壅滞胸膈脹滿氣道不清小水不利年力未衰通身腫脹或肚腹單脹氣實非水等症

大腹皮一錢　只壳二錢炒　厚朴錢半　白介子錢半
蘿卜子生搗一錢如中不甚脹能食者不同　茯苓五錢連皮　生澤瀉三錢
陳皮錢半　煎服。如内火多者加木通二錢生梔仁一錢。如身黃小便不利者加茵陳二錢。如大便不通小腹脹甚者加生大黃五錢。如兩脇脹痛者加青皮二錢。如胸膈脹痛者加烏葯三錢。如胃中食滞脹疼者加焦查肉四五錢炒麦芽三錢

[百八一] 神香散 治諸氣不化以及氣腫諸葯不效者此方主之又毋因食後氣滞胃脘胸膈疼痛者一服即安

白蔻仁錢半去殼　小茴香錢半

右葯共為細末每次八分開水調服若治氣鼓每日早午晚服三次與煎葯間之

[百八二] 倣胎元飲 治孕婦体虛胎氣不安四肢困倦或時眩暈宜用此方加減常服愈多愈妙

紋党四錢酒炒　熟地八錢　歸身三錢　白芍一錢炒
炙草一錢　杜仲三錢酒炒　陳皮錢半　淮葯三錢炒
老米一撮　煎服。如嘔吐惡心加生半夏二錢干姜八分。如帶濁過多加炒芡实四錢淮葯倍之。如有微火加大生地三錢黃芩酒炒八分。如偶有所觸而動血者加炒阿膠五錢川續斷三錢。如偶有氣逆加砂仁八分青皮八分

[百八三] 涼胎飲加減法 治孕婦体实血熱脹滿胎氣不安口干内熱等症

大生地五錢酒炒　黃芩一錢酒炒　麦冬二錢去心　只壳錢半炒
白歸身三錢　甘草八分　石斛三錢　陳皮錢半
煎服。如偶有動血加炒阿膠四錢茜根錢半。如内熱也加黃柏一錢。如口渴喜冷加生石羔三錢竹葉五皮。如咳濃痰加川貝二錢桑皮一錢。如偶有食滞加焦查肉三錢炒麦芽三錢。如大便秘結加酒炒大黃錢半麻仁二三錢。如小便短滞加赤苓二錢生車前子一錢

[百八四] 經驗加減固陰煎 治陰虛滑漏帶濁遺淋以及陰虛漏胎並經水因虛不固等症極為神效

炙沙参一兩　熟地一兩　淮葯五錢炒　棗皮錢半炒
阿膠珠四錢　炙草一錢　升麻七分酒炒　北五味十四粒

煎服。如虛遺甚者加烏梅二個文蛤醋炒錢半。如小腹痛而兼溏瀉者加固脂酒炒三錢杜仲姜汁炒三錢

百八五 經驗清胎飲 治孕婦血熱而脈洪大有力因火而漏胎者此方即安

大生地一兩　阿膠珠五錢　炒梔仁一錢　黄芩酒炒一錢
杭麦冬去心四錢　荊介穗炒黑二錢　白芽根八錢

用紋銀一錠同煎血漏少者一劑愈多者两劑必安

百八六 經驗安胎散 治孕婦因跌仆漏血或偶有所觸而下血者此

熟地一兩　紋党酒炒五錢　艾葉醋炒一錢　阿膠珠四錢
白芍炒錢半　歸身三錢　川芎錢半　炙甘草一錢
地榆炒二錢　介穗炒黑二錢　黄耆酒炒錢半　炒草皮錢半

紅棗十枚紋銀壹定同煎重者日服二劑數劑即愈

百八七 加味固胎煎 治屢墮胎而多火者

大生地五錢　熟地八錢　阿膠珠四錢　黄芩酒炒四錢
焦白术二錢　白芍酒炒一錢　當歸身三錢　砂仁八分
廣陳皮一錢　水煎服

百八八 脱化煎 凡臨盆將產者先服此藥催生最佳並治產難經日或壞胎不下此藥極妙

當歸一兩　肉桂三錢研末冲
車前錢半　紅花二錢。催生者不用此味若下壞胎必不可少体実者放心倍用

用酒一杯兑服。如氣虛者加酒炒紋党四五錢。如血虛者加熟地一兩均可。如下壞胎再加朴俏四錢童便一杯兑服即下

百八九 加味滑胎煎 凡胎將次臨月常服數劑以便易生

熟地一兩　當歸五錢　川芎八分
杜仲酒炒三錢　陳皮八錢　牛膝一錢
苡米五錢　沙参炙四錢　空心煎服。如氣不舒暢者再用紫蘇、梘子半個為引更妙

百九十 牛膝 治胞衣不下腹中脹滿急服此藥腐化而下只則

川牛膝　川芎　朴硝　蒲黄各三兩切不可減　當歸一兩半
桂心五錢　生地五錢　生姜三片濃煎時時頻服即下

百九一 黑神散 治產後悪露不尽胞衣不下血氣攻心腹痛不止並治脾腎陰虛血不守舍吐衂等症

黑小豆炒一兩　當歸五錢　熟地一兩　蒲黄三錢
生白芍三錢　炙草一錢　炮姜二錢　肉桂冲一錢研末

煎好以童便一杯酒一杯和匀兑服

百九二 經驗滑石散 治產难凡水下胎干胎滞不生用此最效

滑石一兩　白蜜　香油各半盞

右將蜜油慢火燉熟三四沸掠去沫調滑石末頻服外以油調敷產婦臍腹上摩之立效

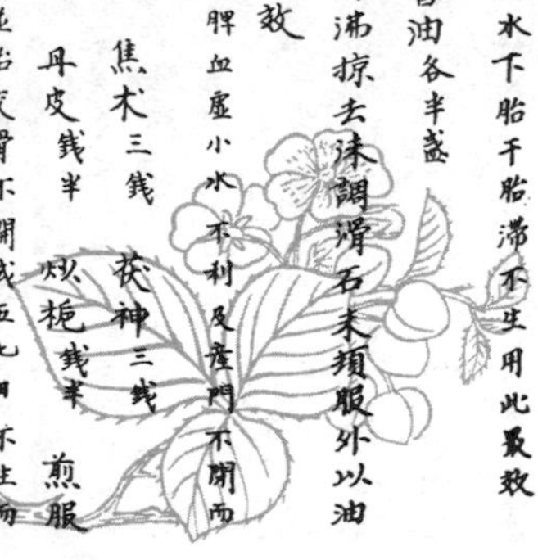

百九三 薛氏加味逍遥散 治肝脾血虛小水不利及產門不開而痛者

當歸七錢　白芍酒炒二錢　焦术三錢　茯神三錢
柴胡一錢　粉草一錢　丹皮錢半　炒梔錢半　煎服

百九四 加味芎歸湯 催生妙方並治交骨不開或五七日不生而垂危者此方不拘劑連服極為應驗之至

當歸一兩　川芎七錢　龜板炙七錢

用生男女之婦人髮一握以皂角水洗淨燒灰存性同煎服

百九五　歸脾湯故方云治思慮傷脾不能攝血致血妄行或健忘怔忡驚悸盜汗嗜卧少食或大便不調心脾疼痛瘧痢鬱結忌服尅伐傷脾致生變症最宜用之。此方加柴胡山梔各一錢即名加味歸脾湯治脾經血虛發熱並治婦人產門不閉極應故特為產門不閉而因憂思傷脾血熱者驗之若于治血症從未用此方以方內有當歸木香皆為血中要試忌用之藥故以此方不列入血症閱者須体察之

人参隨宜或用炙党参五錢　炙耆四錢　焦术三錢　茯苓二錢

棗仁炒二錢　遠志一錢　當歸三錢　木香五分

炙草八分　桂元肉十枚煎服。加柴胡炒山梔各一錢

即名加味歸脾湯治產門不閉之極應也

百九六　良方龍胆瀉肝湯治肝經濕熱有餘之症或暴怒傷肝動火而產門不閉者实係实熱方可用之

龍胆草酒炒錢半　党参二錢　天門冬二錢　麦冬錢半

川黃連酒炒八分　炒梔八分　甘草七分　知母一錢

淡黃芩一錢　柴胡錢半　五味五分　水煎服

百九七　補中益氣湯治劳倦傷脾中氣不足清陽不升外感不解体倦食少寒熱瘧痢氣虛不能攝血及脾虛作瀉大腸下血日以一切下陷之症并治婦人子宫不收而外墮者均屬相宜此方與百五六之補陰益氣煎即此方之變方也用者宜参閱之

人参隨宜或用党参七錢　炙耆四錢　焦术二錢　炙草錢半

當歸錢半如瀉淮葯代之　陳皮八分　升麻酒炒三分　柴胡酒炒五分

姜棗煎空心午前服。如婦人子宫不收加醋炒白芍三錢

百九八　生化湯凡正產小產後均以此方投之連服三四劑俟惡露盡去桃仁再服數劑可免百病此方於產後千古不易之方也生新血化瘀血故名之曰生化湯古方葯味甚輕今改重之以今人非古人可比也

當歸一兩　川芎五錢　炙草五分　焦干姜五分

桃仁去皮尖五分　益母草四錢

用紅糖五錢童便一杯兑服。如血暈血虛加荊介穗七八錢。如氣虛氣脫而怠倦甚者加酒炒党参四五錢。如陽虛厥逆四肢發冷加熟附片二錢肉桂八分。如氣虛痰塞加陳皮去白三錢竹瀝少許兑服。若口噤如風反張瘛瘲者加荊介防風各七分。如惡露未盡身發寒熱頭疼脇脹小腹必痛加紅花丹皮肉桂各四分玄胡索錢半。如內傷飲食呑酸飽脹加焦查肉三錢炒麦芽陳皮砂仁各錢半。倘產後下血不止或如屋漏水者沉黑不紅或斷或來此氣血大虛不可誤用寒涼必宜大熱之葯如熟附片干姜可救心重用否則無救矣諸宜随酌用倘無他症不可妄改

百九九　當歸川芎湯治小產後瘀血心腹疼痛或發熱惡寒等症。凡用此方必將疼痛或以手按之愈痛此是瘀血方以此方投之立效若按之反不痛者必是血虛此方即万万不可用閱係非小仍須以生化湯加減斟酌用之以方內有青皮澤蘭等葯非实瘀血作痛者不可輕用

當歸八錢　熟地七錢　白芍炒二錢　元胡索酒炒三錢

川芎二錢　桃仁去皮尖五分　紅花八分　香附酒炒錢半

青皮八分　澤蘭一錢　丹皮錢半　童便酒和匀兑服

二百 人参黄耆湯 治小產氣虛下血不止
人参 随宜或用党参五钱 酒炒　黄耆二钱炙　當歸四钱
焦朮二钱　白芍钱半炒　艾葉一钱　阿膠珠四钱
右葯用米水煎服更效

二〇一 殺胞煎 治產後兒枕疼痛等症
當歸一两　川芎二钱　炙草一钱　茯苓二钱
肉桂一钱研末冲　煎服○如脉細而寒甚或嘔者加炒焦干姜
二三钱○如血熱多火者去肉桂加酒炒白芍一二钱如脉弱
陰虛者加熟地七八钱○如氣滞者加酒炒香附钱半或用烏
葯二钱亦可○如腰痛加炒杜仲二三钱

二〇二 扶羸小品方 治孕婦虛弱臨月欲下胎者宜用此方
生党参四钱　川芎二钱　粉草八分　肉桂八分研末冲
炒干姜八分　黄芩一钱　蟹爪四丫　桃仁八分去皮尖
水煎八分空心服如未動再服

二〇三 廣濟下胎方 下生胎死腹中此方神效
天花粉四两　肉桂　牛膝　豆豉各三两
用水七小碗濃煎兩碗半分作三服每服後一時許又進一
服即下也但葯味不可減少輕即不應矣

二〇四 良方桂心散 治孕婦因病胎不能安者此方可用即下
桂心一钱　瓜蒌一　牛膝三钱　瞿麦三钱

當歸二钱　水煎服一二劑即下

二〇五 桂心散 治胎死腹中不能下者
桂心三钱　射香五分　右為細末作一次用酒調服即下

二〇六 新產小品方 婦人生子過多血氣過虛而欲斷產者
故蠶退紙方一尺燒灰用酒一杯調空心服永不受孕

二〇七 千金斷產方 治症同前
四物湯一劑　用油菜子一撮 葯名芸子　紅花三钱
秉行經後空心服則不受孕

二〇八 雲雷鼓溫法 治小便不通因虛寒不足之症而凝結者一服即通○又名七味地黄湯
熟地一两　肉桂一钱研末冲
生車前钱半　澤瀉一钱 鹽水炒　丹皮一钱　生淮葯二钱
煎服即通○此方並專利小便而治腎水腎火蓋腎中有火
則膀胱之氣化自行此不通而自通也

二〇八 六安煎 治風寒咳嗽痰凝氣逆及因氣逆而不小便不通者以此方煎服再行探吐
陳皮二钱　法半三钱　茯苓三钱　甘草一钱
杏仁三钱去皮尖　白介子八分 年老之人即氣弱者不用
生姜三片空心煎服○如外感寒邪咸者加北細辛五六钱
○若冬月嚴寒甚者加麻黄桂枝各七分○如頭痛鼻塞者
加蔓荊子二钱○肺胃有火而咳稠痰者加酒炒黄芩一钱
熱石羔二钱不用生姜○如胸膈脹滿者加厚朴钱半

二百十 生血潤腸法治男婦老小大便不通凡非実热症者此方極為穩妥屢試屢驗

熟地一兩　元参七錢　當歸五錢　川芎三錢

麻仁二錢　大黃錢半　紅花三分　桃仁十粒去皮尖

煎服一二剤即通。此方以熟地元参當歸生其陰血少加麻仁大黃以潤腸下行而不亟亟以通之俾正氣有所养而虛邪自出矣用方之妙存乎其人不徒以見病也

二百十一 潤腸湯治男婦老小大便燥結不通

熟地一兩　大生地五錢　歸尾三錢　生甘草二錢

麻仁二錢　桃仁十粒去皮尖　紅花四分　水煎空心服

二百十二 通幽湯治大便燥結堅黑腹痛

熟地一兩　小生地四錢　歸尾三錢　紅花四分

桃仁泥一錢　生大黃一錢　升麻二分　水煎空心服

二百十三 赤金豆治諸積不行凡血凝氣滯疼痛腫脹虫積結聚宜此主之此攻法之峻者必察其脉実体強方可用之孕婦忌服小兒体壮者亦可減用体若虛者切不可用

巴霜錢半　生附子二錢炒黑　皂角二錢微炒　輕粉一錢

丁香三錢　天竺黃三錢　木香三錢　硃砂二錢為衣

右為末醋浸蒸并為丸蘿卜子大以硃砂為衣欲緩者每服五七丸欲驟行者每服一二十丸用滚水或史君子煎湯送下若利多不止可冷水一二口飲之即止盖此藥得热則行得冷則止也。如治氣湿実滯鼓脹先用紅棗煮熟取肉一錢許隨用七八丸甚者一二十丸加白糖少許送下。如治虫痛亦有棗肉照前法用開水送

二一四 太平丸此攻法之次者也治胸腹疼痛脹滿及食積氣積血積氣疝血疝邪実秘滯痛劇等症。此方借微巴豆以行群药之力去滞最妙如欲緩者須用巴霜二錢。孕婦忌用

厚朴　木香　陳皮　烏药　草豆蔻　三稜　莪朮煨

干姜　牙皂炒焗斷　澤瀉各三錢　巴豆霜一錢

右為細末以老米粥和丸如菉豆大每服三分甚者或五分或一錢隨症用湯引送下。如傷食停滯以麦芽查肉隨宜煎湯送下。如婦人血氣痛用紅花三分當歸二錢煎湯送下。如氣痛用陳皮一錢煎湯送下。如疝氣痛用茴香八分煎湯送下。如寒氣用生姜湯送下。欲瀉者用極热姜湯送下一錢。未利再服。利多不止欲冷水一二口即止此方欲作煎剤試之亦可即以各三錢者改為各八分以巴霜止用三分照症加引煎服亦可

二一五 勝紅丸治脾積氣滯胸膈滿悶氣促不安嘔吐清水丈夫酒積婦人血積小兒食積均可治之。如作煎剤以十分之一用之再入生姜三大片為引此攻法之次者也

三稜　莪朮　青皮　陳皮　干姜　良姜各一兩

香附二兩酒炒

共為末陳醋和丸如桐子大每服大人四十丸小兒十五丸用姜湯送下

二一六 助氣丸 治三焦痞塞胸膈飽悶氣不流通蘊結或積症瘕氣塊並皆治之此攻法之次者也

三稜炮　莪朮炮　青皮　橘紅　焦朮各五錢

廣木香　花檳榔　只殼各三錢

右為末以老米粥和丸如桐子大每服大人五十丸小兒十五丸白開水送下。此方欲作煎劑即以三分之一用之

二一七 陳米三稜丸 消積聚並去面米五谷等積均屬立應此攻法

陳倉米一兩。用巴豆五枚去殼同米慢火炒巴豆焦色去巴豆不用

陳皮　三稜　砂仁　麥芽各二錢　南木香一錢

右為末醋糊丸如綠豆大每服大人五十丸小兒二十丸空心姜湯下。此方欲作煎劑以生姜三片為引小兒減半用

二一八 溫白丸 治心腹積聚癥瘕痞塊大如心下堅結一團焉風身体頑麻三十六種遁尸注忤十種水病痞塞心痛腹中諸疾但服此藥必愈此攻法之次者也

川烏二兩製　厚朴姜汁炒　吳萸開水泡一宿炒　石菖蒲　柴胡

桔梗炒黃　皂角炙去皮炒　川椒去閉口炒出汗　高麗參　茯苓

干姜炒焦　肉桂去皮　巴霜　紫　各五錢

共為末用蜜丸如桐子大每服三十丸姜湯下。肝之積名曰肥氣在左脇下如覆杯有頭足用柴胡川芎各一錢煎湯下。心之積名曰伏梁起臍上在心下加石菖蒲八分桃仁去皮尖五分煎湯下。脾之積名曰痞氣在胃脘覆大如盤加干姜一錢煎湯下。肺之積名曰息賁在右脇下覆大如杯加人参三分紫菀一錢煎湯下。腎之積名曰奔豚發於少腹若豚狀或上或下加丁香五分茯苓一錢遠志肉五分煎湯下

二一九 秘方化滯丸 此攻法之竣利者。能理諸氣能治諸積奪造化有通塞之功調陰陽有補瀉之妙久堅沉痼者磨之自消暴滯積留者導之自去但用此丸必察其元氣未衰体強脉实方可投之倘屬虛弱而輕用之恐更傷元氣用之者宜相体而用。孕婦勿服此方

南木香　丁香　青皮　橘紅　黃連各二錢五分

莪朮　三稜各五錢　半夏曲三錢

右八味共為細末再用巴豆一兩用滾水泡去心膜以好醋浸火煨慢火熬至醋乾稱足六錢又用烏梅肉一兩焙干為末用五錢以米醋調畧清連前各藥熬成羔

共和均用白灰面稠糊為丸如蘿卜子大每服壯人十丸弱人五七丸五更空心用陳皮少許煎湯下。如停食飽悶用只殼二錢煎湯下。因食吐不止以津嚥下即止。如人血氣痛當歸二錢煎湯下。如赤痢用甘草五分泡湯下。如白痢用干姜五分泡湯下。如赤白痢相兼者用紅白糖各一錢泡水下。如心痛用石菖蒲五分煎湯下。如諸氣痛用生姜三大片陳皮錢半煎湯下。如小腸氣痛用茴香五分泡湯下。如欲推蕩積滯用極熱姜湯下仍加數丸未利再服倘利多不止飲冷水一二口即止此藥得熱即行得冷即止。小兒痢積量兒大小用米湯下。孕婦勿服

二百二 百順丸 治一切陽邪積滯凡氣積血積虫積食積傷者実热秘结等症各以引湯送下無往不利

錦紋川大黄一斤 牙皂角一兩六錢炒微黄色

右為末用蜜和丸如綠豆大每服大人或二三錢小兒或四五分。如氣積用陳皮一錢 松香三分煎湯下。如血積用當歸二錢元胡索二錢煎湯下。如虫積用川椒三分去白炒出汗史君子五個煎湯下。如食積用查肉三錢麦芽二錢煎湯下。如小兒疳積用佛耳草煎湯下接服四君子湯每服丸藥一次即接服煎藥一劑

三二一 阿魏膏 治一切痞塊堅鞭者

羌活 獨活 元參 桂枝 赤芍 穿山甲 兩頭尖

生地 大黄 白芷 天麻 紅花各五錢 木鱉十枚去壳

乱髮一團 槐柳桃枝各五錢

右用香麻油二斤四兩煎藥 去渣入髮再煎髮化仍去渣入真正黃丹煎收再入 阿魏芒硝 蘇合油 明乳香没藥各五錢 射香三錢 慢火熬之即成羔矣。此羔用紅布攤貼患処須先用朴硝隨患処鋪半指厚以紙盖數層用热熨斗良久如硝耗再加熨之約熨二時許方貼羔藥倘是疳積加芦薈末同運之

三二二 琥珀膏 治頸項瘰癧及腋下初結小核漸加連珠不消不潰或潰而濃水不絶經久不愈或成漏症

真血珀 白芷 防風 當歸 木鱉子 木通各一兩

丁香 桂心 硃砂 木香 松香各五錢 香油二斤

右先將琥珀等六味為末其餘藥用油煎黑濾去渣徐徐入黃丹再煎軟硬得中入前六味末攪即成羔矣量其大小用布攤貼患處

三二三 貼痞琥珀膏 貼癥積痞塊

大黄 朴硝各一兩 為末以大蒜同搗前之琥珀膏貼患处

三二四 水紅花羔 貼痞塊

水紅花連子每一碗以水三碗用桑柴文武火熬成羔量痞大小用紙攤貼仍將羔用酒調服一二錢不飲酒者用白開水調服亦可

三二五 加減蜡蔥散 治産後因感寒露体分娩時寒邪入裏並治男婦胖胃虚冷滞氣不行攻刺心腹連脇作痛疼症氣痛及婦人血氣刺痛等症無不立見無功中病即止不宜过服

蒼朮炒八分 干姜炒五分 三稜七分 莪朮七分

雲苓一錢 青皮七分 砂仁四分 丁香四分研末冲

肉桂三分 玄胡二錢酒炒 炙草五分 丹参三錢姜汁和酒炒

用連鬚蔥白二莖煎七分空心熱服。如産後受寒之甚者不妨再加熟附片一二錢。如分娩受寒而又用力勞神困倦者除加附片之外再放心加熟地一兩 俗醫云産後禁用熟地不知出自何典所謂産後禁用補者非為熟地補也

三二六 經驗解毒飲 治假服人参及热藥忽然上攻或頭面腫脹氣促痰壅目赤唇焦或産後以富貴之家而

妄投參劑或過食煎炒辛味而內熱熾甚者凡此等無不立應

麦冬五錢去心　艮花三錢　生甘草三錢　元胡索二錢酒炒

牛膝錢半　澤瀉錢半

用綠豆二兩同煎。如甚者再用生綠豆一兩搗碎用涼水冲以快子不住手攪冷澄清頻服或再兑入煎藥內亦可

二二七　紫蘇飲治胎前胸脇俱痛往上逼胸甚至不能卧者名曰子懸

當歸四錢　川芎錢半　陳皮錢半　白芍一錢酒炒

甘草八分　蘇梗二錢　香附錢半酒炒　腹毛一錢

用生姜三片煎服凡糯米食及

二二八　芩术湯治子懸症

黄芩二錢酒炒　焦术二錢　陳皮三錢　空心煎服

二二九　天仙藤散治孕婦數月兩足浮腫或流黄水喘悶不食名曰子氣

天仙藤錢半酒炒即青木香　蘇葉八分　陳皮一錢　香附一錢酒炒

烏藥二錢酒炒　木瓜四錢　甘草七分　生姜三片煎服

二三十　竹葉麦冬湯治孕婦受孕五月後心驚胆怯煩悶不安名曰子煩

茯苓三錢　勾藤錢半　黄芩一錢酒炒　麦冬五錢去心

竹葉二十皮　煎服二三劑即愈

二三一　紫苑湯加味法治孕婦咳嗽不止由邪火上升名曰子嗽

紫苑錢半蜜水炒　天冬二錢　麦冬二錢去心　桑白皮一錢炒

生淮藥三錢　桔梗一錢　沙參四錢　大杏仁三錢去皮尖

生甘草五分　竹茹三錢　水煎服

二三二　羚羊角散治孕婦偶受風寒口流涎沫角弓反張昏不知人名曰子癇。癇者間隔之意內經大奇篇云心脈滿大癇瘛筋攣盖神氣不通於心包則癇神氣不行於骨節則瘛癇則筋攣於外且癇瘛兩症有因神氣之內虛有因肝血之不足凡孕婦感受此症其病多在肝經矣

羚羊角屑三錢　當歸三錢　川芎錢半　茯苓二錢

生苡米七錢　杏仁三錢去皮尖　棗仁一錢炒　勾藤三錢煎

五加皮三錢　木香片五分　獨活五錢　茯神三錢

用姜三片煎服輕則兩劑愈重則進三四劑必愈

二三三　理陰煎凡脾腎中虛等症宜剛燥者當用理中回陽等湯宜溫潤者當用理陰大營等湯。此方通治真陰虛弱脹滿嘔噦痰飲吐瀉腹痛婦人經遲血滯產後陰勝多寒並治素屬真陰不足者或忽感寒邪不能解散或發熱或頭身痛疼或面赤舌焦或渴不喜冷但凡脈無力者必是假熱之症若妄用苦寒之藥必致速死宜以此湯照加減主之所謂邪從正解即养正去邪之謂也大利於近時之用

熟地一二兩即三兩亦可　當歸二三錢均可五七　炙草一二錢

肉桂一二錢隨宜研末冲　水煎服。此方加熟附片二三錢即名附子理陰煎加人參隨宜即名六味回陽飲均治命門火衰陰中無陽等症。若風寒外邪尚未入深但見發熱身疼脉數不洪內無火症者加柴胡錢半連服一二劑其效如神。如寒凝陰勝而邪難解者加麻黄七八分。如背惡寒者加熟附片一二錢再加柴胡錢半。如陰虛火盛而熱不解者去肉桂單用三味即加炙沙參五錢丹皮錢半亦可。如

痰多加茯苓三錢或用白介子七分以行之亦可。如泄瀉不止去當歸加生淮葯四錢炒白扁豆五錢。如腰腹痛加枸杞二錢杜仲姜汁炒三錢。如腹脹及胸膈脹滿者加陳皮錢半砂仁錢半

二三四 俶貞元飲 即前理陰煎不用桂者。治氣短似喘呼吸急促提不能升嚥不能降氣道噎塞執劇虛危者常人但知氣急其病在上而不知元海無根肝腎虧損此心腎不交而為氣脫症也尤治婦人血海多虧及產後虛喘其效如神若妄云痰凝氣滯妄投牛黃蘇合等丸而破耗是速其死矣

熟地一二兩或三兩均可　炙草三錢　當歸二錢　生淮葯四錢

橘紅五錢　煎服。如惡寒作嘔者加煨姜三大片煎服

如氣虛多汗者加米拌炒紋党五錢或用高麗參二錢更妙

如手足厥冷加肉桂一錢研末冲服此二方原可泰用也

二三五 七灰散 治血崩神效胎前產後均可用又男子下血不止亦可用

蓮蓬殼一個　罌粟殼五個　螃蟹殼一個　藕節七個

益母草五錢　旱蓮草五錢　舊棕一小片

共燒灰存性為細末分作兩次醋點湯調心溫服

二三六 龍骨散 治血崩不止產後胎前均宜

煅龍骨　當歸　香附酒炒各一兩　舊棕燒灰五錢

共為細末每服五錢用米湯空心服忌喫油膩之物

二三七 俶人參當歸湯 治去血過多內熱氣短頭痛悶亂骨節作痛虛煩咽燥其效如神

洋參三錢酒炒　當歸四錢　大生地五錢酒炒　熟一兩

白芍二錢酒炒　麥冬三錢去心　淡竹葉十皮　生苡米五錢

用陳倉米一撮紅棗五枚煎服三四劑全愈

二三八 止血救急湯 治產後惡露不止胎前崩漏不止均宜

蒲黃二兩　水煎服或再加當歸一兩亦可

二三九 經驗生乳湯 治產後乳少及乳不通極神效

熟地一兩　箭耆八錢酒炒　當歸四錢　王不留行三錢

淮葯三錢　炙草二錢　陳皮八分　大生地五錢酒炒

木通一錢　瞿麥一錢

用豬蹄熬清湯煎葯空心服之如不應再服即應

二四十 連翹金貝煎 治產後小兒吹乳以致乳汁不通腫痛並治陽經癰毒在臟府肺腸胸乳之間此方最佳

土川貝三錢　銀花三錢　紅藤七錢　花粉二錢

蒲公英三錢　連翹一兩　夏枯草三錢　服葯後臥暖處片時

二四一 南星散 治產後因兒吹乳以致乳汁不通腫脹痛甚者外敷即消

南星一兩　為細末用蔥汁調敷再以連翹金貝煎服之

二四二 麥芽散 治產後或無兒飲乳或餘乳蓄結或血氣充實致令乳房腫脹作痛不消一服立消

炒白麥芽三兩　煎服立消如輕用即不應

二四三 詩云方 治吹乳立應

婦人吹奶法如何　皂角燒灰蛤粉和

熱酒一杯調八字　管叫時刻笑呵呵

二四四 溫白熱熨法 治新產乳多脹滿外溢不止

用新白布以極滚水浸透秉熱熨之即不外溢

[二四五] 開門丹治產婦交骨不開極應此方必要兒已轉身方可服倘胎中兒尚未轉身切不可用

枳木枝一兩　當歸二兩　川芎一兩　生党參一兩

煎服即用

[二四六] 倣秘元煎法治陰虛遺精帶濁滑脫等症男婦大小皆可用凡為心脾虛損者皆宜

紋党五錢酒炒　遠志八分制　芡實四錢炒　淮葯四錢炒

棗仁錢半炒　茯神三錢　炙草一錢　五味子十四粒

金嬰子二錢去核　煎服○如有微火者加苦參錢半○如氣

分大虛者加炙箭耆三四錢每日一劑以愈為度服十劑

後再加熟地一兩大熟地酒炒五錢更炒

[二四七] 倣固陰煎加減法治陰虛滑泄帶濁遺淋及經水不固定治婦人陰挺以及男婦肝腎不足等症

人參隨宜或用党參酒炒五七錢　熟地一兩　淮葯五錢炒

棗皮一錢炒　五味三分搗　炙草錢半　兔絲子三錢炒香

用蓮肉四十粒去心煎服○如滑泄不禁者加金嬰子肉三

錢文蛤醋炒一錢烏梅二個。如肝腎血虛而血不歸經者

加土炒當歸三四錢。如氣虛下陷者加酒炒升麻一錢

[二四八] 薰洗木楊湯治婦人陰中生物名曰陰挺每日薰洗數次

水楊柳根　五棓子　金毛狗脊　楷梧　魚腥草

黃連各五錢

右為細末分四劑用有嘴瓦罐煎湯以小竹筒去節接於罐

嘴上引熱氣薰入陰中或透引挺上俟湯溫仍以湯洗沃之

仍服治挺之葯

[二四九] 只壳散治婦人陰腫

只壳半斤　切碎煎極熱即乘熱以旧綢包裹納入陰中

並將一半用旧綢包裹於陰户之外乘熱熨

之冷又更易數次即愈勿妄治之

[二五十] 薰洗椒茱湯治婦人陰痒手不能住者

花椒　吳茱萸　蛇床子各一兩　藜蘆五錢

陳茶一兩　炒鹽二兩　煎水乘熱薰洗洗後以艮硃紙

燒灰搽雞肝一它納入陰中以制其虫更妙勿妄治之

[二五一] 倣芍葯蒺藜煎治男婦通身濕熱瘡疹及下部紅腫熱痛諸瘡等症如神

白蒺藜一兩連刺搗碎　生白芍二錢　龍胆草錢半

生地四錢　炒梔錢半　黃芩錢半　木通二錢

澤瀉四錢　銀花三錢　苡米七錢　茯苓三錢　空心服

[二五二] 蛇退散治婦人陰中生瘡先用葯水薰洗後以此末葯干搽之

蛇退一条燒灰存性　枯礬　黃丹　扁蓄　穗各一兩

蛇床子　硫黃　介穗各五錢

共為細末如瘡中干則用香蔴油調搽瘡中如瘡濕即將末

葯干搽之葯脫又搽日不拘次

[二五三] 神應養真丹治男婦肝腎虛損四時不正之氣所襲腳膝無力或右癱左瘓半身不遂手足頑麻語言

寒凝氣血凝滯遍身疼痛等症○此方加十倍為末以蜜和丸每早晚每服五錢亦妙

熟地一兩　當歸三錢　川芎二錢　川牛膝錢半

白芍錢半　羌活一錢　天麻錢半　川牛膝錢半

木瓜三錢　水煎服

【二五四】虎骨脛 去風補血益氣壯筋骨強脚力

真虎脛骨一對 羊肉酥　萆薢一兩五錢　五加皮四兩

固脂二兩　苡米四兩　熟地十兩　牛膝二兩 孕婦勿用

杜仲二兩 姜汁炒　浸燒酒十斤不要煮

【二五五】椒艾囊 治脚氣

艾葉半斤　川椒四兩　草烏四兩　共為粗末和勻用

粗布包裹足底及足脛外用微火烘之使椒艾之氣得行於

內或夜卧包之達旦去之此法極效

【二五六】敷脚氣方 治脚氣腫痛不能落地者

芥菜子五錢　白芷四錢　研末用姜汁調敷痛處

【二五七】加味地黃湯 治穿心脚氣不能落地者

熟地三兩　當歸七錢　白芍二錢 酒炒　川芎二錢

三柰四錢　木瓜三錢　蘇葉八分　牛膝錢半 孕婦勿用

陳皮錢半　杜仲三錢 姜汁炒　水煎服

【二五八】鷄鳴散 治脚氣第一品葯不問男女皆可服如感風濕流注痛不可忍筋脉浮腫者並宜服之其效如神

檳榔七枚　橘紅　木瓜各一兩　吴萸　蘇葉各三錢

桔梗五錢　生姜五錢

煎好五更時分作三次冷服如冬月嚴寒溫服亦可服後以

乾点心壓下至天明後如大便內下黑糞水即腎經所感之

寒濕氣也早飯宜遲喫使葯力作效此葯並無所忌

【二五九】立效散 治脚氣攻心如消腫更效及治暑

檳榔七枚　陳皮八錢　蘇葉七錢　吴萸三錢 開水泡三次去苦汁

木瓜一兩　生姜二兩　煎好分作兩次服

【二六十】當歸拈痛湯 治濕熱為病肢節疼痛肩背沉重胸膈不利手足遍身流注疼痛熱腫等症男婦皆宜

羌活二錢　黃芩二錢　炙草錢半　茵陳三錢 酒炒

黨参二錢　苦参一錢　升麻八分　干葛一錢

蒼朮錢半　防風一錢　歸身錢半　焦朮錢半

知毋一錢　猪苓一錢　澤瀉一錢　水煎空心服

【二六一】儆防已飲 治濕熱足氣

焦朮二錢　防已錢半　木通錢半　檳榔一錢

川芎錢半　生地五錢　黃栢一錢 酒炒　甘草梢錢半

苡米四錢　犀角屑一錢　煎服○如大便实加桃仁八

分○如小便澁加牛膝錢半○如發熱加川連八分○內

熱甚加生石羔三錢○有痰加竹瀝姜汁一酒杯兌葯服

【二六二】小續命湯 通治八風五痺痿厥等症又於六經分別隨症加減用之

生党参三錢　麻黃一錢 去節　黃芩八分　白芍一錢

炙草八分　川芎錢半　防巳二錢　杏仁二錢去皮尖
官桂一錢　防風錢半　熟附片二錢　生姜三片紅枣
五枚煎服○如春夏加生石羔二錢知母一錢○如秋冬以
官桂附片倍用○如精神恍惚加茯神三錢遠志八分○如
骨節煩痛有热者去附片倍用白芍○如骨間冷痛亦倍用
附桂○如小便短澁去附片倍白芍加竹瀝一酒杯兑入○
如臓寒下痢去防巳黄芩加焦术二錢○如热痢減去附片
官桂○如脚無力加牛膝二錢孕婦不用○如身痛加秦艽
酒炒三錢○如腰痛加杜仲姜汁炒三錢○如失音加杏仁
去皮尖三錢○如自汗去麻黄加焦白术三錢

二六三 加減檳榔湯治一切脚氣弱名曰壅疾貴在踈通春夏尤為最妙
檳榔四錢　橘紅三錢　蘇葉三錢　炙草二錢
生姜三片煎服○如脚痛不已者加木香八分五加皮三四
錢○如婦人脚痛加當歸三錢○室女脚痛係肝血實滯宜
加赤芍二錢○如中滿不食加只實八分○如吐痰加法半
夏二錢○如大便不通加生大黄錢半○如小便不通加木
通二錢○如轉筋者加吴萸錢半用開水泡去苦汁再用鹽
水炒○如脚腫痛者加大腹皮錢半木瓜三錢○如脚痛而
热加地骨皮三錢

二六四 羌活導滯湯治風湿實滞脚氣若素係虛弱者不可用

羌活三錢　獨活二錢　防巳二錢　當歸三錢
只實錢半　大黄酒炒二錢　煎服微利即止不宜過服

二六五 只實大黄湯治湿滞脚氣体氣強壯而為實邪者宜之補虛者即不可用切勿孟浪也
羌活錢半　當歸二錢　只實八分　酒炒大黄三錢
空心煎服以利為度

二六六 初生開口法
春夏秋三季内以甘草一錢泡水用綿帛裹指醮汁滿拭
其口使口中穢物流出然後用核桃肉去净薄皮搗爛取
汁和紅糖少許徐徐喂之俟对時再行哺乳○或拭口之
後用保赤散二三分服之再以核桃汁續進亦可○冬季
内以生姜湯拭口以姜去胃寒通神明可免吐滞之患此
法最妙人所少知也拭口後其法如前○如初生兒甚肥
厚面色赤紅唇色紅紫者胎火甚重於拭口之後即用川
連一錢甘草五分泡水徐徐喂之亦續進核桃汁免口中
流出白沫愈多愈好更免一切之病

二六七 萬應保赤散治小兒寒食凝滞急慢驚風痰涎壅甚并撮口臍風吸初生拭口後以此散調服二三分能療諸病余治此散而濟人甚多無不立應此方分兩係一料之藥小兒分作三次服初生分作五次服如施濟人即以此分兩或加十倍二十倍合之重則五分輕則三分可也
真牛黄三釐　川連五釐　硃砂三釐　青黛五釐
上氷片三釐　銀硃三釐　大黄三分　赤金五張

人中白三分　百草霜五分　蟬退七個用銀挖耳挿入香油灯火上燒焦

共為極細末用勾藤薄荷各五分煎湯調服

三六八 龍胆湯治胎驚壯熱臍風撮口

胆草　勾藤　柴胡　炒芩　赤芍　桔梗　雲苓各五分

大黄一分煨熟　紙包漫濕　水煎服

二六九 保生湯治臍風胎風鎖肚○噤

防風七分　只壳五分炒　橘紅四分　茯神三分

介穗三分　遠志四分去心　桔梗三分　南星五分姜汁炒

甘草三分　灯心五節煎服

二七十 抱龍丸治風痰壅甚或發熱咳嗽或發驚搐等症

胆草四兩九制　天竺一兩　雄黄　硃砂各五錢

射香五分另研

右為細末用粉草一斤煮極濃汁和匀搗丸每兩作二十丸陰晾干用薄荷湯下此方加牛黄即名牛黄抱龍丸加琥珀即名琥珀胞龍丸今粵東陳李濟丸即此方也

三七一 牛黄散治小兒溫熱壯熱或寒熱往来熱驚

真牛黄　甘草各五錢　柴胡　梔子酒炒　胆草酒炒

黄芩酒炒各二錢五分

右為末每服五七分以金銀同薄荷煎服

三七二 利驚丸治急驚

天竺黄二錢　軽粉　青代各一錢　黑牽牛五錢炒

共為末蜜丸豌豆大每歲一丸薄荷湯化下十丸為度

三七三 柳青丸治肝熱急驚抽搐○此方加天黄一兩梔仁八錢即名瀉青丸

羌活一兩　川芎七錢　當帰一兩　防風一兩

胆草一兩

共為末蜜丸如芡實子大每服一二丸用竹葉五皮煎湯入沙糖化下○此丸作煎剤亦可以十分之一用如用大黄梔仁亦以十分之一用○再加熟地五七錢生淮菂三五錢作煎剤即妙

二七四 安神鎮驚丸治小兒驚退後調理安心神養氣血或將驚而預防之此丸已驚將驚先後皆可用

天竺黄另研　洋参　南星姜汁　茯神各五錢

當帰　棗仁炒　麦冬　生地　白芍炒三錢

薄荷　木通　川連姜汁炒　梔仁炒　硃砂另研

牛黄另研　煅龍骨各二錢　青代一錢另研

共為末蜜丸如綠豆大每服三五丸量兒大小淡姜湯送下

三七五 加減六和湯治生冷傷脾或食後凝風食留不化以致霍亂吐瀉或小兒吐瀉間有酸臭氣味以及一切暑風痺氣及一切不正之氣寒熱等症男婦老幼皆可用之其效如神

生白扁豆五錢去壳　藿香二錢　赤苓二錢　生沙参三錢

法半夏錢半　大砂仁一錢　炙草一錢　大杏仁二錢去尖

陳皮一錢　生姜三片煎服○如寒甚者加熟附片一二

錢。如食滯甚者加焦查肉三四錢麦芽二三錢。如因氣食相搏者加木香片八分亦加焦查肉二三錢小兒俱減半

二七六 加味沉香降氣飲 治陰陽不和中焦壅滞氣不升降呑酸嘔吐飽悶等症氣盧者斟酌用之

真沉香五分磨水兑服　砂仁錢半　陳皮一錢　只壳一錢炒

香附錢半益水炒　川厚朴一錢姜汁炒　炙草五分

生姜三片陳倉米一撮煎服

二七七 加味橘皮乾姜湯 治悪心嘔噦寒在上焦或泛〻欲吐之狀。小兒減半用。孕婦不用法半下

干姜錢半　党参二錢米炒　橘皮錢半　肉桂八分去皮研末冲

通草一錢　粉草八分　雲苓錢半　薏仁七分

法半錢半　煎服。如兼呃逆者加柿蒂伍個

二七八 二汁飲 治反胃嘔吐極效。並治咳嗽嘔吐甚佳。再加梨汁一酒杯名三汁飲

甘蔗汁兩酒杯　姜汁一酒杯

以二汁兑勻用開水燙熱作一次服一日服三次即止

二七九 倣玉燭散法 古方係四物湯共調胃承氣湯合用名曰玉燭此法即余用方之変通也利於近時善治噎膈初起脉症尚未大虛者設之倘病久脉虛萬不可用並治血虛便閉及婦人經閉

熟地一兩　當歸三錢　川芎錢半　大黃二錢。半酒炒半蜜炙

白芍錢半酒炒　粉草八分　元明粉一錢　柏子仁一錢

松子仁一錢　煎好以人乳一酒杯兑服中病一二剂即止不可多服

二八十 加味五膈寛中飲 治七情鬱結致傷脾胃以致陰陽不和初成噎膈及氣逆等證。氣虛者酌之

陳皮錢半　青皮一錢　香附一錢炒　童便　厚朴一錢姜汁炒

白蔻八分研冲　砂仁一錢　丁香七分研冲　炙沙参四錢

茯苓二錢　甘草五分　苡米四錢炒　煎服

二八一 經驗既濟膏 治久咳不已及勞損干咳聲啞並老年水虧虛咳以及噎膈干嘔凡經勞心用力之人屢咳不愈者余製此羔投之実有回天之力無論男婦老幼並孕婦久欵均能用之

熟地六兩　生地四兩酒炒　麦冬二兩微炒　叭噠杏仁三兩去皮尖

茯神一兩　茯苓一兩　粉草八錢　黑芝蔴三兩炒香

淮药二兩　苡米二兩炒　姜汁　白砂糖三兩

氷糖三兩　白蜜三兩　天冬二兩微炒　蘿卜汁各一茶杯

右將各葯用武火濃熬以新布扭去渣次以三汁同葯汁用文火再熬約兩時許然後以糖入之慢〻文火即成羔矣用潔净磁坛收貯放地面一夜退去火氣用時以滾開水冲化或一兩二兩均可捴宜早晚空心調服

二八二 安胃飲 治胃火上冲呃逆不止

陳皮二錢　查肉二錢　麦芽二錢炒　木通錢半

澤瀉一錢　黄芩一錢　石斛三錢　食遠服。如胃大其而脉滑实者加生石膏一錢　炒桅仁八分

二八三 三因丁香散 治呃逆

丁香一錢　柿蒂七個　良姜八分　炙草八分　煎服

二八四 丁香柿蒂散 治吐利後或病後胃中虛寒或為凉葯所悮致令呃逆不止急用此方趕緊煎服不可大意倘七八聲相連不断收氣不回者即為不治之症

丁香五分研冲　柿蒂七個　良姜八分　炙草五分
法半钱半　廣皮一钱　茯苓二钱姜炒　生党参三钱
生姜三尖片煎服○如寒甚者加熟附片一二钱肉桂八分

二八五 橘皮竹茹湯 治胃虛兼热而呃逆者
橘皮二钱　竹茹钱半　生党参二钱　真石斛四钱
甘草五分　紅棗五枚　煎服

二八六 鼻𪖙法 治呃逆服葯不效者此法不止必不能治
硫黄三兩　乳香三兩　用酒煎極滚令病人以鼻𪖙之
坐旁再燒松香烟使病者以此薰入鼻中

二八七 倣歸氣飲 治氣逆不順呃逆嘔吐或寒中脾腎等症
熟地八钱　茯苓二钱
柿蒂五個　陳皮钱半
而寒之甚者加熟附片二钱○如肝腎俱虛寒者再加肉桂
八分去皮研末同冲

二八八 大中和飲 治飲食留滞積聚或因虛寒嘔吐等症男婦大小皆宜
陳皮三钱　查肉炒二钱　茯苓二钱　厚朴钱半姜汁炒
扁豆炒二钱　甘草五分　生姜三片煎服○如嘔吐者加
法半一二钱○如脹滿氣逆者加砂仁八分○如上焦火鬱
加炒梔一钱○如婦人氣逆或胎氣加蘇葉八分香附酒炒
一钱○如中寒者加炮姜一二钱肉桂八分研末冲服

二八九 缺

二九十 苓朮二陳湯 治痰壅水氣停蓄心下悸吐呑酸等症
淮葯二錢　猪苓錢半　澤瀉錢半　雲苓二錢
陳皮錢半　法半二錢　炙草八分　干姜炒錢半
煨姜三片煎服○此方原有白朮因近日真朮頗少故而葯
空中之江西朮其性横中故以淮葯代之又有蒼朮多有胃
氣虛者悶此氣味更為動悸故以干姜代之凡用葯必相其
病者之強弱胃氣之厚薄容葯之氣味宜圓融変通也

二九一 倣仲景烏梅湯 治胃寒吐蚘了厥症大小皆宜○古方原係作丸余以之作煎劑極妙
烏梅肉三錢　炙防党四錢　北細辛二錢　黄柏錢半
熟附片三錢　炒川蓮一錢　白歸身二錢　桂枝八分
干姜二錢　真川椒五分去閉口炒出汗　生姜三片煎服
成無已曰肺欲收急食酸以收之烏梅之酸以收肺氣脾欲
緩急食甘以緩之炙党之甘以緩脾氣寒淫於内以辛潤之當
歸細辛桂枝之辛以潤内寒寒淫所勝平以辛热姜附之
辛热以勝寒蚘得甘則動得苦則安黄連黄柏之苦以安蚘
此方最為得法余屢用之無不獲效此用古方而不拘於古
法者即以丸方作煎劑而酌其分両之輕重所謂不守陳言
不拘陳法度通之用於此

二九二 霍香正氣散 治外虛風寒内停飲食頭疼寒热以及霍乱吐瀉瘧痢傷寒並四時不正之氣等症
藿香二錢　蘇葉八分　桔梗錢半　白芷一錢　腹皮錢

陳皮八分　法半錢半　茯苓三錢　甘草七分
焦术一錢　厚朴八分姜炒　姜棗煎服

二九三 霍乱救急各法并指方

一霍乱刺委中穴即脚湾出血或刺十指尖出血或用括沙法均效○一霍乱轉筋男子以手挽其茎物女子以兩手揪其兩乳○一霍乱吐瀉不止者用灯火在氣海上即小腹之上並中脘即臍之上及崑崙穴即脚後跟各一壮即止○一干霍乱欲吐不吐欲瀉不瀉即以盐湯而探吐之或再以髮稍攪喉中必令其吐方保無虞○一霍乱吐瀉不止危極者以盐填滿臍心或用艾火於盐上灸之或用灯火摶臍烧七壮即愈○又霍乱轉筋用葯以做和胃飲加肉桂二錢研末木瓜四錢方在圖四十二中或用理陰煎加肉桂木瓜亦可方在圖二十三中查用

二九四 加味保陰煎治男婦滞濁遺淋色赤带血脉滑多热便血不止及血崩血淋或經期太早陰虚内热

熟地八分　生地五錢酒炒　白芍錢半　生淮葯三錢
續断二錢酒炒　黄芩一錢酒炒　黄柏一錢炒　生甘草一錢

如小便多热或熱怒大動血者加炒梔錢半○如夜热身热加骨皮三錢○如肺热汗多加麦冬三錢炒棗仁錢半○如血虚血滞筋骨腫痛者加當歸二三錢○如氣滞而痛加青皮一錢陳皮二錢暫去熟地○如血脱血滑及便血久不止者加炒熟地榆二錢烏梅三個或用醋炒文蛤一錢亦可○

如肢節筋骨疼痛或腫者加秦艽三錢酒炒丹皮二錢

二九五 局方七氣湯治七情鬱結臓氣互相刑尅陰陽不和揮霍撩乱吐瀉交作

法夏二錢　橘紅一錢　白芍錢半　茯苓三錢
党参二錢　厚朴錢半　蘇葉八分　肉桂八分
生姜三片紅棗二枚煎服

二九六 逐寒蕩驚湯此乃陵莊在田福之方耑治小兒体虚或久病不愈或痘後麻後悞服凉葯泄瀉嘔吐变成慢驚清热散風愈治愈微速即服此能開寒痰寛胸膈止嘔吐蕩驚邪所謂回元氣於無何有之鄉一二剤後嘔吐漸止即其驗也認明實係虚寒即宜服之不必数畏

胡椒一錢　炮姜一錢　丁香十粒　肉桂一錢去皮

共為細末以灶心土三两煮水澄極清煎葯大半茶杯頻頻灌之接服後方定獲奇效

二九七 加味理中地黄湯此方助氣補血却病回春耑治小兒精神已虧氣血大虧形状狼狽瘦弱至極皆能挽回如法濃煎頻服不可减去分毫实為萬應神剤

熟地七錢　當歸二錢土炒　棗皮一錢炒焦　枸杞二錢酒炒
焦术三錢　炮姜錢半　炙草一錢　炙党参三錢
棗仁錢半　固脂二錢炒　炙芪二錢　上肉桂二錢去皮研末另冲

生姜三片紅棗三枚核桃肉二錢仍用灶心土三两煮水澄清煎葯取濃汁一茶杯再用熟附片五分煎另水一酒杯先入葯内量兒大小分数次灌之○如咳嗽不止者加粟壳一錢金罌子一錢○如大热不退加酒炒白芍一錢○如泄瀉

不止者加丁香六分日服一剤即去附片只用丁香七粒隔二三日只用附片二三分盖因附片太热中病即止且附片用之太多則小便閉塞不出不用附片則臟腑沉寒固結不開如不用丁香則泄瀉不止若小兒虛寒至極則附片又不妨用至一二錢此所謂神而明之存乎其人若小兒灶瀉不止已甚或微見驚搐胃中尚可受藥喫乳便利者並不必服逐寒蕩驚湯只服此藥一剤而風定神清矣如小兒尚未成驚不過昏睡發热不退或時热時止或日間安靜夜間發热以及午後發热等症總屬陰虛均宜服之若新病狀実之小兒服紅口渴者乃実火之症方可暫用清解但果係実火必大便秘結小便短滞声洪氣壮喜飲冷茶冷水若吐瀉交作則非実火可知矣。此方均照原法極為佩服先生深貴若心余不過稍增分両以近時嬰兒先天不足者十居其九屢試屢應即如契兒春齡甫經四歲時於痳後發热面赤悉屬假热陰虛之症余用熟地每剤二兩三剤大效其他凡小兒真陰虛者亦無不用至両餘無不力應所謂達上者不嫌其輕納下者不嫌其重且愈重愈不滞愈輕愈能滞庸醫何其不察此中之玄奥也又慢驚一切忌用之藥悉詳於〔三九四〕中宜細玩之誠求保赤者萬勿泛視

〔三九四〕治慢驚忌用諸藥信者福厚不信者福薄犯者必死忌者必生于萬勿為庸醫所惑也

滚痰丸　抱龍丸　蘓合丸　內消丸　太平丸
百順丸　牛黄丸　利驚丸　凉驚丸　以及柴胡防風白芷蘓葉薄荷桔梗羌活獨活胆草大黄芒硝石羔麦冬天冬生地木香青皮只壳只実厚朴檳榔麦芽查肉神曲荆介腹皮元参苦参黄連黄芩黄柏知母車前木通滑石射干青箱子天麻全蝎姜蚕白附子南星牙皂細辛麻黄桂枝澤瀉萹蓄防已括蔞花粉連翹猪苓赤苓之類斷不可用用之必致危殆不可救藥慎之慎之今時每為庸醫幼科所悞者芒多即受病之家余亦曾有苦口力阻者余不信何無不後悔余特為家庭中諄諄告誡萬勿泛視也

〔二九九〕做秘旨安神法治小兒心脾虛睡中驚愓或受大驚大嚇而作者。古凡係丸藥不如煎劑應急也
党参二錢生用　茯神二錢　枣仁錢半炒　法半一錢
白芍八分　當歸八分　橘紅八分　北五味七粒
炙草五分　生姜二片金銀同煎酒頻灌服

〔三百〕茯神湯治小兒胆氣虛寒頭痛目眩心神恐懼或是驚癇
党参二錢生用　炙芪錢半　熟地五錢　枣仁八分炒
白芍八分炒　茯神三錢　桂心三分　柏子仁七分炒
甘草五分　五味子五粒用金銀同煎分數次頻頻灌服

〔三百〇一〕團参散治小兒血热心虛自汗盗汗
党参五錢酒炒。或用高麗参一錢亦可　當歸四錢。煎服或用雄猪

心切分三片煎湯澄清以此湯煎藥亦可

三〇二 太平湯治小兒变蒸於三月後每三日服一劑可免百病

党參炒黃三錢　雲苓錢半　炙草錢半　升麻一分不可多用

淮藥炒錢半　煎服

三〇三 調元湯治小兒变蒸脾弱不乳吐乳多啼

党參錢半　香附炒一錢　焦朮一錢　厚朴八分姜汁炒

廣皮一錢　藿香五分　炙草五分　姜棗煎服

三〇四 調氣散治小兒变蒸吐瀉不乳多啼欲發慢驚

党生錢半　木香五分　藿香五分　廣皮一錢

香附酒炒八分　炙草一錢　茯神一錢　茯苓一錢

生姜二片紅棗二枚煎服。古方無二苓以茯神補心以茯苓助脾故也

三〇五 柴胡清肝湯治小兒見灯見火而愈啼不止仰身而啼兩手温暖口中熱氣此心經有火以及肝胆木火相轉并治風熱瘡疒或瘡毒結於兩耳兩脇或胸乳小腹股足等處皆三焦之实熱也

沙參三錢　柴胡八分　炒梔八分　川芎八分

桔梗一錢　連翹一錢　甘草七分　黃芩酒炒八分

淘米水煎服。若大人用即加倍分兩服之

三〇六 經驗理中湯此方加人參名曰人參理中湯。加附片名附子理中湯。加人參附片名參附理中湯。加丁香名丁香理中湯。加胡椒名胡椒理中湯。所謂理中者理中宮之脾胃也治脾虛陰寒腹痛自利不渴大人小兒食乳不化短氣咳嗽霍乱嘔吐胸膈膧寒以及瘇痢日以並瘴氣瘟疫中氣虛損火不能愈以及中虛生痰等症均屬相宜

炙党參四錢　焦朮三錢　干姜炒三錢　炙甘二錢　煎服

如虛寒腹痛甚者或入房後腹痛手足厥冷者或食寒冷腹痛者均宜加熟附片二三錢。或中脘停寒食即入吐即嘔者加丁香五分甚者可加至一二錢。如肺胃虛寒氣不宣通喘欬逆氣嘔吐痰水者加胡椒研末三錢蓽撥二錢廣皮錢半甚者加附片三四錢。如宿食不化而有酸臭味者加炒麦芽二錢炒神曲錢半。如冷瀉不止以及瀉清水者重用附片五七錢之外再加炒芡实三四錢雲苓二錢小兒均減半用

三〇七 灯花散治小兒心躁夜啼

燈花五顆　研細末用灯草五抑泡水調塗乳上令兒吮之或塗兒口中以乳汁送下日服三次

三〇八 清脾飲治熱瘧或熱多寒少。此方分兩係兒科用之若大人用則加倍之劑

青皮五分　法半一錢　黃芩八分　甘草四分

焦朮錢半　雲苓錢半　柴胡八分　廣皮八分

草菓五分　厚朴炒七分　姜棗煎服

三〇九 六君子湯治脾胃虛寒等症小兒減半用。此方去半夏陳皮名曰君子湯治脾胃虛弱。不用半夏名五味異功散治脾胃虛弱嘔吐泄瀉氣逆。以四君加附片木香橘紅名曰參附四君湯治脾虛寒吐瀉。又以本方加炙芪砂仁厚朴肉桂名加味六君湯治小兒脾瘧瀉痢。又以本方加砂仁藿香名香砂六君子湯治過服涼藥以致食少作嘔或中氣虛滯此係脾胃之主方也

炙防党五錢　焦朮四錢　雲苓三錢　炙草二錢
法半夏三錢　廣皮二錢　姜三片紅枣五枚煎服

三一〇 溫胃飲 治中寒嘔吐吞酸泄瀉不思飲食及婦人臟寒嘔惡胎氣不安等證
炙防党三四錢或一兩　焦朮二三錢或五錢　白扁豆三錢炒去壳　當歸二錢瀉者不用
焦乾姜三二錢　陳皮一錢　炙草一錢
食遠溫服○如脾氣下陷而身熱者加酒炒升麻四五分○如氣滞或兼胸腹痛者加白蔻仁八分白介子七分或加藿香八分木香五分亦可○如痰多加茯苓二錢○如脾胃虛極大嘔大吐不能止者倍用参朮再加胡椒二三錢煎熱徐徐服之○如婦人下寒帶濁者加破固脂二錢

三一一 養中湯 治中氣虛寒為嘔為泄者
炙黃党三錢　淮藥炒二錢　白扁豆炒三錢　炙草一錢
炒干姜二錢　茯苓二錢　煎服○如胃中空虛覺餒者加熟七八錢○如噯腐氣滞者加陳皮一錢或砂仁一錢

三一二 参姜湯 治脾肺胃氣虛寒嘔吐欬嗽氣短小兒吐乳等證
党参三五錢加倍用　炙草五錢　炮姜二錢或用煨生姜五片更佳
煎七分徐徐服之○此方或陳皮或華撥或茯苓皆可佐之

三一三 東坦清胃飲 治醇酒厚味或補胃熱藥太過以致牙痛不可忍牽引頭腦滿面發熱或齒齦潰爛出濃口臭喜食冷物惡飲熱湯右脈洪大此陽明胃府之火宜此方主之
生地三錢　升麻五分　當歸二錢　丹皮錢半

川連一錢夏月倍用　煎服

三一四 人参養胃湯 治外感風寒内傷生冷寒熱如瘧或嘔逆惡心並小兒因乳寒吐乳
生党参三錢　砂仁一錢　法半二錢　藿香八分
厚朴姜汁炒錢半　茯苓二錢　橘紅一錢　炙草一錢
生姜三片烏梅一個煎服○古方有蒼朮草菓今時胃弱甚多以此二味之氣悶之愈吐余時易以藿香茯苓取其氣味純正並能助胃扶脾也

三一五 經驗濟生湯 專治小兒食積五疳肚大青筋頭項結核目生云医甚至牙根腐爛髮稀成癧發熱作湯口舌生瘡丁炙消瘦面黃齒黑以及小便澀白大便不調凡一切無辜疳並走馬牙疳大症悉治大效總須每日一服經者四十劑愈重者七十劑愈余保赤無數經驗極多因名之曰濟生也治法全重在肝脾腎三經所謂治病必求其本者此耳五歲以上減半用
熟地一兩　當歸土炒三錢　洋参三錢　史君子四錢酒浸炒
川連醋炒八分　雲苓二錢　查肉三錢炒焦　焦白朮三錢飯上蒸數次
麦芽炒二錢　陳皮錢半　炙草二錢　木香片五分
白芍酒炒一錢　白蕪荑炒錢半　老米一撮煎服每日一劑四次服完

三一六 天中十香丸 專治吊腳痧即霍乱轉筋之其症揮霍撩乱起於倉卒有心腹大痛嘔吐瀉痢亦有惡寒發熱頭痛眩暈者先心痛則先吐先腹痛則先瀉皆心腹俱痛則吐瀉兼作甚明轉筋入腹即死其從足起者臟府已病急服此九十四粒用溫和開水送下立愈或用炒熱鹽一撮童便灌之即效或急刺委中穴出血為妙委中穴即腳浮中忌食熱湯米湯糖食等物
西牛黃四錢　木香一兩八錢　當門子二錢五分　芳蒼朮一兩八錢

飛雄黃一兩八錢　嚐酴一兩八錢　真沉香一兩八錢　紅大戟一兩八錢
紫丁香一兩八錢
共為研細末用燒酒和丸如芥子大以辰砂一兩八錢為衣
大人每服十四粒小兒每服五七粒○孕婦忌用

三一七
仲京竹葉石羔湯治陽明汗多口渴鼻衄喜飲水八即吐及昆热煩燥等症
生党参二錢　生石羔三錢　法半一錢　甘草一錢
大麦冬錢半去心　苦竹葉十皮　粳米一撮姜二片煎服

三一八
大健脾飲治脾胃虛弱凡小兒面色黃瘦肚腹虛脹常時溏瀉大能養胃健脾強中益氣多服百病不生
真防党三錢米炒　谷芽二錢炒　麦芽錢半炒　淮葯三錢炒
白蔻仁八分　雲苓二錢　廣皮錢半　只壳八分炒
焦查肉二錢　法半錢半　炮姜八分　炙草一錢
焦白朮二錢　老米一撮煎愈多服愈妙

三一九
啟脾飲治脾胃不和氣不生降中满痞塞心腹彫脹腸鳴泄瀉不思飲食等症
真紋党四錢米炒　陳皮一錢　青皮八分　厚朴一錢姜汗炒
焦柃木二錢　麦芽錢半炒　神曲八分　砂仁一錢
炒干姜八分　炙草一錢　煎服

三百二十
養元粉能健脾養胃益心氣助神明男婦老紉嬰兒均可用之其補益之功实為神妙
真淮葯四兩炒　白扁豆四錢炒　芡实四兩炒　雲苓二兩飯上蒸
真防党三兩米炒　白蔻仁五錢去壳　谷芽三兩炒　麦芽二兩炒
白灰麺一斤炒黃　焦查肉二兩　砂仁一兩去壳　蓮肉五兩去心

陳老米一斤炒黃　鍋焦一斤即悶飯鍋巴
右共磨極細末以磁壜收貯隨時當作點心以白沙糖用開水随意調喫

三二一
芍葯只朮丸治食積痞塊及小兒腹大脹滿時常疼痛脾胃不和等症○此丸作煎劑以十分之一用
焦白朮二兩　赤芍二兩酒炒　只实一兩麺炒　陳皮一兩
右為末用薄荷煎湯熬老米粥為丸桐子大用米湯或開水送下百餘丸○如臟寒加炒干姜或一二兩○如脾胃氣虛加炙防党一二兩

三二二
醫統養心湯治体素弱或病後思慮過度心虛驚悸不寐
大生地四錢酒炒　熟地一兩　歸身三錢　炙防党三錢
茯神二錢　麦冬錢半　枣仁錢半炒　栢子仁二錢
炙草八分　五味十五粒　蓮米三十粒炒　燈心七節煎服

三二三
錢氏養心湯治小兒心血虛怯驚癇或驚悸怔忡盜汗無寐倦热煩渴燥悶等症
炙防党二錢　川芎八分　枣仁八分炒　肉桂四分研冲
北五味九粒　茯神一錢　茯苓一錢　炙草五分
半夏曲一錢　炙芪錢半　遠志五分　當歸一錢
栢子仁一錢　姜二片枣三枚煎服

三二四
當桂養心湯治心虛驚悸
大生地五錢酒炒　麦冬二錢去心　歸身三錢　炙草一錢
白洋参錢半酒炒　升麻三分　燈心一圓煎服

三二五 寧神湯治心虛火盛熱燥驚搐等症
大生地三錢 洋參一錢 麦冬錢半去心 歸身一錢
炒梔仁八分 川連酒炒八分 炙草八分 辰砂二分
石菖蒲五分 灯心一團煎調辰砂攪均食後温服

三二六 虎睛丸治小兒驚癇邪氣入心○如一時無丸或減半作煎劑亦可如無虎睛以小地四錢代之
虎睛一对研細 遠志姜汁浸二錢 石菖蒲錢半 大黃三錢煨
麦冬三錢去心 蠷螂三枚炒去翅足
右為末米粥糊丸如梧桐子大每二三丸用竹葉湯或金銀湯送下

三二七 辰砂妙香散治心氣不足驚痫或精神恍惚虛煩少氣精多盗心虛遺精白濁服之安神鎮心
炙芪 淮芍姜汁炒 茯苓 茯神各一兩 遠志甘草湯制
炙草 洋參酒炒 桔梗各五錢 木香二錢
射香一錢另研 硃砂三錢另研
共為末每服二錢灯心湯調服○此方以前十味減半以硃砂只用二分射香只用一分作煎劑亦可

三二八 瀉青湯治肝胆火並小兒急驚發搐痫症实熱眼赤睛疼等症○或丸亦可
當归二錢 川芎一錢 防風一錢 羌活八分
炒梔八分 胆草一錢 大黃一錢 竹葉五皮煎服

三二九 瀉黃散治胆有实熱疫小兒驚痫
生石羔三錢 生梔仁一錢 霍香一錢 防風一錢
生甘草八分 煎服○如小便短黃加茵陳七分淡竹葉十皮灯心七節

三三〇 瀉白湯治肺火大腸火喘急並小兒肺熱多痰驚痫等症
桑白皮三分 地骨皮三分 甘草一分 桔梗一分
廣陳皮一分去白 煎服

三三一 淸肺湯治肺有餘熱並斑疹症欬嗽甚者
桔梗一分 片芩八分 川貝一分去心 防風八分
炙草五分 知母七分 蘿子五分搗碎 煎服

三三二 妙聖丹治食痫因驚而停食吐乳寒熱大便酸臭是也
赭石醋淬一分半 巴霜三分 硃砂 雄黃 蝎稍各一分
輕粉四分 射香四分 杏仁二分去皮尖微炒
右為末炙肉為丸如桐子大每服一二丸用木賊一分煎湯下

三三三 經驗達邪飲此余自製萬應之方也治麻疹初熱未出之時惟恐悞葯所以諄諄囑其未出以前不必服葯但解利得宜則毒亦易達而勞亦必輕此方不拘四時皆可服之能疏表透肌清毒治血理肺消痰清胃解毒誠麻症得意之用也方後按症加減更宜玩索痊症表実同用
柴胡八分 荊芥八分 防風一分 川貝一分去心
赤芍八分 焦查一分半 只壳九分炒 廣皮八分去白
甘草五分 桔梗八分 薄荷四分 升麻三分 煎服
如大便秘結加當歸一分熟軍八分○如小便短少加木通一分○如口渴甚加花粉八分○如瀉泄太甚不可正澁惟

去只壳不用加雲苓二錢生苡米二錢○如燒熱太甚加前胡二錢骨皮一錢

三三四 宣毒發表湯 治麻疹初熱三四日內無論四時而出不快不透者或因風寒燥暑所鬱急妨內陷难治速用此方立可透發倘一劑不效即速服二三劑必能發出此神應之至屢試屢驗

升麻八分　干葛八分　防風一錢　荊介一錢
桔梗七分　薄荷四分　牛子一錢　連翹錢半
前胡一錢　只壳炒八分　木通一錢　赤芍一錢
甘草三分　煎服○如大暑天加炒苓一錢竹葉五皮○如大寒天加蜜炙麻黃八分生姜三片○如元氣虧而出不快者加生沙參三四錢○此方痘疹初表極妥

三三五 梔仁解毒湯 治麻疹三四日內外大熱火盛肌膚乾燥目赤唇紫煩渴譫語二便秘結而出不快或即出標色紫黑皆內毒壅盛急宜清解內熱方能平穩

生梔仁八分　黃芩七分　黃連七分　知母六分
生石膏一錢　牛子二錢　連翹二錢　升麻八分
北柴胡一錢　防風一錢　赤芍八錢　甘草五分
燈心一團煎服○如大便閉結或無汗而周身乾焦者加酒炒大黃一錢○如小便閉塞或短黃加赤苓一錢木通八分○如煩燥加麦冬錢半○如咳嗽太甚加杏仁二錢去皮尖桔梗八分花粉一錢

三三六 烟薰法 凡痘麻一切均可用宜

一麻痘房中最妙以紅棗燒烟時時燒之令烟香滿房不惟快發並能解諸穢物所觸及房事經水等事所觸者○一麻疹難出以紫藕煎水房內薰之○一麻疹或因風寒所阻难出者用熱酒遍身搽之然後以被盖安臥片時必然即出○一痘瘡如發癢者用樺皮或荊芥穗少許和紅棗不斷燒烟解之○一麻痘被飲酒人厭穢者用葛根茵陳青蒿各少許和紅棗多燒烟解之○一麻痘被五辛葷物厭穢者用生姜和紅棗燒烟解之○一麻痘被死尸之氣及腐氣所犯者用大黃耘香和紅棗燒烟解之○一痘瘡被狐臭及犬羊厭者用楓毬子和耘香燒烟解之○一麻痘遇諸惡氣以及不堪聞之異氣觸厭或忽然隱陷或出不快者急用乳香耘香和紅棗烟烟薰解再以芫荽煮酒房內噴之○一麻痘房內愚夫愚婦云用燒紅秤錘淋醋氣薰者俗謂打醋壜殊不知醋能收斂大非所宜也此法惟用之於產婦房中其餘皆不可用也○一麻痘房內不宜燒蒼术以其氣味燥辣最能耗神痘則妨行發麻則妨愈燥喈俗人所不知也即有濕地亦不宜燒且房中有湿氣而燒蒼术其湿氣必引入於虚弱人之臟腑即以房門關閉令人不在房中而燒者將來啓門時此人入內而湿鬱之毒亦即引入於啓門之人此萬民薛氏錢氏楊氏

諸先輩論中俱有此說亦人多有不知也

[三三七]當歸六黃湯治麻症自汗盜汗太多恐妨耗散变症宜用此方若有汗不多即可不用不宜妄行止汗

當歸二錢　黄芪炒一錢　黄芩八分

生地二錢　熟地四錢　麦夫一撮　敗蒲扇一片燒灰調服

[三三八]茅花湯治麻症初热鼻血過多或鼻血不止者速宜服此倘鼻血少見又為佳兆不可妄止此為太過者用

茅花二錢　歸尾一錢　丹皮一錢　生地二錢

元参錢半　甘草八分　百草霜一錢　煎服

[三三九]加味甘桔湯治麻症前後咽喉腫痛不能飲食。如非麻症而咽喉腫痛者不可用宜查咽喉症論中

桔梗二錢　甘草八分　連翹二錢　牛子錢半

元参三錢　黄芩八分　山豆根八分　煎水噙如小兒难噙即服亦可

[三四十]玉復匙治麻症咽喉腫痛先服煎葯次以此葯吹之

硼砂四分　朴硝三分　姜虫四分　氷片二分

共乳極細末分数次吹之

[三四一]元参解毒湯治麻疹未出而欲吐不吐時作干嘔此毒滯於胃急服此方

元参二錢　黄芩八分　炒梔八分　桔梗七分

甘草五分　生地錢半　干葛八分　荆介一錢

木通一錢　滑石一錢　車前八分　淡竹葉十皮

燈心十節煎服

[三四二]加味四苓湯治麻疹初热泄瀉太過日無度数急服此方如微瀉而日見一二次者此佳兆不可止也

焦朮一錢　赤苓一錢　猪苓一錢　澤瀉八分

木通七分　車前七分　牛子一錢　黄芩七分　煎服

如服後不止加升麻五分川連酒炒四分

[三四三]黄芩芍藥湯治麻初热欲瀉不瀉裏急後重或成痢疾

生地三錢　歸尾錢半　只壳錢半　木通一錢

川連八分　沙参錢半　枯芩七分　赤芍八分

升麻四分　甘草八分　大黄酒炒一錢　煎服

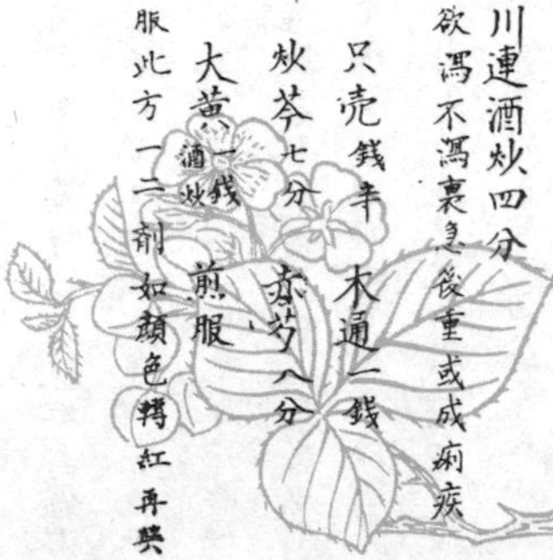

[三四四]養营湯治麻出色白宜服此方一二劑如顏色轉紅再與[三三三]之方服之

當歸酒炒二錢　川芎錢半

赤芍一錢　甘草一錢

[三四五]化班湯治麻出顏色紅赤如珠者防变紫色則險急服此方與[五三]之方相問服之。如火盛难收者亦宜

生沙参三錢　知母一錢　牛子錢半　連翹二錢

生石羔錢半　骨皮錢半　升麻五分　甘草八分

淡竹葉十皮　糯米一撮煎服

[三四六]加味四物湯治麻色焦紫干紅憔情不明者急宜用此

生地四錢　當歸二錢　川芎錢半　赤芍一錢

丹皮八分　前胡一錢　連翹錢半　牛子錢半

紅花八分　甘草八分　煎服

[三四七]大青湯治麻色紫黑干燥其症極險此方服之色不轉淡紅者不必治

元参三錢　大青八分　桔梗一錢　知母一錢

升麻五分　石羔錢半　梔仁八分　木通一錢

人中黃少許　煎服

三四八 紫草解毒湯 治麻色純黑其症十分險極急用此方此方不應即不治矣

麻黃三錢　紫草一錢　紅花五分　川甲一錢

姜虫八分　全虫八分　川連錢半　虫退五個

牛子三錢　生地四錢　人中黃少許　煎服

三四九 消毒升麻湯 治麻已出復收為風寒所觸急妨內攻愚夫愚婦每多不禁風寒者必致悞事

升麻一錢　干葛二錢　荊介二錢　牛子三錢

赤芍二錢　甘草八分　生姜三片煎服

三五十 參連湯 治麻出復收因兒元氣虧極或在大病後出麻目閉無神口不能言如灌葯從口角溜出亦宜緩浸

人參 遼東者用一錢 高麗者用三錢　川連五錢　煎服 如加減少分兩萬不能救宜急救

三五一 瀉心湯 治麻出欬嗽煩燥

桑白皮 錢半 蜜炙　骨皮一錢　甘草八分　淡竹葉十皮

天花粉八分　連翹一錢　元參二錢　真川連八分

川貝母一錢 去心　灯心一團煎服

三五二 黃連杏仁湯 治麻出咳嗽煩燥悶不安

川連 一錢 酒炒　陳皮 錢半 去白　生杏仁 四錢 去皮　麻黃 四錢 去節

只壳 八分 炒　干葛八分　生姜三片煎服

三五三 和胃四苓湯 治麻出稀少色淡其毒本輕倘作瀉不休者係水谷不分

生苡米四錢　厚朴八分　赤苓一錢　猪苓一錢

生澤瀉八分　炒曲一錢　查肉 二錢 炒　白芍八分

廣陳皮 一錢 去白　香附 七分 酒炒　木通一錢　肉桂 三分 冲 研末

炙甘草五分　煎服

三五四 平胃散 治麻出稠蜜紅紫甚者如泄瀉即大吉之兆以毒注大腸卒瀉而解倘瀉不休者則又以此方解之

生苡米四錢　厚朴七分　陳皮八分　甘草五分

生車前八分　猪苓一錢　澤瀉八分　干葛八分

連翹一錢　升麻四分　牛子錢半　煎服

三五五 加味逍遙散 治小兒体弱而醞麻症於已出未出均可酌用

焦白术二錢　當歸 錢半 酒炒　茯苓錢半　薄荷五分

炒白芍一錢　丹皮 錢半 酒炒　陳皮八分　柴胡一錢

生沙參二錢　麦冬 一錢 去心　甘草七分　干葛八分　煎服

三五六 化毒清表湯 治麻出紅腫太甚或一齊擁出不必驚慌速服此方○如未出以前而頭面紅腫者亦宜此方主之○如已出之後而大燬難收者亦宜用此方前後首尾凡大燬者一服即安

生石羔三錢　麦冬 二錢 去心　牛子 二錢 炒　連翹錢半

大花粉一錢　骨皮一錢　川連八分　黃芩 一錢 酒炒

炒黑梔八分　知母七分　干葛八分　元參錢半

北防風五分　前胡一錢　桔梗八分　甘草三分

灯心一團煎服○如大便閉加酒炒大黃三錢

三五七 消毒飲 治麻出後大熱不退或連綿三四日不收者此毒火太甚而發未透也即數日紅腫難收者亦宜

元參三錢　連翹二錢　荊介一錢　前胡一錢

石羔錢半　牛子二錢　甘草八分　桔梗一錢

黃芩八分　花粉八分　防風八分　木通一錢
銀花錢半　煎服

三五八 鮮毒快班湯 凡麻見形之後諸以此方主之如有各症即
連翹錢半　牛子錢半　歸尾五分　荊介八分
蟲退五个　查肉三錢　防風八分　生地二錢
桔梗八分　炒芩七分　川芎七分　干葛八分
紫草八分　銀花六分　甘草四分　觀音柳少許煎服

三五九 託毒快班湯 凡小兒元氣素薄而麻疸見形之初恐元氣太薄不能送毒外出此方最妥孕婦亦可用
炒沙參五錢　當歸一錢　川芎八分　升麻四分
炒焦內二錢　防風一錢　介穗八分　甘草五分
生苡米三錢　煎服○如有燕窩用二三錢同煎更妙

三六十 滋陰還元飲 治麻症後發熱不退或退後復熱其候困倦少食懶言不渴二便自利此真陰虛損雖唇紅面赤大燒火熱實非實症此方最妙萬勿曉俗云補住餘毒也○倘大渴便結不宜用
炙沙參四錢　當歸酒炒二錢　茯神二錢　熟地七八錢或一兩均可
生苡米四錢　白芍錢半　炙草一錢　銀花錢半
白茯苓二錢　煎服二三劑必愈○如咳嗽多痰加橘紅一錢川貝一錢○如大便干結加火麻仁二錢○如小便短黃加炒車前一錢○如發驚加金銀同煎必重用熟地○如口干不甚渴者加酒炒洋參錢半○如汗多不用苡米加生淮葯四錢炙玉竹三錢小麦一撮○氣虛加炙芪二三錢

三六一 養陰解毒湯 治麻收後復燒唇紅口臭便結煩悶枯槁口渴舌干麻赤洪大此餘毒內鬱以此方主之
大生地四錢　元參二錢　連翹錢半　骨皮一錢
生沙參三錢　牛子二錢　前胡一錢　甘草五分
炒黑梔八分　黃芩八分　煎服

三六二 萬氏柴胡四物湯 治麻疹收後大熱不退恐成府症
柴胡一錢　當歸二錢　川芎一錢　大生地四錢
白芍一錢　洋參二錢　麦冬去心錢半　淡竹葉十皮
知母八分　黃芩八分　骨皮二錢　煎服數劑必愈

三六三 蘆薈肥兒丸 治麻後發熱晝夜不退肌肉消瘦毛枯骨立巴成府症者
蘆薈　胆草酒洗　木香　人參或以高麗參代之　史君子肉
蚵皮即土鱉酥炙去頭足三錢　麦芽三錢炒　梹榔　川連酒炒去鬚
白蕪荑各三錢　胡黃連三錢
右為佃末猪胆汁為丸黍米大每服五六十丸米湯送下

三六四 當歸養血湯 治麻後壯熱譫語煩渴如見神鬼此毒入心肺而陰血衰耗也
大生地酒炒四錢　歸身三錢　川芎錢半　棗仁炒一錢
淡竹葉十皮　木通一錢　炒梔一錢　甘草八分
灯心一團煎服。如大便閉結加酒炒大黃錢半

三六五 黃連安神丸 治麻後壯熱驚搐煩亂
川連　胆草　石菖蒲　茯神各二錢　當歸三錢
全蝎七个去刺。右為末湯浸蒸餅和猪心血為丸以硃砂八分為衣灯心湯送下

三六六 清肺飲治麻後肺熱咳嗽不甚此方主之○如肺氣虛弱喘急連聲不已者即於此方加炙草紋党三四錢
麥冬去心二錢　桔梗錢半　知母一錢　桑白皮蜜炙一錢
骨皮一錢　花粉一錢　竹葉十皮　牛子錢半
防風一錢　荊介一錢　甘草八分　飴糖一片同煎服

三六七 麥冬清肺飲治麻咳嗽出血
川貝去心錢半　麥冬去心二錢　天冬二錢　生石羔一錢
知母八分　桔梗一錢　陳皮去白一錢　馬兜鈴一錢
牛子炒三錢　連翹錢半　桑皮蜜炙一錢　杏仁二錢去皮尖
用糯米一撮煎服○或用梨汁一杯兌服亦可

三六八 加味茵陳四物湯治麻後燒太甚口鼻出血宜滋陰降火使火下行
大生地四錢　歸尾錢半　赤芍一錢　川芎八分
炒黑梔一錢　茵陳酒炒一錢　木通一錢　車前子八分
牛蒡子二錢　連翹錢半　知母七分　滑石一錢
生甘草五分　灯心一團煎服

三六九 犀角解毒湯治麻後壯熱口鼻出血
犀角屑錢半　赤芍一錢　丹皮錢半　黃芩七分
大生地四錢　川連七分　炒梔八分　茵陳七分
淮木通錢半　煎服

三七〇 清金降火湯治麻後身熱不退咳嗽声啞日久不愈者此方主之
川貝母去心錢半　當歸一錢　白芍炒一錢　廣皮一錢去白

瓜蔞仁八分　雲苓二錢　元參三錢　炒芩八分
桑白皮蜜炙一錢　麥冬去心二錢　天冬二錢　杏仁二錢去皮尖
煅石膏錢半　紫蘓五錢　桔梗一錢　川連八分酒炒
生姜二片煎服

三七一 天真膏治麻後咳嗽夜卧不安或麻後疥瘡者均宜
大生地炒二兩　雲苓兩半　元參三兩　知母一兩
生黃芪二兩　丹皮八錢　陳皮兩半　沙參三兩
桑白皮一兩　焦朮二兩　茯神兩半　當歸二兩
生苡米四兩　麥冬去心四兩　紫苑一兩　橘紅兩半
右葯濃熬兩次去楂以緩火熬成羔加白蜜四兩收羔以磁坛收貯放地面一夜退淨火氣每服三五茶匙開水調化日服數次更妙

三七二 清胃化毒湯治麻後走馬牙或噙或服
生石羔三錢　牛子錢半　連翹錢半　生地二錢
炒黃芩一錢　甘草一錢　枳柳一錢　紫草六分
金銀花錢半　史君子肉錢半　煎水時噙其服

三七三 治牙疳
人中白即小便脚晒干　蘆薈一錢　史君子肉錢半
龍胆草一錢　川連一錢　五靈脂錢半
右為末蒸餅作丸服

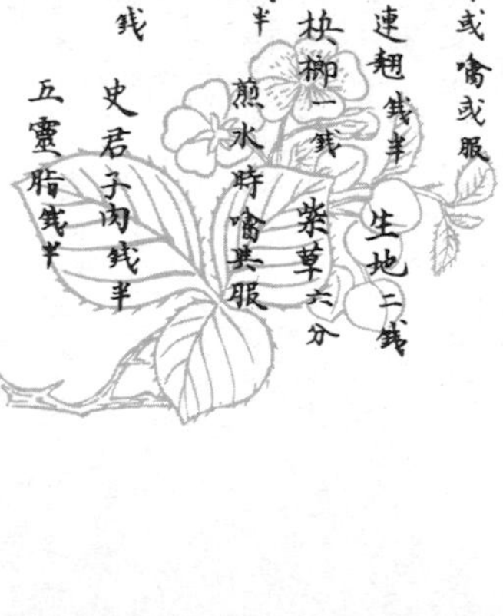

三七四 清敗毒散 治牙痛

姜蚕八分　丹皮一錢　連翹二錢　生地三錢

銀花錢半　沙參四錢　雲苓二錢　桑白皮一錢

黃柏炒一錢　甘草一錢　煎服○如体弱者加焦术二錢

三七五 文哈散 治牙痛

雄黃五錢　五倍子二錢　枯凡一錢　蚕退紙灰一錢燒

共為細末先将清茶洗淨然後以此末葯敷之

三七六 雄黃散 治牙痛

雄黃一錢　黃柏二錢　蛇床子二錢　共乳末先以艾葉煎湯洗淨然後用此葯搽上如有莧菜時以莧菜晒干燒灰一錢和入末葯內更妙

三七七 救苦散 治牙痛

人中白三錢　青代五分　氷片一分　白姜虫錢半

寒水石三錢　牛黃三分

共為末先用清茶洗淨然後以此末葯搽之

三七八 三黃丸 治麻後痢症無論赤白实热者宜之即男婦大小隨時痢疾而衰急後重者均宜以此利之

黃芩酒蒸　川蓮酒炒　大黃酒製九次

右三味等分為末以醋糊丸如桐子大每次三十九米湯送下

三七九 香連丸 治麻後痢疾及隨時痢症体虛者以此丸解之几男婦老幼及孕婦均宜

川連一兩○用吴萸五兩浸水同炒去吴萸不用　廣香三兩

共研末以醋糊丸如梧桐子大每服二三十丸米湯送下

三八十 升消平胃散 治痳疹感冒積滞腹痛者凡疹前麻後以及隨時時均可用

香附炒八分　川芎七分　蘇葉六分　厚朴炒一錢姜汁

藿香三分　砂仁五分　白芷三分　法半六分

陳皮八分　山查炒一錢　麦芽炒一錢　生姜一片　煎服○

如痛甚者加木香片四分○如噯噦吞酸加炒只壳八分

三八一 辰砂益元散 治麻後日夜煩燥人事不知大邪入心而狂言妄語者

滑石六錢飛過　甘草一錢　辰砂五分　木通五分

車前五分　川連二分○共乳極細末用燈心湯調服

三八二 辰砂五苓散 治麻後餘熱未尽狂言讝語日夜不安邪入心經者

辰砂三分另乳　焦术一錢　茯苓一錢　猪苓一錢

澤瀉八分　川連五分　炒苓七分　肉桂三分研末冲

用灯心一團煎好以辰砂和肉桂末同調均服之

三八三 升麻葛根湯 治痳疹初热以及退後而心經有熱狂言讝者以此煎葯調益元散服之

升麻四分　干葛錢半　赤芍一錢　甘草五分

麦冬三錢去心　煎好調益元散服

三八四 理肺解毒湯 治麻後身熱痰涎壅甚咳嗽喘急胸高心痛音啞痰唱或牙関緊閉病势危驚者此肺經邪正相搏先以通関散火許吹鼻試之倘有噴嚏即速服此葯不則难治矣

生芪二錢　當歸二錢　白芍炒八分　前胡一錢

連翹錢半　牛子炒錢半　桔梗去心一錢　陳皮去白一錢

黃芩八分　花粉八分　川貝去心錢半　荆介一錢

甘草五分　知母五分　生地錢半　煎服

【三八五】通關散治一切牙關緊閉吹入鼻中有嚏嚏者是治無嚏者極險重急急醫之难治

細辛二分　牙皂一分　法半一分

共乳極細末以少許用紅紙管吹入鼻中不可多

【三八六】雪梨飲治麻出或退後無病音啞

雪梨二三個搗汁和白砂糖飲之○如無新鮮者以干藥和冰糖煎熟食之若過無藥時以叭達杏仁去皮尖五錢搗爛和水糖五錢蒸水連渣服之每早晚二次

【三八七】止癢法治麻出作癢或退後發痒

一麻出作癢者用熱酒遍身搽之

一麻退發癢者用荊介穗和紅棗燒炭薰之餘詳【三七六】中查用

【三八八】麻後慎食類愛惜子孫者望與信之

一麻後慎食煎炒熱留腸胃必成痢疾

一麻後慎食生冷不能尅化必成痞㾐

一麻後食肉太早則每歲逢大衆麻時必不下痢膿血

一麻後慎食鷄魚則終身皮膚如鷄皮且遇時行復重出

一麻後慎食鹹酸太重致令久咳甚則終身發吼喘之疾

一麻後慎食五辛則主驚熱

總宜多忌必待四十九日或百日後方無禁忌欲免後患即宜即之

【三八九】四物湯治血虛营弱一切血病當以此主○此方加減法治症变化無窮即詳列於中查用時宜細玩統之

熟地一二兩均可用自五七八錢以至　當歸自二三錢以至四五七八錢均可用

川芎或錢半二錢不宜重用　芍藥或二三錢或生用或酒炒隨時酌之

此方加柴胡小梔丹皮三味即名薛氏加味四物湯治血虛有熱○此方加麦冬黃柏蒼术各一錢人参黃連各五分杜仲牛膝各一錢知母五分北五味九粒即名正傳加味四物湯治血熱陰虛諸痿四肢軟弱不能舉動或作丸藥亦可○此方加側柏葉八分炒只殼炒槐花介穗甘草各五分地榆條芩防風各六分烏梅三枚去芍藥即名東垣加減四物湯治腸風下血○此方加柴胡八分人参黃芩法半甘草各三錢生姜三大片即名保命柴胡四物湯治日久虛劳微有寒熱脉滑而數者○此方用大生地加柴胡人参麦冬知母淡竹葉黃芩地骨皮即名萬氏柴胡四物湯治麻疹後餘毒發熱○此方加阿膠珠四錢炒艾葉八分黃芩一錢即名奇效四物湯治婦人肝経虛熱沸騰而崩久不止者○此方去熟地加人参干姜炙草即名增損四物湯治脾虛不能攝血血去不止○此方加蓬木三稜肉桂干漆炒尽烟各等分即名良方加減四物湯治婦人血積○此方加胡黃連川黃連各一錢即名四物二連湯治婦人血虛發熱或口舌生瘡或晝安夜熱此方加大黃桃仁即名元戎四物湯治臟結秘澀或作丸亦可煨各等分

【三九十】五味羔治脾胃虛弱咳嗽喘急

大梨半斤　白蓮藕半斤　羅卜半斤　生姜半斤

以上右搗為泥新白布慮汁加白蜜半斤熬成空心開水調服

【三九一】董室芸香丸此方疹疱初生董室為妥

北細辛二錢　芸丁香一両　荊介七錢　檀香七錢

右為末用紅棗一斤去核以温熱水泡透同末藥搗勻即以泡紅棗之水和丸如蛋黃大每用二三丸燒於火盆令滿房有此香味不可間断

三九二 倣東垣調元法 治痘證表虛或初熱多汗而白神疲或見点不紅或頂陷不起而痒或行漿膿清而根窠不紅或火不收靨結痂此方首尾凡屬表虛首主之

真防党 初熱用生的四五錢 初脹時用米炒四五錢 灌膿時用酒炒四五錢 回漿時用蜜炙四五錢

真綿耆 所用分両以及隨時製法俱照党參一樣　甘草一錢○初熱用生以後俱用炙

真淮藥 三四錢○初熱用生○起脹用酒炒○灌膿用炒黄色○回漿微炒○如首尾作瀉重用七八錢炒

茯神一錢　右藥初熱時用紅棗三枚同煎○起脹時用糯米一撮同煎○灌膿時用糯米和黃豆一撮同煎○回漿時用老米一撮蓮子二十粒去心同煎○再前後首尾能有人乳一酒杯以藥煎好兑入碗內服之更妙○如頭顱不起起者加川芎八分○面部不起者加升麻五分○胸腹不起者加桔梗七分○腰膝不起者加酒炒牛膝六分萬萬不可多用○四肢不起者加酒炒桂枝四分○如嘔惡加丁香四分○如四肢發冷而元氣虛寒之甚者加熟附片一錢○如初熱泄瀉太甚者加炒苡米四五錢○如起脹灌漿泄瀉者加炒欠実五七錢○如收靨時泄瀉太甚者仍加欠実再加煨木香八分

三八三 参耆内托散 治痘疹裏虛凡已出未出或泄瀉嘔吐或溏瀉火食小便清利神昏脉弱或發痒不潰膿或為倒靨或瘡癢膿毒不化毒清作痛等症首尾照加減製法其效如神

真防党 初熱用生的三四錢 灌濃用蜜炙四五錢 起脹用酒炒四五錢 收靨用酒炒三四錢

箭耆 初熱生用三錢 灌膿蜜炙四錢 起脹酒炒四錢 收靨酒炒三錢　當歸一錢半土炒焦

川芎八分　防風七分　桔梗炒七分　厚朴薑汁炒七分

白芷五分　查肉炒一錢　木香三分　紫草四分

白芍炒八分　甘草五分

右藥初熱時用紅棗三枚同煎○起脹時用糯米一撮香信五個同煎○灌膿時用黃豆四十粒同煎○收靨時用蓮子二十粒去心南棗五枚同煎○如起脹而痘色淡白者去防風紫草白芷加生淮藥三錢陳倉米一兩○如首尾均有泄瀉或溏瀉者去當歸加茯苓二錢炒苡米四錢○如起發不透加酒炒升麻五分○如氣促聲微困倦者加熟地七八錢首尾皆可用

三九四 加味柴歸飲 治痘初起發熱疑似之間有毒可托有邪可散以及壯熱昏紅無論已出未出凡屬表實有熱之證以此方主之首尾皆可用但要視兒先天本足且察脈浮而有力方可用

生沙參四錢　介穗錢半　干葛八分　炙草八分

大生地二錢　當歸二錢　柴胡一錢　前胡一錢

白芍初熱生用已見炒用一錢　用米泔水煎服○如見點不齊加升麻八分川芎八分○如痘色紅腫焦枯者加黃芩一錢○

如小便短少加赤苓一錢○如大便秘結加火麻仁錢半○如大渴喜冷加生石膏錢半微渴者不可妄用

三九五 加味搜毒飲 治痘症前後首尾內熱便秘純陽等症以及驚躁譫狂凡屬裏邪實者以此方主之

生地三錢　柴草八分　骨皮二錢　牛子二錢
連翹二錢　木通一錢　蟬退十个　黃芩八分
赤芍一錢　銀花錢半　甘草五分

煎服○如頭面牙齦腫痛者加生石膏二錢知母一錢○如渴甚者加花粉一錢麦冬二錢○如大腸乾結實脹大便結塞者加大黃錢半芒硝八分○如血熱妄行者加犀角屑二錢童便一酒杯兑服○如小便熱閉短澀深黃者加生梔仁八分生車前錢半

如熱甚者加柴胡錢半前胡錢半

三九六 六氣煎 治痘瘡氣虛癢痛或不起發不紅活以及倒陷乾枯或寒戰咬牙凡表寒者無論首尾以此方主之

黃耆四錢酒炒　党参四錢酒炒　淮藥三錢炒　當歸二錢土炒
肉桂多去粗皮淨用八分研末沖服　炙草錢半

如發熱不解或尚未見點者如柴胡一錢以球表再加防風一錢以佐之○如見點後而痘不起發或起而不貫或貫而漿薄加人乳甜酒共一盞兑入並加糯米一撮同煎○如氣虛癢瘍不起者加炒穿山甲一錢○如紅紫血熱不起加紫草八分○如脾滯者加炒查肉錢半陳皮八分○如胃氣虛寒嘔惡者加炒干姜八分丁香五分○如腹痛兼滞者加木香四分陳皮八分○如寒戰咬牙泄瀉者去當歸加熟附片二錢干姜一錢○如未起未貫而先發癢者加白芷錢半

熟地七八錢

二九七 九味異功散 治痘寒戰咬牙倒陷嘔吐泄瀉腹痛口鼻氣冷已出未出或出而不起色白面青或膿清不滿或貫漿不勻凡屬裏寒中虛陽氣不足者以此方主之首尾均宜

党参三錢炒　炙耆三錢　熟地九錢　炙草八分
炮姜二錢　附片三錢　丁香七分研沖　當歸二錢瀉者不用
肉桂去皮取淨八分研末沖

○煎好徐徐服之○如泄瀉甚者加炒淮藥三四錢再加鹿茸一錢尤妙

三九八 雙解散 治痘症表裏俱實者無論初熱起脹貫漿收靨時但見煩躁狂言大渴咽喉腫痛大小便閉結或溺血衄血者非此方不解

防風一錢　川芎八分　當歸一錢　連翹錢半
赤芍八分　薄荷五分　大黃八分　石膏一錢
桔梗一錢　黃芩八分　介穗五分　桂枝三分
滑石三錢　甘草二錢

煎服○此即防風通聖散去麻黃芒硝白术梔子加桂枝之变方也

三九九 肉托透邪法 此余自製得意之方凡小兒初熱於痘瘡疑似之間或已見未見以此法治之有毒即托有邪即透較之六物六氣所用者更利於近時之小兒神效極多

生党参三錢体弱用五錢　生黃耆二錢体弱倍用　防風一錢
荊介穗一錢　炒查肉錢半　桔根八分　升麻三分不可多用

前胡一錢　甘草七分　木通五分

用生姜三片或冬笋尖五個香信五個同煎。如瀉者加炒淮葯三錢。如驚搐加勾藤一錢全蛹五張撚成團同煎。如嘔吐加炒干姜八分。如頭痛加薄荷四分。如腹痛加厚朴八分。如数嗽加款冬花一錢。如腹中憂憂戚戚愁悶作痛者必毒氣壅遏宜加牛蒡子二錢連翹一錢

四百 扶元宣毒法 治痘法熱三四日後或已見點未見点即服此方自然起脹倘有格外險症當有変症八陣心方内查用此方係通治痘症萬應之神劑大利於近時小兒屢試屢應

生黃耆三錢　生党参三錢　當歸一錢土炒　川芎四分
升麻三分　白芷八分　防風一錢　赤芍七分
查肉一錢炒　乳香四分　檀香三分劈碎　廣皮五分

用糯米一撮紅棗三枚同煎。如燒熱不甚退者加煎胡八分。如口渴甚者加花粉七分。小便短加木通一錢。大便結不可妄通只要結而不脹不痛則愈結愈妙易於貫膿。若実係脹通而閉結難受者加火麻仁八分入乳一酒杯蜂蜜一茶挑和匀兑服

四百一 參歸鹿茸湯 治痘不甚起發或顏色淡白或白泡不尖或小兒素係大虚或在病後而又出痘氣血大虚急妨貫漿不起毒难外送又或業已貫漿因服寒凉忽然倒陷速用此方立見充漿

炙党参五七錢或用人参八分更妙　炙耆五七錢　當歸二錢土炒焦
鹿茸二錢酒酥　用生姜二片桂元肉十枚煎服。如手足冷加上肉桂去皮四分丁香三分同研末兑服。如寒戰咬牙或已出倒陥均宜加熟附片二三錢亦加肉桂四五分。如泄瀉加酒炒白芍一錢炒芡實四五錢訶子肉錢半煨木香七分

四百二 千金内托散 治起脹托膿痘中極妙之方與前方大有抽炒凡不能起發者必須用之

炙党参三錢　炙耆三錢　當歸二錢酒炒　白芍八分
炒查肉一錢　白芷八分　木香三分　肉桂五分去皮研末
真厚七分姜炒　防風八分

用糯米一撮黃豆三十粒煎好再以人乳黃酒共一酒杯兑入薬内服之又法以雄鸡冠血数滴兑入薬内更妙。如尚有欬嗽不可大意加款冬花二錢橘紅一錢桔梗八分去木香白芍二味不用

四百三 實漿散 凡主九日十日内漿宜飽滿如稍有不甚滿者急服方即有漿亦須服之俾收靨無後患也

炙党参三錢　炙耆三錢　焦术錢半　白芷八分
真鹿茸一錢酒酥　當歸一錢土炒　川芎五分　肉桂五分去皮研末
穿山甲四分炒　查肉一錢炒　陳皮七分

用黃豆三十粒糯米一撮煎服二三劑極效

四百四 當歸活血湯 治痘已灌膿服実漿散一二劑而頂反不起膿亦不足必氣足而血凝用此方服膿必飽

大生地四錢酒炒　當歸三錢酒炒　白芍八分炒　川芎七分
炙党参三錢　紅花五分　升麻四分炒　紫草五分

白芷一錢　牛子炒錢半　黄豆三十粒　糯米一撮　同煎服

四百五　血餘解毒湯　治灌膿漿時下利膿血此腸胃有瘟瘟潰而不可妄作痢疾即用此方敗刺即愈

焦术二錢　茯苓錢半　猪苓一錢　澤瀉八錢

牛子炒二錢　肉桂研末四錢

用血餘一團即乱頭髮用皂角水净晒干燒灰入藥用煎服

四百六　滋血祛風湯　治灌漿時手足牽引

婁勾藤一錢　當歸炒二錢　炙耆二錢　白芍炒錢半

官桂一分　姜虫八分　焦朮錢半　川芎七分

大生地酒炒四錢　金銀罡同煎

四百七　祛風定痛飲　治灌漿時筋骨疼痛

党参酒炒三錢　當歸酒炒二錢　骨碎補一錢　防風八分

勾藤一錢　白芷八分　川芎八分　五加皮二錢

蟬退五个　生耆二錢　續断酒炒錢半　甜酒一盞兑服

四百八　參砂和胃散　治痘灌漿時单嘔吐不瀉者

党參末炒三錢　砂仁八分　法半六分　焦朮一錢

雲苓八分　藿香三分　陳皮五分　炙草四分

用煨姜三片水煎服即止

四百九　參朮散　治痘灌漿時單瀉而嘔吐者

焦朮二錢　炙党一錢　茯苓一錢　砂仁四分

炙草七分　苡米炒二錢　炒曲四分　查肉炒七分

陳皮五分　訶子肉七分　木香片三分　連子去心二十粒

四百十　倒倉法　治大便燥結作痛凡老年人秘結數日而痛者亦宜此法

白蜜一杯　猪胆一個

共煉成黑撚成小丸子納入糞門内少頃糞即出矣

四百十一　除泡丹　治灌漿水如泡者刺破以此藥搽之内服大補劑實漿散不可勿畧

滑石一兩　白朮五錢　白芷五錢　共研末調搽之

四一二　拔疔散　治痘出紫黑色及灌漿時成紫黑泡者用銀針刺破以此藥搽之疮刺疮出刺而再搽忽畧難救

胭脂米一兩　明雄黄五錢　共研細末搽之

四一三　扶元活血湯　治痘出紫黑色及灌漿時成紫黑色者此毒盛血熱

洋參酒炒三錢　黄耆酒炒二錢　白芍炒八分　茯苓一錢

紅花八分　白芷八分　虫退五个　生大黄三錢

牛子錢半　連翹錢半　川甲炒七分　煎服二三劑妙

四一四　兩補救急法　治痘業已起脹行漿忽因泄瀉而頃時倒陷者急服此方遲則難

炙党參四錢如人參用七八分更如　炙耆三錢　熟地八錢燒成炭

熟附片錢半　淮藥炒三錢　肉桂七分去皮研末冲

白雲二錢姜汁炒

用糯米一撮黄豆四十粒同煎〻好再用雄鷄冠血數滴甜酒半盞調匀兑入藥内服之立見紅活起頂連服二三劑

四一五　扶元升提法　治痘已出或因清解寒凉之藥太過忽然内

炙党參五六錢或人參七分均可用　炙耆三五錢均可用　當歸二錢酒炒焦

溼羊藿一錢　鹿茸酒酥錢半　川芎八分　肉桂去皮研末五分
杭白菊炒一錢　炙草八分　升麻酒炒四分
用糯米黃豆共一撮煎服

四一六　補氣解穢湯治痘已出服滿灌漿時或因穢物所觸以及不潔淨等事忽然內陷速用此方救之
炙党參四錢　炙芪三錢　肉桂研末冲四分去皮　當歸二錢
母丁香研四分　藿香二分　木香三錢　松香三分
用糯米黃豆共一撮煎服立效

四一七　回漿散治痘已膿足將靨此方萬可出金靨時偶有他症而此方實為收功之神劑也
製首烏七錢　炙党參三錢　淮葯炒四錢　苡米四錢炒
焦於术二錢　杭白芍酒炒一錢　茯苓二錢　炙草八分
用南棗三枚桂元肉十枚同煎再入燕窩二三錢更妙

四一八　甘露回天飲又名百沸湯○治痘漸收靨隨時與服並與回漿散相間服之实為妙極並能退熱收結又治膿漿已足而當靨不靨者以此湯不時服之即能結痂收靨神效異常
用開水多燒極滾百沸以白砂糖調入服之不拘次數

四一九　四順清涼飲治男婦大小表裏俱熱面赤煩渴不安大便秘結以及痘瘡當靨內熱甚者宜之
大黃三錢或用生或用熟隨時斟酌　當歸二錢　白芍二錢或炒用生用隨酌之
甘草一錢　煎服

四二十　二仙散治髓寒肢冷服痛口氣冷陰盛陽衰嘔吐泄瀉以及痘瘡將靨而痂色白者急以此合三九六服之
小丁香九粒　炒干姜一錢
共研細末或用開水調服或兌入六氣並煎葯內同服更妙

四二一　敗草散治痘潰爛或結痂而膿不收潰爛不能著床者以此撲之更以撲於床上尤妙
用蓋屋蓋墻多年爛草或曠野自爛者焙枯為末搽於爛處再鋪於床上卧於其上尤妙

四二二　秘傳茶葉方治痘爛不結痂而膿水淋漓者
用茶葉一二斤揀去粗梗入水微煮再揀淨梗乘熱鋪於床上以草紙隔一層令兒睡上一夜則膿自乾

四二三　豆粉方治痘痂潰爛或大意抵破或痘後舊潰爛均效
用綠豆研成細粉於潰爛處乾掺之膿水即收

四二四　托裏消毒飲治痘收靨後生瘡或癰癤而成坑者
炙党參四錢　黃芪酒炒三錢　當歸二錢　川芎一錢
白芍炒一錢　焦术二錢　陳皮一錢　茯苓二錢
銀花一錢　連翹一錢　炙草七分　白芷八分　煎服

四二五　解毒防風湯治痘痂發痒○如瘡去皮成膿者又當大補不用此方○並治痘中夾疹表裏俱熱者
防風二錢　黃芩一錢　骨皮二錢　白芍錢半
荊介一錢　牛子炒三錢　煎服

四二六　大連翹飲治風熱熱毒大小便不利及痘後餘毒肢体患瘡成丹瘤等毒遊走不止
連翹去心三錢　炒梔一錢　黃芩酒炒一錢　滑石二錢
柴胡八分　荊介八分　防風一錢　甘草八分
當歸一錢　赤芍八分　木通錢半　瞿麦一錢
蟬退五個　煎服

【四二七】荆防敗毒散 又名消風敗毒散○發熱痘麻瘢疹俱可用及治時氣風毒邪熱

荊介八分　柴胡一錢　雲苓二錢　只殼七分炒

防風八分　羌活八分　前胡一錢　薄荷四分

党參二錢　獨活七分　川芎八分　甘草五分　煎服

【四二八】救苦滅瘢散 治爛痘爛疹並治悞抓破者

密佗僧　滑石各一兩　白芷二錢

共研末温則乾摻之乾則用蜜調搽之

【四二九】涼血地黃湯 治女子出痘正在發熱見点之時忽值天癸至者

党參三錢　當歸一錢　焦术錢半　元參三錢

生地四錢酒炒　白芍一錢　升麻五分　阿膠四錢炒珠

川連七分　梔仁一錢　川芎錢半　甘草八分

用紅棗三枚煎服

【四三十】調元內托散 治女子出痘正在起脹貫漿之時而經水大來速用此方以防內陷

人參一錢如無以防党五七錢酒炒　肉桂五分去粗皮研末冲服

附片八分　黃耆四錢酒炒　當歸二錢　木香三分

川芎一錢　白芍錢半炒　煎服並用七灰散止之

【四三一】罩胎散 治孕婦出痘以安胎為主此方首尾皆宜

人參八分　白芍一錢炒　防風一錢　荊介一錢

當歸二錢　焦术一錢　條芩七分　白芷八分

川芎錢半　雲苓一錢　柴胡八分　干葛七分

阿膠五錢　砂仁四分　紫草四分　甘草五分　煎服

如胎已落去阿膠加肉桂四分牛子二錢

【四三二】全生真飲 治痘後滋補真陰及治諸病後調理元氣以及男婦大小凡先天不足者皆宜

熟地一二兩隨用　洋參四錢酒炒　生淮藥四錢　棗皮一錢炒焦

茯苓三錢　杜仲二錢酒炒　益志仁錢半酒炒　薏仁八分去殼

炙草一錢　歸身二錢土炒

用老米一撮同煎○如有人參則用八分另蒸水兑服

壽身小補家藏卷之八終

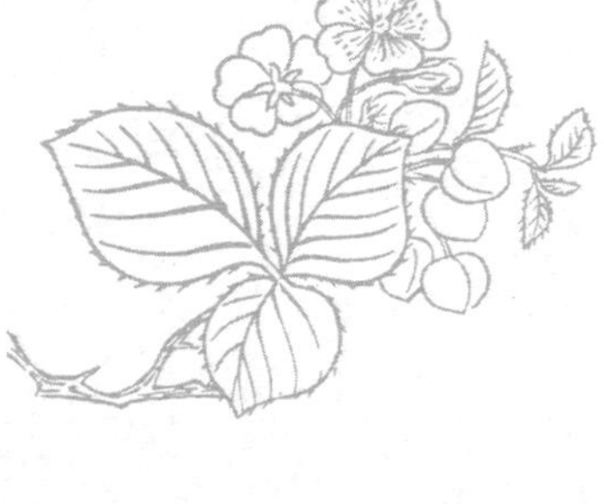

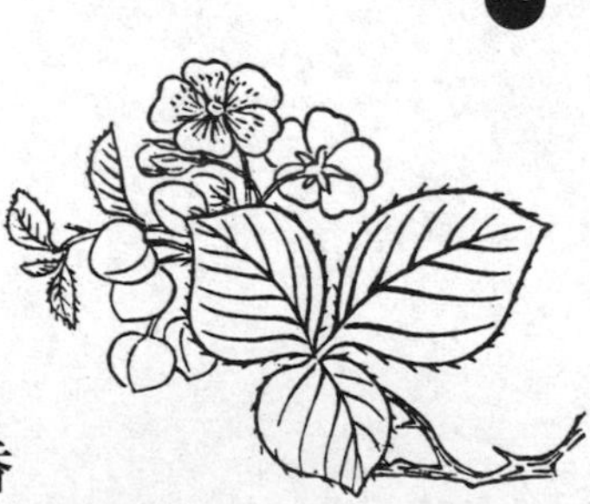

名醫家珍系列②

壽身小補家藏

國醫黃兌楣臨床經驗秘本

MZ002

出 版 者：文興出版事業有限公司
總 公 司：臺中市西屯區漢口路2段231號
電　　話：(04)23160278　　傳　眞：(04)23124123
營 業 部：臺中市西屯區上安路9號2樓
電　　話：(04)24521807　　傳　眞：(04)24513175
E-mail：wenhsin.press@msa.hinet.net
作　　者：黃兌楣
發 行 人：洪心容
總策劃／責任編輯：黃世勳
執行監製：賀曉帆
美術編輯／封面設計：謝靜宜
總 經 銷：紅螞蟻圖書有限公司
地　　址：臺北市內湖區舊宗路2段121巷28號4樓
電　　話：(02)27953656　　傳　眞：(02)27954100
印　　刷：工商美術印刷廠股份有限公司
地　　址：臺中市南區復興路二段143號
電　　話：(04)22612175　　傳　眞：(04)22613229
初　　版：西元2006年5月
定　　價：新臺幣280元整
I S B N：986-82097-1-4（平裝）

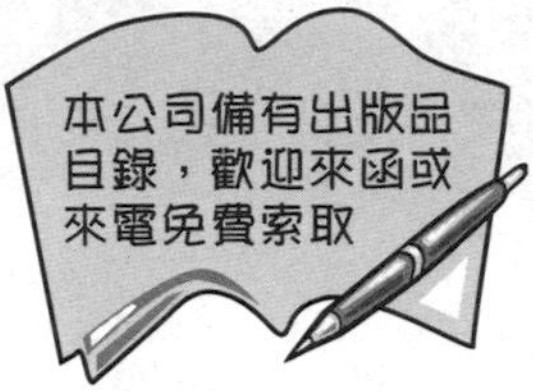
本公司備有出版品
目錄，歡迎來函或
來電免費索取

中醫臨床經典系列

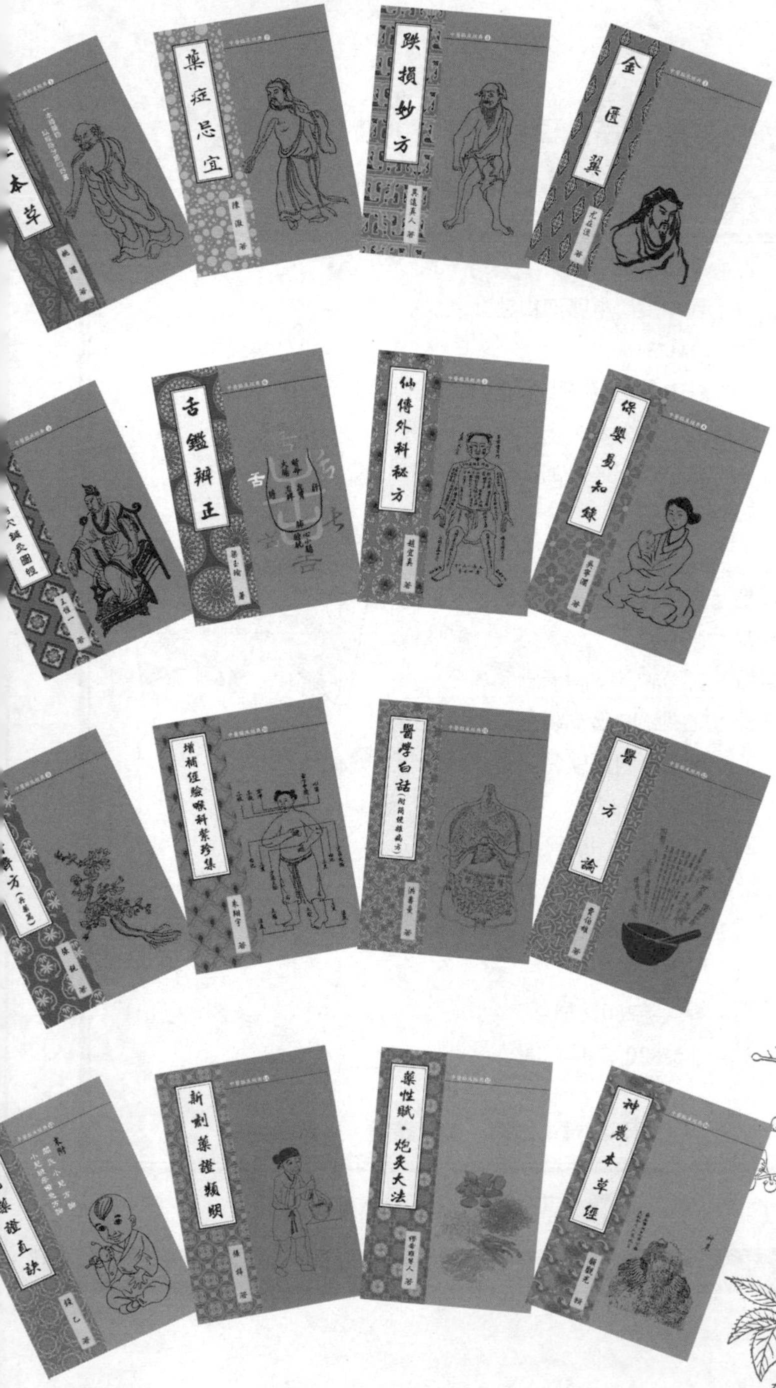
藥症忌宜
跌損妙方
金匱翼
舌鑑辨正
仙傳外科秘方
保嬰易知錄
增補經驗喉科紫珍集
醫學白話
醫方論
新刻藥證類明
藥性賦・炮炙大法
神農本草經

台灣出版史上首次大規模典藏發行，系列叢書包含百餘種中醫臨床實用好書，歡迎選購，下列爲已發行的書籍。

書 號	書 名	作 者	定 價
LG001	分經本草	姚 瀾	180元
LG002	藥症忌宜	陳 澈	120元
LG003	跌損妙方	異遠真人	80元
LG004	金匱翼	尤在涇	350元
LG005	補註銅人腧穴鍼灸圖經	王惟一	80元
LG006	舌鑑辨正	梁玉瑜	120元
LG007	仙傳外科秘方	趙宜真	120元
LG008	保嬰易知錄	吳寧瀾	200元
LG009	雞峰普濟方 (丹藥篇)	張 銳	100元
LG010	增補經驗喉科紫珍集	朱翔宇	120元
LG011	醫學白話	洪壽曼	90元
LG012	醫方論	費伯雄	90元
LG013	小兒藥證直訣	錢 乙	120元
LG014	新刻藥證類明	張 梓	250元
LG015	藥性賦・炮炙大法	繆希雍等人	120元
LG016	神農本草經	顧觀光	100元

上述書籍定價僅供參考，實際價格仍以出版品所標示爲主。

郵政劃撥

戶名：文興出版事業有限公司　帳號：22539747

國家圖書館出版品預行編目資料

壽身小補家藏 / 國醫黃兑楣臨床經驗秘本 /
黃兑楣作 — 初版.—
臺中市 : 文興出版, 2006〔民95〕
面; 公分. —(名醫家珍:2)
ISBN 986-82097-1-4 (平裝)
1. 病例 2. 中國醫藥
414.9 95003754

展讀文化出版集團
flywings.com.tw

展讀文化出版集團
flywings.com.tw

展讀文化出版集團
flywings.com.tw